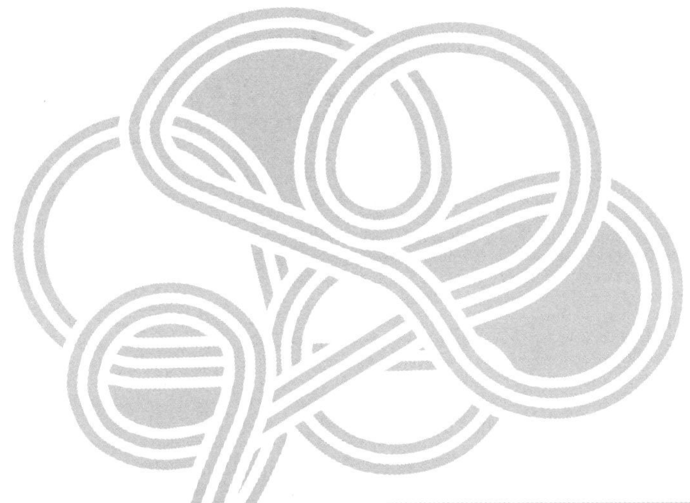

左华 著

像院长一样思考

DRG下非临床服务的实战技能十八式

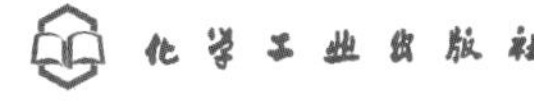

化学工业出版社

·北京·

内容提要

DRG 是一种用于医疗保险费用的支付与结算方式，国际通行。本书在介绍 DRG 支付改革对医疗机构影响的基础上，创造性地提出了非临床服务的概念，结合 DRG 体系知识，系统讲解了具体针对临床医生、科室运营管理、合理用药建设、非临床客户推广四个层面的十八式实战技能，既有专业的理论体系知识，又有可落地的实操方案。可供药械营销人员、医院经营管理者、医院投资人参考使用，同时为对 DRG 感兴趣的业内学者和高等院校师生等提供重要的帮助。

图书在版编目（CIP）数据

像院长一样思考：DRG 下非临床服务的实战技能十八式 / 左华著. —北京：化学工业出版社，2020.10（2022.4重印）
ISBN 978-7-122-37430-1

Ⅰ. ①像… Ⅱ. ①左… Ⅲ. ①医药卫生管理-研究
Ⅳ. ①R194

中国版本图书馆 CIP 数据核字（2020）第 136503 号

责任编辑：刘亚军　　装帧设计：张　辉
责任校对：宋　夏

出版发行：化学工业出版社（北京市东城区青年湖南街 13 号　邮政编码 100011）
印　　装：中煤（北京）印务有限公司
710mm×1000mm　1/16　印张 14¼　字数 234 千字　2022 年 4 月北京第 1 版第 5 次印刷

购书咨询：010-64518888　　售后服务：010-64518899
网　　址：http://www.cip.com.cn
凡购买本书，如有缺损质量问题，本社销售中心负责调换。

定　　价：88.00 元

DRG 大时代

左华先生是一位非常勤奋的作者，对事物的研究非常执着。跟很多医生转战医药市场不同，他是从医药营销领域转向了医疗管理研究，近十年如一日，从未懈怠。

“人们眼中的天才之所以卓越非凡，并非天资超人一等，而是付出了持续不断的努力。10000 小时的锤炼是任何人从平凡变成世界级大师的必要条件。”正如作家格拉德威尔所言，10000 小时定律足以让人成为领域内的专家。

左华的勤奋，以及多年来为医院开展的众多咨询案例积累，让他在整合 RBRVS&DRG 构建医院全面绩效管理体系、DRG 下医院评价与费用控制、科室精细化运营管理与战略规划、医院人力资源与培训体系建设、药学部管理体系建设等医院管理上拥有丰富的知识储备和实战经验。自从预判国家即将重点推行 DRG 后，他将更多的精力投入这个领域的研究中，不但研究 DRG 政策动向、未来趋势、落地方法、运营模式，更从医药企业和医疗机构两个群体出发，分别研究了 DRG 将给这两个群体带来的变化，以及他们将如何积极应对。

这本书是他研究 DRG 对医药企业影响及企业应对策略的大集成，是国内第一部专门研究 DRG 与企业策略的专业著作。它未必完美，但一定是独具前瞻的；它未必经典，但一定是相当实用的。

DRG 实施很复杂，涉及医院的方方面面，可以说从试点到全国落地平稳运营，至少需要数年的时间。

这是 DRG 的大时代。作为上游医药企业，该如何有效助力政府、医疗机构更好地推进 DRG?

我相信，这本书一定能给你带来启发，令你有所思、有所悟、有所得。

赛柏蓝CEO　韦绍锋

2020年6月

前 言

DRG，一种用于医疗保险费用的支付与结算方式，国际通行。自 1989 年北京市引入美国 DRGs 研发出 BJ-DRG 分组器，并于 2011 年在部分三甲医院模拟付费试点以来，CR-DRG、CN-DRG、C-DRG、S-DRG、CIS-DRG、上海申康版等分组器版本在诸多城市落地，但一直没有全国统一的推行版本，直到 2019 年 5 月 20 日，国家医疗保障局召开疾病诊断相关分组付费国家试点工作启动会，公布了 30 个试点城市名单，并按照“顶层设计、模拟测试、实际付费”三步走的思路，确保 2020 年模拟运行，2021 年启动实际付费。2019 年 10 月 16 号统一发布了 DRG 分组版本 CHS-DRG，2020 年 6 月 18 号正式发布国家医疗保障局疾病诊断相关分组（CHS-DRG）细分组方案（1.0 版），分为 376 个核心疾病诊断相关组（ADRG）、618 个疾病诊断相关组（DRGs），这将大大加速 DRG 的全国推行。

除了 30 个全国试点城市以外，多省又设“省级试点”，进一步扩大试点的覆盖面，目前全国、省级试点城市总量近百个，其中浙江省和广西壮族自治区更是在 2020 年全省（自治区）启动 DRGs。

2020 年 3 月 5 日，中共中央国务院发布《关于深化医疗保障制度改革的建议》，明确强调要大力推进大数据应用，推行以按病种付费为主的多元复合式医保支付方式，推广按疾病诊断相关分组付费（DRGs），医疗康复、慢性精神疾病等长期住院按床日付费，门诊特殊慢性病按人头付费。这必将再次加速 DRG 付费的全国推行。

推行 DRG 后，分级诊疗加速，各级医院诊疗权重、患者结构、用药行为将发生重大变化。药品和耗材如何进入病组的标准处置程序，如何在病组的临床路径优化中实现竞争优势，如何适应新形势做好营销推广工作，都已经成为百万医疗管理者、药械营销人面临的难题。

在过去的几年中，笔者已为100家以上的医院和500家以上的药械企业进行了DRG相关的培训，系列课程《DRG下医院管理者的十堂必修课》深受广大医院管理者的赞誉和认同。神物不可专美于一身，重器更应与同道者共享。本着“授人以鱼不如授人以渔”的目的，本书希望帮助大家达成三个目标：一是了解DRG的实施进展，CHS-DRG到底是怎么回事？熟悉CHS-DRG相关分组和付费规则；二是明白DRG对医改深入的意义，对医院发展及管理的影响，清楚DRG在医院落地实施后对于医院各个层面的深刻影响；三是助力药械企业制定应对DRG的营销战略规划，深刻理解DRG下非临床服务的实战技能十八式。读者若能将本书与笔者的DRG系列培训课程结合起来收看，相信会有更好的效果。

DRG支付改革在快速推进，会面临更多新的问题和新的挑战，但我想只要读者深刻领悟本书中的实战技能十八式，必能抓住“危机”中的机会，实现弯道超车。

最后，我要衷心感谢在本书成书过程中给予我帮助和支持的各位领导、专家以及医院管理和药械企业培训界的各位朋友，正是你们的激励与鞭策，让我有持续坚持的动力！我更要感谢我的家人，本书最后的统稿期间正值新型冠状病毒肺炎疫情，我和家人在武汉的家中坚守，我母亲负责全家人的生活起居，我爱人余璐一边照顾两个小孩，一边抽出时间帮我逐字逐句审阅，她们都非常辛苦，特别感谢！

本书的出版得到化学工业出版社各位编辑老师的大力支持，感谢他们的精心策划与设计、逐字逐句的审稿，才有本书的顺利付梓。

DRG支付改革还在快速推进，新的政策也层出不穷，囿于时间仓促，不足之处还期待大家的建议，期望后续本书修订的时候再增加相关的内容，以飨读者！

左华

2020年07月06日

于湖北武汉

目 录

第六章　DRG 下非临床客户推广的实战技能五式 / 144

第七章　DRG 下非临床服务实现的拜访技巧 / 192

附　录 / 203

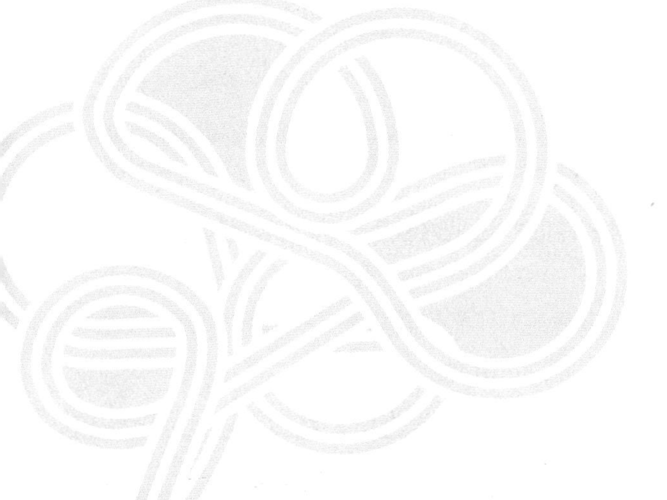

第一章　从非临床客户到非临床服务的颠覆性创新

一、像院长一样思考的设计缘起

2017 年 11 月，我在西安完成某企业的内部营销团队培训，飞往珠海参加第十一届中国医院院长大会。坐在我旁边的是陕西某地级市中心医院副院长和某医药企业区域销售经理，两人放松地聊起天来。

他们从药品零加成、医院三甲复审、医院控费压力聊起，再聊到副院长的临床学术进展、手术等专业话题，最后聊了些房子、孩子、妻子等家长里短的内容。大部分时间都是销售经理在说，很少有提问，副院长对很多话题也基本应付了事。

后来，发生了一桩小意外，副院长不小心弄洒了我的饮料。在表达歉意后，他主动和我聊了起来：“您也是到珠海开院长会的吗？”

“是的。”

“您是哪个医院的？”

“我不是医院的，我是赛柏蓝医院管理研究中心的。”

“你们医院管理研究中心具体做什么方面的咨询？”

“我们的咨询内容很多，包括 DRG 支付下的医院精细化运营管理、学科建设与战略规划、药学部建设与规划、RBRVS 绩效变革与规划，我本人主要侧重于医院运营和绩效管理，尤其是整合 DRG 和 RBRVS 的全面绩效体系建设。”

“你们公司做 DRG 和 RBRVS 的整合绩效方案吗？很好啊，你们的咨询项目具体如何操作？”

“您医院目前的绩效方案是怎么样的？还是收减支为主体吗？”

“是啊。”

“目前绩效方案的运行有什么问题？为什么您觉得需要调整？”

“……”副院长滔滔不绝地说开了，一说就是半个小时。

这件事情让我感触很深：在过去 20 年的医药营销中，我们一直强调要像医生一样思考。我们培训医药代表、销售主管、销售经理和大客户经理，要求他们学习专业产品知识，学习疾病相关诊疗知识，学习医生的语言，比如条件反射、滴定模式、处方采纳周期等，以便我们能够用对方的语言说自己的事，能够和医生深入沟通和持续对话。我们会探询医生：“您最近诊疗的都是哪些病人？遇到 ACS 的病人抗血小板治疗，您通常采用哪些方案？是否考虑强化抗血小板治疗方案，比如加上波立维？”我们甚至直接邀请临床医生和销售人员进行对话交流。飞机上那位销售经理与副院长的沟通流程不就是这样吗？

我们有没有培训医药营销管理人员像院长一样思考？有没有学习医院管理人员的语言？为什么销售经理和副院长的对话不符合销售拜访流程，只有说而没有探询和提问环节呢？

我们常说的处方药营销主要是做临床，临床是指临床客户。我们通常只需要做临床医生的学术推广工作，产品就可以顺利入院，提升销量。但是随着新医改逐渐进入深水区，尤其是药品零加成对公立医疗机构的影响，医院的生存受到前所未有的压力，十九大明确提出的健全现代医院管理制度已经上升到国家政策层面，医院管理的问题变得越来越复杂，也越来越艰巨和重要。

医院院长面临哪些主要问题呢？从医保控费、DRGs 支付体系改革到公立医院薪酬绩效改革，从学科建设与规划到医院精细化运营管理，医联体成立了，下一步如何运作？方方面面都是以前从未遇到的新问题。

医药营销管理者要想有效和医院管理者打交道，就需要学习他们的语言，需要关注他们关注的话题。我们要像院长一样思考（这里的“院长”是泛指所有的医院管理者），去认真深入地学习医院管理方面的话题，去和客户一起发现需求。但现实的情况是，凭什么呢？和医院管理者有深入对话吗？可以和医院管理者实现持续沟通吗？哪一次不是打个招呼就被“弹”出去了？哪一次不是频频地转移话题？表浅对话，这是关系难以深入的直接原因和明显特征。

二、从非临床客户到非临床服务

《营销管理》这样定义“服务”：是一方能够向另一方提供的任何本质上是无形的活动或作业，并且其结果不会导致任何所有权的产生。“三医联动”的本质是医保采购医疗、医药服务医疗，所以对于医药企业来说，其本质是做服务的工作，不断的赋能服务是持续的目标，营销工作的关键是全方位、差异化地做好医疗的服务。2018 年初，我去给某知名药企营销团队培训，企业的宣传板很有意思——欢迎 × × 药业药学服务公司的精英回家，我认为服务的概念正确，只是范围小了一些，改为医疗服务公司更好，因为医药是服务整个医疗机构的，而不仅仅是药学。如果营销团队改名为“医疗服务公司”或者“医疗咨询公司”，营销团队成员的名片其实也可以改为“咨询顾问”，或者“项目经理”，这从某种角度更切合处方药医院营销团队的定位。我们就是从服务角度赋能医疗，提供专业咨询和顾问式的建议。

医药营销团队服务医疗机构，医疗机构服务患者，医药企业通过服务医疗机构一起服务患者，医药企业也可以直接服务患者，比如 DTP 销售、OTC 销售，或者直接的患者教育等。医疗机构给患者提供的是解除病痛、延长生命的服务，比拼的是诊疗水平和服务内容的差异。

政策层面已经确定了三医联动间“服务”的基调，通过增值服务实现与竞争对手的差异化。如果我们不能加速把“销售”扭转为“服务”的意识，将“服务”设置为企业战略的高度，回归药品服务的属性，落实到营销战术的细节，对于广大的医药企业来说，这一轮行业变革就会像寒风横扫落叶一样冷酷无情！

“服务”会以多种形态展现在医疗机构的面前，包括临床类型的服务和非临床类型的服务。临床服务或者称之为专业学术推广服务，包括各种科室会、沙龙会、病例研讨会、医生拜访以及用药方案推荐等，还有以“药品全生命周期管理”为主的市场调研、信息收集、用药反馈等内容。临床服务经过二十多年的演变进展，不足之处愈发明显。围绕临床服务，从过去一直到现在，我们对医药营销人员主要开展如下培训：产品知识、疾病诊疗相关知识、客户沟通和拜访技巧（拜访八步）、区域管理、线下或者线上的角色演练等，但这些已经远远不够。

时代和政策环境已经发生了翻天覆地的变化，客户的思维与行为随着诊疗环境的变化，与过去已经有很大的不同。改变客户的观念，不是靠教育，更不是仅仅靠产品知识和销售技巧，很多的时候，客户是他们自我教育的结果，企业只是提供客户自我教育的契机。我们以为自己通过学术推广创造了某个市场领域，其实不然，事实上企业只是在恰当的时机引发甚至迎合了客户的兴趣。我们在拜访中常常讲的 FAB（特征利益转换），对于客户来说是杯水车薪，大部分还是客户去研究，把这些碎片融进他们的知识体系，才催生了新的市场格局。

我们还能如何引起客户的好奇与兴趣呢？单纯的临床服务是不够的，没准还会引起抵触，更无法形成差异化和自己的核心竞争力，开展非临床服务是非常好的选择！那什么是非临床服务呢？

三、非临床服务的定义及四个层面的内涵

作为医疗服务的提供商，除了提供以产品为核心的专业化学术推广的临床服务，还应该提供基于医疗机构管理现代化的医疗质量提升、精细化运营管理、品牌建设、成本控制、效率提升等一切有利于医疗机构永续经营的服务，我把这类服务定义为非临床服务。非临床服务会从四个不同层面展现：临床医生层面，临床科室的运营和管理层面，药学部的合理用药和学科建设层面，非临床部门支持临床部门、保障医疗机构永续运营层面。

（1）临床医生层面的非临床服务，除了关注临床医生的技术角色，更要关注他们的服务、人文、创新、品牌等更多职业内价值的角色。必须明确技术是医生的立身之本、终身持续学习的内容。技术包括知识的更新和水平的提升。把技术层面的专业化临床推广应该放在首位，这是最为重要的，也是最根本的部分。过去，我们讲医药营销主要推广模式是客情关系加上学术推广，今天调整为：客情关系加上临床服务再加上非临床服务。做好客情关系，需要大家从了解客户的个人、家庭、教育、职业背景入手，通过各种活动去触动客户内心最柔软的部分；做好临床服务，我们需要像医生一样思考，学习医生的语言，如条件反射、滴定模式、处方采纳周期等内容，用对方的语言说自己的事；做好非临床服务，我们需要像院长一样思考，从医院管理者的角度，拓展更广泛的视角！我们相信，思维上的小小改变，会带来行动上的大大不同！

（2）临床科室主任兼有临床和非临床客户共同的特征，有三个角色：管理、运营、技术。过去我们重点关注的是临床科主任的技术者角色，随着医改的深入，尤其是现代医院管理制度的建立与完善，以 DRG 为核心的医保支付改革的快速

推进，对临床科主任运营和管理角色的要求越来越高。着眼于临床科主任运营和管理技能的提升，围绕着科主任运营和管理角色，与科主任进行深入沟通和持续对话，共同发现甚至创造非临床服务需求，实现客户价值的提升。

讲个小故事，科主任把某位医生叫过去谈话，因为该医生的一句话，患者家属闹得不可开交，现在患者家属投诉到医院，甚至影响到科室评选先进。该医生面对主任，滔滔不绝地讲了一堆患者家属的问题，主任想说也不知道该如何讲了，这就是科室中的管理沟通问题。技术需要专业化，管理和运营需要职业化，两者既有相通之处，又有差异之处：相通之处在于都是自我要求较高，而且不是做给别人看的；差异之处在于，技术有很多客观标准、诊疗指南，临床路径、标准处置程序等，只要肯努力，够细致，就能做到，而职业化不仅对自我有要求，还有对情绪的控制、与他人的沟通合作、影响力等，这些都不太容易做到，需要后期持续的系列化培训和训练。

（3）药品零加成实施后，医院药学部一直在重新定义自己的角色，借着国家层面 DRG 付费试点工作的开展，药学部着力完善临床药师的角色价值，助力合理用药知识库的完善，帮助医护人员识别安全用药、合理用药，规范临床路径中药品的选择，上述都是药学人员实现医疗价值提升的具体体现。药学部的非临床服务从药师是审方的第一责任人开始，医药企业有效开展“审方后销售”，助力药学部做好合理用药和学科建设。

（4）从非临床部门支持临床部门、保障医疗机构永续经营的角度看非临床服务。众所周知，公立医院分为两大部门：门诊部和住院部。其实对于医院来说，还有另一种划分：临床部门和非临床部门。前者如内科、外科、儿科、妇产科和各种辅助诊断检查科室（实验室、心电图室和放射科等），后者指任何不在临床直接提供患者医疗和护理服务的行政管理和后勤支持职能的部门，例如某地市级三甲医院非临床部门共 60 个，具体如下：

（1）党委书记办公室；（2）党委副书记办公室；（3）党委办公室；（4）临床和后勤支部书记办公室；（5）纪委办公室；（6）纪委监察室；（7）工会主席办公室；（8）医院工会办公室；（9）党群部/外联部；（10）团支部书记办公室；（11）医院团委办公室；（12）院长办公室；（13）副院长办公室 1；（14）副院长办公室 2；（15）副院长办公室 3；（16）副院长办公室 4；（17）副院长办公室 5；（18）院长助理办公室；（19）医院办公室；（20）离退办/老干部处；（21）打字室；（22）宣传科（新闻宣传中心）；（23）发展处；（24）运营管理部；（25）审计

科/处；（26）医保管理科/处；（27）财务科/处长办公室；（28）财务科/处；（29）劳资科；（30）人力资源部长/人事科长办公室；（31）人力资源部/人事科；（32）科教科/继教科/培训科长办公室；（33）教育科（处）/培训科（处）；（34）科研科/处；（35）质量控制办公室；（36）医患关系/沟通办公室；（37）三甲办；（38）护理部主任办公室；（39）消毒供应中心；（40）总务基建科；（41）医院信息中心（图书馆）/网络信息科；（42）病案室；（43）医疗设备科（器材处）；（44）药剂科；（45）总务科/后勤科；（46）门急诊办公室；（47）公共卫生/预防保健科；（48）疾病控制科；（49）医院感染控制科；（50）导医台；（51）收费处；（52）住院处；（53）保卫科；（54）小车队；（55）餐饮部；（56）洗衣服；（57）物业管理办公室；（58）锅炉房；（59）统计室；（60）社区工作室。

在既定医疗成本下，提高健康水平可以提升医疗效率；在增进健康并大致同等水平的情况下，降低医疗成本也可以提升医疗效率。单纯地降低医疗成本并非总是意味着提升医疗效率，除非健康增进程度不受影响。非临床部门通过高效的协同，支持临床部门更好地服务患者，提升医疗效率。当然，随着各种医改政策的推进和落地，很多非临床部门也承担着对临床部门进行监督和管理的职能，如医务处、医保办、药学部、护理部、科研处等，医药企业通过加强与这些非临床部门的沟通与合作，共同为医疗机构的永续经营出力。

四、非临床服务形成的五大原因

随着一致性评价、国家集中带量采购、DRG 支付改革推行、人工智能辅助诊疗的发展，越来越多的医药企业开始关注非临床服务，总结起来有如下五方面原因推动非临床服务的形成与发展：①基于国家集采和 DRG 支付改革的需要；②基于公立医院人员组织架构现状的需要；③基于智慧临床辅助决策系统的发展需要；④基于市场准入的多元化和常态化的需要；⑤基于医药企业产品同质化市场推广需要。

其中，第一条为医改政策层面原因，第二条和第三条为医院人力资源及智慧医院建设层面原因，第四条和第五条为医药企业营销管理和产品结构层面原因。接下来，我们具体剖析一下这五方面原因，同时帮助大家梳理 DRG 下非临床服务的整体脉络和框架，方便大家阅读本书后面的内容。

1. 基于国家集采和 DRG 支付改革的需要

国家药品集中带量采购和 DRG 支付改革的加速推行会催生更多的非临床服

务需求，这一点的具体内容本书的第二章会详细论述。DRG 支付改革下给予非临床服务更多新的内容，本书的核心内容是 DRG 支付改革下针对临床医生、临床科室运营管理、医院合理用药建设、行政职能科室的非临床服务实战技能十八式，此处先看看十八式提纲挈领的内容，后续章节将展开详细论述。

（1）DRG 评价下临床医生推广实战技能四式

实战技能第一式：帮助临床医生学会 CHS-DRG 的分组规则和付费方式，领会评价指标背后的逻辑，为产品专业化推广打下基础。

实战技能第二式：帮助临床医生做好病案的填写，尤其是做好主诊断的选择，从关注临床医生的处方权前移到关注诊断权。

实战技能第三式：帮助临床医生结合 DRG 指标，做好技术难度和效率的提升，突破思维局限，提升临床诊疗及科研的能力，合规嵌入产品的学术推广内容。

实战技能第四式：帮助临床医生平衡好控费理念与新技术发展的需求，创新性做好新产品的医院推广。

（2）基于 DRG 科室运营管理的实战技能四式

实战技能第五式：与临床科主任一起重新定位 DRG 下经营和管理角色，学会从经济学角度去看学科发展的优势和劣势。医药企业可以在协助科室改善经营管理的过程中达成战略合作目标。

实战技能第六式：临床科主任需要清楚自己科室近三年的年入组率，组数、CMI 值变化，时间/费用消耗指数，本科室在全市、全省同级别医院所处位置。明确科室绩效提升的方向后，通过完善科室绩效二次分配，以绩效分配为抓手，围绕 DRG 的考核指标，调动全科室医护人员的积极性。医药企业可以结合自己产品的战略定位，明确具体合作方向，保持持续稳定发展。

实战技能第七式：与临床科主任一起，采用自下而上的方式，基于临床指南和诊疗共识方案，建立具有本院本科特色的核心病组临床路径。医药企业结合自己产品所涉及的典型病组，协助临床科室组织、设计、落实完成上述工作。

实战技能第八式：基于 DRGs 下临床学科增长模型，与临床科主任一起，运用学科分析工具，做好学科发展规划和建设。医药企业助力临床科室的学科发展，实现合规共赢。

（3）基于 DRG 合理用药建设的实战技能五式

实战技能第九式：协助药学部主任了解 DRG 的实施是如何破解目前医院合理用药管控中的难点，避免合理用药管控中一刀切的问题。医药企业可以协助药学部对标病组的标杆值，实现合理用药管控。

实战技能第十式：与药学部主任共同研讨临床科室费用消耗指数和时间消耗指数降低的方法。医药企业可以协助药学部主任参与组织多学科、多部门 MDT 项目。

实战技能第十一式：与药学部主任一起重新定位临床药师角色价值，医药企业可以协助药学部参与合理用药系统建设，同时结合产品推广，做好相关临床科室 MTM（药物治疗管理），参与建立 DRG 下临床合理用药示范病房

实战技能第十二式：与药学部主任一起制定 DRGs 下临床药师职业发展规划，做好临床药师胜任力模型，做好 DRG 下药学流程评估与优化。医药企业可以协助临床药师参与药物治疗决策中的临床研究

实战技能第十三式：与药学部主任一起重新优化绩效二次分配方案，重点凸显临床药师/审方药师的角色价值，实现与药学部长期稳定的战略合作。

（4）DRG 下非临床客户推广的实战技能五式

实战技能第十四式：医药企业可以协助医务处做好病案首页质控工作，提高主诊断选择的准确率，组织开展全院 DRG 培训工作。

实战技能第十五式：医药企业可以组织 MDT 研讨，协助开展病组标准处置程序的建立和核心病组临床路径的优化。

实战技能第十六式：医药企业可以协助医保办做好临床各科室基于 DRG 的盈亏情况分析，重点是核心病组的盈亏情况分析，强化病组的成本核算，配合临床部门做好病组成本的管控。

实战技能第十七式：医药企业可以协助医保办做好费用极高病例和费用极低病例的医保支付管理，做好新技术、新项目的医保支付的申请与管理，完善好医院内部新医保目录中支付限制的管理，寻求产品医保限制中的合规解决方案。

实战技能第十八式：医药企业可以通过行政职能科室（运营管理部、科研处、门诊部）的拜访，为与院长的深入拜访做好提案；像院长一样思考，分析某医院 DRG 整体指标评价报告，寻求与医院整体战略合作的方案。

2. 基于公立医院人员组织架构现状的需要

与目前快速增加的诊疗量比较，我国医生的数量是绝对不足。2003—2018 年，相比于执业医生 4.8%的年均复合增长率，住院病人数量的增速达到 12.4 %。这意

味着，如果所有执业医生都参与提供住院服务，那2003年每个执业医生年均负责27个住院病人，到2018年增长到67人。医生数量在过去15年间仅增长了80%；而此期间，总诊疗人次增长了近3倍，住院病人增长了4.5倍。

我们再看看一家三级医院的人员组织结构，通常医生占总人数比例为25%～30%，护士比例为45%～50%，医技人员（包括药学部）比例为10%～12%，行政职能科室人员约15%。也就是说，如果一家医院有2000名员工，临床医生通常为500人，过去我们医药营销推广面向的重点是临床医生，DRG下的非临床服务强调的是面向医院的所有人，除了临床医生，还包括药学部和行政职能科室。

我们可以对比一下我国台湾地区长庚医疗体系的人员结构比例，主治医师占比10%，住院医师占比5%，医生占比合计15%，护理人员占比40%，医技人员（包括药剂师、检验师、物理治疗师、放射技师、牙科/眼科/超声波等科室的技师）约占17.6%，行政人员比例高达17.8%。

其实，不仅我国台湾长庚医疗体系中临床医生占比远低于大陆地区三级医院临床医生的比例，欧美各国医疗机构医生的比例也非常低，通常在10%～15%。为什么会有这样的差距？主要是这些医疗机构围绕着临床医生有一支完整的医疗团队为整体医疗照护服务。比如长庚医疗体系施行的是主治医师首诊负责制下的七位一体的医疗照护团队，包括住院医师、专科护理师、临床药师、营养师、个案管理师、社工及行政助理。当主治医师查房、讨论病例、会诊时，照护团队成员也均会参与，了解病人的病情、用药、治疗状况，发挥各自的专业特长，对主治医师予以协助或参谋。通俗来说，临床主治医师有很多的参谋和助手，协助医生做了很多非临床属性的工作。

在学术科研工作上，院区的医研部配有科研助理，比如在长庚的林口总院就有约800名科研助理，医师可根据科研项目需要申请配备，用项目经费支付科研助理酬劳。在行政事务上，比如临床医生参与国内外学术会议，需要办理相应手续，订购机票、火车票、安排住宿等，资料的填写复印、常规性文书的拟定等，所有这些工作都由配备的行政助理办理，这样大大减轻了临床医生的非临床工作内容，临床医生可以集中更多的精力在临床诊疗服务上。

对于临床科室主任而言，还有一项十分重要的任务，即关注临床科室内部经营绩效的提升与科室业务的发展。对此，长庚特为每一位临床科主任配备了具有大学本科及以上学历的经管专业人员（如工商管理、企业管理、医务管理等），称为专科经营助理，简称专科经理，协助科室主任。

我们知道医生是昂贵更是宝贵的资源，医生应该投入最能发挥他们价值、产生效益的工作中。但医院运营涉及的事务庞杂，医师的时间、精力有限，如何做到“人尽其才”？关键是先要“解放”医生，即把医生从繁琐的、消耗时间和精力却不能发挥他们自身价值的工作中解放出来。公立医院的临床医生被太多非临床的工作占据了大量时间，医生要专注技术角色。医药营销人可以做更多“非临床服务”，关注好医生的职业内价值，比如服务、人文、创新、品牌等，帮助医生处理好那些非临床服务的事情。

非临床服务的目标，应该是实现临床医生的医疗照护团队的部分职能，具体包括住院医师、专科护理师、临床药师、营养师、个案管理师、社工及行政助理的部分工作内容。具体可以采取如下三个步骤：一是对传统的与医生有关的所有工作内容进行细致分析，并根据工作内容的技术性、可替代性、对医生成长的价值等因素进行拆分；二是对拆分后的各类工作或工序进行分类与组合，精简出只能由医师完成的关键工作或工序，或是对医生个人成长最有价值的内容；三是在前两点的基础上，为医生配备各方面、不同技术等级的人员，协助、分担或与医生组成工作团队，共同进行医疗服务、教学科研等工作。

3. 基于智慧临床辅助决策系统的发展需要

历史上生产力的几次飞跃，都是生产工具的变革、创新和发展的结果，随着人工智能、信息化、大数据、云计算、物联网等技术的涌现，新的变革已经在医疗健康领域拉开了序幕，技术变革使医疗领域掀起了智慧医院建设热潮。2014 年 8 月，国家发展和改革委员会联合工业和信息化部等八部委发布《关于促进智慧城市健康发展的指导意见》，提出了推进智慧医院建设。这是首次提出“智慧医院”建设，这之后中央和地方发布一系列政策，将“智慧医院”的建设推入高潮。

从经济发展来看，随着收入水平的提高，人们对医疗服务质量的要求也在提高。从社会发展来看，老龄化社会的加剧、疾病谱的变化，使医保基金支付过快增长。从医院端来看，控费的压力和对医疗安全的需要，是医院智慧化建设的最直接动力。

智慧医院建设将实现便捷式就医、智能化诊疗以及自动化管理，分为智慧患者服务、智慧临床诊疗、智慧医技、智慧医院管理四个模块，智慧临床诊疗的建设最为值得关注。智慧临床诊疗是医院通过数字化升级，建立一系列的数字化系统，包括 EMR 电子病历、MDT 多学科会诊系统、急诊管理解决方案、住院临床管理系统解决方案、PASS 合理用药管理系统、LIS 临床检验系统、手术麻醉管理系统、临床路径管理系统、输血管理系统、重症监护系统、心电管理系统、智慧体检解决方案。通过构建临床数据中心（CDR）和临床决策支持系统（CDSS），以诊疗核心数据支撑临床诊疗和诊后健康管理，最终实现全生命周期的健康管理服务。

在诊疗环节，智能临床辅助决策系统以医生为主要使用对象，面向诊疗过程，实现初诊、复诊等不同场景的应用，其辅助功能主要为：①帮助诊疗信息（患者症状、体征及辅检）的标准采集；②帮助医务人员及患者对疾病知识全面了解；③帮助医生快捷规范地完成病历记录；④帮助管理者实现真实的统计分析和决策。用大数据、知识图谱、神经网络等 AI 技术，在医生诊疗过程的各个环节实时提醒和推送，辅助医生完成诊疗业务，极大提升医生诊疗服务能力、诊疗效率和临床学术水平，规范诊疗行为，减少误诊漏诊。

举个例子，某大型三甲医院每天的胸部 CT 检查量为数百例，平均每例胸部 CT 报告时间 10 分钟，该医院于 2019 年 6 月引进肺结节 AI 辅助诊断系统、胸部平片 AI 辅助诊断系统、全肺 AI 辅助诊断系统和乳腺 X 线 AI 辅助诊断系统，这些系统的使用优化了医生报告流程，使医生的平均报告时间缩短一半以上，极大提升医生阅片效率，为医生节省大量精力和时间，同时有效防止了漏诊现象的发生。

医学知识库主要基于不断更新的疾病临床诊疗指南、临床路径、医学教材等权威部门颁布的医学资料，以及三甲医院的历史病历数据，通过机器学习、数据挖掘与人工整理审核相结合的方式，对医学知识库的内容进行结构化、元素化梳理。某知识库覆盖常见症状 670 多个，症状同义词 700 多个，常用体格检查项目 1200 多项，常用检验检查项目 600 多项，能够对 750 多种常见疾病进行智能推理。系统会根据选入信息进行分析和推导，将医生可能需要的问诊信息推送给医生，辅助医生在诊疗各个节点中进行规范、标准的问诊，问诊可以根据患者实际情况和医生的操作习惯从各个环节直接进入。

系统根据已有问诊信息推送规范的、合理的检查项目，用于辅助鉴别疾病诊断。如实验室检查项目推送，根据已填选信息进行综合分析和判断，推送给医生可能的化验项目；又如影像学检查项目推送，根据已填选信息进行综合分析和判断，推送给医生可能的检查项目。医生对患者疾病做出诊断后，对诊断疾病进行相应的治疗，系统针对每种疾病为医生提供对应的治疗方案作为治疗参考，治疗方案内容包括推荐药物、治疗处置、健康处方建议等。

智慧临床系统和智能临床辅助决策系统让临床医生的知识面快速拓展和加深，临床专业学习的可及性也大大提升，倒逼着医药营销面向临床医生技术角色的推广难度加大，技术层面的需求更加高端和系统。从这个角度来说，我们需要更多关注临床医生的非临床角色，实施包括服务、人文、创新、品牌等多方面的非临床服务，毕竟这些基于人的创造性工作内容，智慧医院信息化系统很难取代。

4. 基于市场准入的多元化和常态化的需要

医药市场准入的定义：医药生产和经营主体（生产企业和经营企业）及其生产经营的产品进入市场程度的许可，是医药企业另一种生产力，虽不直接产生经济效益，但决定了企业的营销能力，比生产经营对企业的影响更深远。2017 年底以前的市场准入工作内容相对简单，包括产品招标、开发入院，然后通过专业化学术推广实现产品销量的持续增长。2017 年底席卷全国的严厉控费，严格控制药占比在 30%以内，市场准入工作呈现多元化，内容更丰富，比如药占比、销量排名、超适应证使用、科室使用限制、单张处方金额、药品数量限制、单次就诊处方限制、负面清单限制等。2018 年 5 月 31 日，国家医疗保障局成立，将控费工作常态化，同时随着 4+7 到全国集采的逐步推进，市场准入工作进入常态化，很多医药企业也纷纷成立或扩大大客户部门，以应对市场准入工作的多元化和常态化，大客户部门的主要工作应该是围绕非临床服务展开。

非临床服务是市场准入工作的重要载体！

市场准入工作主要的拜访对象是院党委书记、院长、副院长，这都是属于院级领导层面；然后是医务处、医保办等行政职能科室领导；最后是药学部主任、核心科室的临床科室主任等，这些都属于医院准入层面。围绕医保局和卫健委的拜访属于政府部门准入层面。非临床服务关注的目标对象对于与市场准入关注的目标对象是完全吻合的，非临床服务首先关注的是非临床部门，比如我们刚才讲到的医务处、医保办、药学部都是非临床一线的部门，针对非临床部门开展的都是非临床服务。同时，针对临床一线客户，我们分为临床医生和临床科室主任两个角色，市场准入工作的重点是关注临床科室主任的行政管理角色，主要涉及药品开发进入医院的申购单填写，临床科室主任通常也是医院药事委员会成员，在药品入院的必经环节上有投票权。无论是从目标客户对象，还是具体推广的内容，非临床服务都是市场准入工作的重要载体！

5. 基于医药企业产品同质化市场推广需要

曾经有段时期一年就审批一万多种新药，相当于美国 FDA 八九十年的审批量，结果导致很多产品有十几家甚至几百家医药企业同时生产，产品的同质化现象非常严重，很多是低水平无序竞争，对创新研发投入非常少。其实，现在做仿制药一致性评价从某种程度上也是弥补过去产生的后果。仿制药一致性评价是指对已经批准上市的仿制药，按与原研药品质量和疗效一致的原则，分期分批进行质量一致性评价，即仿制药需在质量与药效上达到与原研药一致的水平。对已经批准上市的仿制药进行一致性评价，这是补历史的课。因为过去批准上市的药品没有与原研药一致性评价的强制性要求，有些药品在疗效上与原研药存在一些差距。历史上，美国、日本等国家都经历了同样的过程，日本用了十几年的时间推进仿制药一致性评价工作。开展仿制药一致性评价，可以使仿制药在质量和疗效上与原研药一致 ，在临床上可替代原研药，这不仅可以节约医疗费用，也可提升我国的仿制药质量和制药行业的整体发展水平，保证公众用药安全有效。仿制药一致性评价在我国是补课，也是创新。做到仿制药与原研药质量疗效一致，离创制新药也就不远了。

产品的严重同质化导致不合规的推广手段盛行。对于临床来说，产品都差不多，选择用哪个不用哪个，很多时候看的不是产品本身了，而是产品之外不合规的服务。如何形成产品推广的差异化，如何能够用合规的推广形式让产品脱颖而出，非临床服务是不错的选择。

全体医药营销人都需要关注非临床服务，侧重点可以有所不同：大客户经理的核心工作应该是非临床服务；营销团队中的各级销售管理人员除了日常的团队管理工作，其他的时间也应该围绕着非临床服务的工作展开；市场推广团队中，市场总监、市场经理、学术推广经理应该是临床服务与非临床服务并重，最好能两者结合，形成自身产品推广的核心竞争力，建议设立非临床服务项目推广专员，专门负责非临床服务项目的统筹、策划、执行和跟进；对于一线销售代表，重点还是关注临床服务和产品的专业化学术推广层面。要形成与竞争对手的差异化，多关注临床医生的非临床服务是不错的选择！

随着全国药品集采的不断推进，我们可以单列一个岗位，就是专门负责全国集采中标产品医院推广的大客户专员，这些产品的专业和学术层面已经得到广大临床专家的高度认可，销售的难点在于市场的快速开发、医院终端的广覆盖，以及已覆盖医院终端的产品报量和具体销量落实，这些工作都可以由大客户专员围绕非临床服务工作来实施。

2020 年上半年的新冠肺炎（NCP）疫情导致医药营销人员在一个特定时间段内无法去医院实现面对面拜访，同时所有的线下学术会议全部暂停，也就是所有的临床服务突然无法开展了，能做的只有非临床服务，在一个特定时间段让大家对非临床服务有了全新的认识。

本轮医改最大的特征是价值回归，全国药品集采、药品和耗材实施零加成、临床路径管理、DRGs 实施下病组标准处置程序的设立，这些政策其实都会产生一个必然的结果，那就是药品回归其医学属性，产品力成为第一生产力。在这样的情形之下，临床医生层面的竞争早已白热化，中国广大医药营销人员的真实情况是手中握有的资源不足以令其在竞争中脱颖而出。如何形成差异化以及如何在战略层面超越竞争，就必须具备更加前瞻的视野，站在更宏观的角度上借国家医改的东风不断跨越障碍，攀登高峰！非临床服务就是要教会大家如何利用一系列政策的变化，快速适应和抓住现代医院管理变革的机会，化不利为先机！非临床服务势必在某些层面超越临床服务成为医药企业的最大福音，医药营销人的工作逻辑从此将步入一个崭新的时代！非临床服务是思维的跃迁，也是一场革命！

第二章　从后付制到预付制的医保支付改革进展

一、医疗保障支付改革的历史沿革

医疗保障制度主要包括医疗保险制度和医疗救助制度。对于医药企业来说，重点关注医疗保险制度。社会医疗保险是指国家通过立法手段强制实施的，旨在化解社会成员所面临的疾病风险，以保障其基本医疗费用支出安全的一项社会保险制度。这个定义里面有三点需要重点关注：一是这一制度是强制实施的，比如现在医保局实施的支付改革、带量采购、医保目录调整的价格谈判，都是代表国家意愿的，是强制的；二是社会医疗保险是保障疾病医疗费用支出，简单点说医保是保基本的角色，非基本医疗费用的支出考虑商业保险或者患者自费；三是它的普遍性，政府对全体国民的基本健康需求负责，尤其对于贫困人群，目标是“两不愁，三保障”——不愁吃，不愁穿，义务教育有保障，住房安全有保障，最重要一点是基本医疗有保障。

对比一下美国的医疗保险，它的种类非常多。例如，联邦政府设立的医疗保险，有为 65 岁以上老年人和残疾人提供的“医疗照顾”保险，也有为低收入家庭设置的“贫民医疗”计划，1983 年美国首次实施的 DRGs 预付费制度（DRGs-PPS）就是应用于 65 岁以上老年人和残疾人的“医疗照顾”保险。

在美国，有钱人可以有多名私人医生，在世界任何地方看病的费用全部“实报实销”，条件是每月支付昂贵的保险费。穷人则只能寻找那些保险费较低的医疗保险机构，到指定的医院就诊。入不敷出的人士可能不参加任何医疗保险，一旦有病不得不就医时，可到公立医院排长队，填写冗长又繁琐的申报表格以取得一张免费处方。美国直接有约 4000 万人被置于医疗保险计划之外，其中少年儿童至少有 300 万。当政府的投入不足时，私人机构的介入是自然而然的。

我国社会医疗保险具有如下四个方面的特征：一是普遍性，疾病风险可能发生于任何人，也可能发生于生命周期中的任何阶段；二是复杂性，社会医疗保险的参与主体有雇主、雇员、医疗服务机构、医生、社会保险经办机构、政府、药品生产商、医疗器械生产商、药品流通商、医疗器械流通商，这些参与主体之间形成了一个错综复杂的关系网，给医疗保险制度的顺利实施带来了困难；三是短期性和经常性，疾病是随机发生的不确定性事件，从单个被保险人来看，单个人单次患病时间不长，但从全社会来看，同类疾病或不同类疾病会经常发生；四是公平性，坚持“相等的需要有相等的支出、建立在支付能力上的累进筹资办法”的原则，符合医疗服务领域水平公平和垂直公平的标准。

社会医疗保险基金的支付，分为对被保险人的支付和对定点医疗服务机构的支付两大类，对被保险人的支付通常有如下规定：

1. 起付线

又称免赔额，即就医时先要自付一部分费用，社会医疗保险基金管理机构开始承担起付线以上的医疗费用。实现起付线后，可以减少由于小额赔付产生交易成本过高的问题，减少了审核时的管理费用。此外，合理的起付线可以抑制一部分不必要的医疗服务需求，从而降低医疗保险费的总支出。

2. 共同保险

保险人为被保险人支付一定比例的医疗费用称为共同保险，在整个医疗费用中，被保险人负担的医疗费用所占的比例称为共保率。在共同保险中，一般认为共保率达到 20%～25%，医疗服务的需求有明显的降低。国际上，一般医疗保险的共保率为 20%左右。

3. 封顶线

又称止付线，是指社会医疗保险基金所支付费用的最高限额，超出限额的部分费用，社会医疗保险基金将不再支付。

社会医疗保险基金目前主要有三种类型：城镇职工基本医疗保险、城镇居民基本医疗保险和新型农村合作医疗保险。下面分别介绍一下它们的参保对象、资金筹集、基金管理和待遇支付的具体细则。

我国 1998 年颁布的《国务院关于建立城镇职工基本医疗保险制度的决定》，规定城镇职工基本医疗保险制度的主要内容如下。总缴费率为职工工资总额的 8%，其中单位 6%，个人 2%。基本医疗保险基金实施社会化管理，原则上以地级市行政区（包括地、市、州、盟）为统筹单位，也可以县（市）为统筹单位，直辖市原则上在全市范围内实行统筹。基本医疗保险基金纳入财政专户管理，专款专用，不得挤占挪用。普通人员的医疗待遇：统筹基金和个人账户划定各自的支付范围，分别核算，不得互相挤占。确定统筹基金的起付标准和最高支付限额，起付标准原则上控制在当地职工年平均工资的 10%左右，最高支付限额原则上控制在当地职工年平均工资的 4 倍左右。起付标准以上、最高支付限额以下的医疗费用，从个人账户中支付，个人也要负担一定比例。超过最高支付限额的医疗费用，可以通过商业医疗保险等途径解决，具体数据由统筹地区根据以收定支、收支平衡的原则确定。

城镇居民基本医疗保险制度的内容是 2007 年颁布的《国务院关于开展城镇居民基本医疗保险试点的指导意见》规定的，参保对象：不属于城镇职工基本医疗保险制度覆盖范围的中小学阶段的学生（包括职业高中、中专、技校学生）、少年儿童和其他非从业城镇居民。资金筹集：城镇居民基本医疗保险以家庭缴费为主，政策给予适当补助，有条件的用人单位可以对职工家属参保缴费给予补助，国家对个人缴费和单位补助资金制定税收鼓励政策。基金管理：原则上参照城镇职工基本医疗保险的有关规定执行。待遇支付：坚持以收定支、收支平衡、略有结余的原则，城镇居民基本医疗保险基金重点用于参保居民的住院和门诊大病医疗支出，有条件的地区可以逐步试行门诊医疗费用统筹。

新型农村合作医疗保险是由 2003 年国务院转发的卫生部、财政部、农业部《关于建立新型农村合作医疗制度的意见》规定的，参保对象：农村居民。随着流动人口的增加和城乡二元结构的变化，一般应该考虑把如下人群纳入新型农村合作医疗的参保对象中：凡户口在农村的常住居民、外来人口在本地乡村居住 1 年以上者、进城务工的农民、某些没有参加城镇人口基本医疗保险的城市郊区的居民和小城镇居民。资金筹集：个人缴费、集体扶持和政府资助相结合。基金管理：一般采取以县（市）为单位进行统筹。待遇支付：主要补助大额医疗费用或住院医疗费用，有条件的地方，可实行大额医疗费用补助与小额医疗费用补助相结合的办法。年内没有动用农村合作医疗基金的，要安排进行一次常规性体检。

对于三种医疗保险基金的类型，从后面 DRG 实施的角度来看，要重点理解两个概念：一是有不同的统筹区域，通常为地级市，也可以县（市）为统筹单位，所以 DRG 的支付标准计算也是按照不同的统筹区域来执行，不同的统筹区有不同的 DRG 支付基础费率；二是由于不同类型医疗保险基金的筹资方式不同，导致基金的结余情况不一样，通常城镇职工基本医疗保险资金更充沛，结余情况通常较好，而城镇居民基本医疗保险和新型农村合作医疗保险的基金池相对结余较少，甚至亏损，基于不同基金类型的结余情况，针对统筹区内不同类型医疗保险基金，DRG 支付的基础费率也不一样。举个例子，某国家级试点城市，其 DRG 支付基础费率有五个：三级医疗机构城镇职工基本医疗保险费率为 14000 元，三级医疗机构城镇居民基本医疗保险费率为 12000 元，市区二级医疗机构城镇职工基本医疗保险费率为 10000 元，市区二级医疗机构城镇居民基本医疗保险费率为 8000 元，区属二级医疗机构城镇职工和城镇居民基本医疗保险费率统一为 7800 元。

2016 年国务院印发的《关于整合城乡居民基本医疗保险制度的意见》，要求整合城镇居民基本医疗保险和新型农村合作医疗两项制度，建立统一的城乡居民基本医疗保险制度，实现覆盖范围、筹资政策、保障待遇、医保目录、定点管理和基金管理六个方面的统一。这一文件刚开始没有彻底执行，直到 2018 年 5 月 31 日，国务院机构改革将人力资源和社会保障部的城镇职工和城镇居民的基本医疗保险、生育保险职责，国家卫计委的新型农村合作医疗职责，国家发改委的药品和医疗服务价格管理职责，民政部的医疗救助职责整合，组建国家医疗保障局，才真正实现了城乡居民医疗保险经办机构的整合。国家医疗保障局的职能包括拟定医疗保险、生育保险、医疗救助等医疗保障制度的政策、规划、标准，并组织实施；监督管理相关医疗保障基金，完善国家异地就医管理和费用结算平台，组织制订和调整药品、医疗服务价格和收费标准；制定药品和医用耗材的招标采购政策，并监督实施；监督管理纳入医保范围内的医疗机构相关服务行为和医疗费用等。

自 1998 年城镇职工基本医疗保险制度改革以来，经过 20 年的不断发展，我国医疗保障制度建设成就举世瞩目：①完成了制度转轨，将计划经济时期福利性公费劳保医疗制度转换成适应社会主义市场经济体制的社会医疗保险制度；②实现了全民医保，基本医疗保险稳定覆盖 95%以上人口，编织起世界上最大一张医疗保障网；③待遇水平不断提升，职工、城乡居民医保住院政策范围内报销比例分别达到 81.6%、65.6%，医保目录范围也不断扩大，为全体国民提供了较好的基本医疗保障；④初步构建了以基本医疗保险为主体、各种补充保险和商业保险为辅助、医疗救助托底的多层次医疗保障体系。根据《2018 年全国基本医疗保障事业发展统计公报》，2018 年参加全国基本医疗保险 134459 万人，参保率稳定在 95%以上，基本实现人员全覆盖；全国基本医保基金总收入 21384 亿元，占当年 GDP 比重约为 2.4%，总支出 17822 亿元，占当年 GDP 比重约为 2.0%；全国基本医保基金累计结存 23440 亿元。但值得关注的是，目前医保筹资增速仍赶不上支出增速，2019 年前 11 个月医保收入为 22077 亿元，支出为 18673 亿元，收入增速 22.22%，仍较支出增速 26.6%落后 4.4 个百分点，医疗保障支付改革还要持续推进！

二、医疗保障支付改革的最新进展

党的十九大以来，中国特色社会主义进入新时代，我国社会主要矛盾已经转化为人民日益增长的美好生活需要和不平衡、不充分发展之间的矛盾，新时代的国家发展目标也从即将实现的全面建成小康社会的基础上，进一步提升到 2035 年基本实现社会主义现代化。十九大报告提出，增进民生福祉是发展的根本目的，要坚持在发展中保障和改善民生，作为民生保障制度的重要组成部分，医疗保障制度的完善发展也进入新时代。新时代医疗保障制度建设必须服务于基本实现社会主义现代化的国家发展目标，必须积极化解新时代社会主要矛盾在医疗保障领域的主要表现——人们日益增长的健康福祉需要与医疗保障自身发展不平衡、不充分之间的矛盾，必须进一步深化医疗保障制度改革，推进医疗保障治理现代化，不断完善医疗保障制度体系，不断提升医疗保障治理水平，争取在基本实现社会主义现代化过程中完成医疗保障制度的成熟定型，实现医疗保障制度现代化。

基本医疗保险的待遇保障要公平适度。怎么理解“公平适度”的概念，在过去 20 年医保改革发展过程中，医疗保险待遇水平一直在不断提升，但未明确待遇水平提升的目标和预期是什么。早期职工医保改革本着“保基本”“可持续”的原则，各地往往基于筹资能力确定待遇水平，之后在完善发展过程中不断持续提高待遇水平。受经济支撑能力、参保人抚养比以及医保管理绩效差异等因素的影响，各地职工医保待遇水平高低不同，待遇水平过高、过低并存，高者的极端案例是几乎没有个人自付、非常接近免费医疗，低者难以化解大多数人医疗费用风险。城乡居民医保是从无到有，待遇水平在发展过程中虽不断提高，但总体待遇水平大大低于职工医保，地区间待遇水平也存在较大差异。所以目前医疗保险的待遇保障方面是存在差异性的，如何实现参保人待遇的更加公平是未来医保支付改革的重要方向。DRG 的实施，追求同病同城同价，是实现医保待遇公平的重要手段。

关于基本医疗保障待遇要“适度”的问题，可以从宏观、微观两个层面来理解。宏观层面就是待遇水平应与经济发展水平相适应，过高的待遇保障所需的筹资水平如超出经济的承受能力，将会对经济发展产生负面影响。实际上，自 2003 年非典之后，国家加大了对医疗卫生的投入，政府支出中医疗卫生总费用的比重由 2003 的 17%迅速提升到了 2011 年的 30.5%，增加了将近一倍，2018 年占比仍高达 28.26%。2017 年中国医疗卫生总费用突破 5 万亿，2015 年是 4 万亿，仅两年的时间实现了 1 万亿的增长。中国医疗卫生总费用首个 1 万亿的增长用了 24 年，紧接着的两个的万亿增长分别用了 4 年和 3 年。中国医疗卫生总费用占 GDP 的比例，2017 年达到 6.2%，这个水平与 2001 年的英国、2009 年的韩国接近。总的来说，我国的医疗卫生总投入和公共卫生投入均与当前经济发展水平是相适应的，不存在偏低的问题。微观层面就是个人负担得起，也就是基本医保待遇水平能够化解绝大多数人的疾病经济负担，使其不至于陷入发生灾难性医疗费用支出的困境。免费医疗必然带来个人缺乏自我约束，导致服务滥用和资源浪费，这是过往公费劳保医疗给我们留下的沉痛教训。

基本医疗保险必须保留一定的个人自付，但个人自付要一定的限度，过高的个人自付水平会导致相当大比例的人群会发生灾难性医疗费用支出风险，使得医疗保险失去“保险”的意义和作用。为此，基本医疗保险的“适度”保障待遇应当设置合理的待遇水平或者个人自付水平。当前，城镇职工基本医疗保险的住院平均待遇水平已经基本达到“适度”的水平，而城乡居民医疗保险则离适度的待遇水平尚有一定距离。从我们前面 DRG 支付的基础费率标准可以看出，城乡居民医保的费率远低于城镇职工的费率，正是城镇职工和城乡居民医保待遇水平差距的体现，未来会通过 DRG 支付改革，拉平这两者的差距。也就是说，未来三级医疗机构有一个支付基础费率，二级医疗机构有一个支付基础费率，不再细分为三级职工医保、三级居民医保等。目前从全国的 DRG 推行来看，很多 DRG 试点地区已经是这么执行的，起到很好地拉平两者待遇水平差距的效果。

无论城镇职工医保还是城乡居民医保，当前都存在缴费责任失衡的问题：

城镇职工医保单位缴费费率是职工个人缴费费率的 3 倍以上；城乡居民医保缴费中，财政补贴占 70%以上，个人缴费不足 30%，极少数地方个人缴费占比仅仅在 10%左右，从而使得居民医保“福利”色彩过重，偏离“保险”属性。在经济增速下降、企业和政府财政压力越来越大的情况下，确实需充分考虑国民收入分配的基本结构，均衡各方筹资责任，使得筹资责任与各方筹资能力相匹配，实行缴费责任合理、科学分担，保证各方筹资的可负担、可持续。目前，城乡居民医保仍实行定额缴费，缺乏稳定的筹资增长机制，还需要完善筹资方式，实行缴费与居民收入挂钩，实现稳定的筹资增长，使得筹资增长与合理的待遇支出增长相匹配。

要充分发挥医保在医改中的基础性作用，规范医疗服务行为，控制医疗费用不合理增长，需要强调的是，医保支付改革除了通常理解的控费目标，更为重要的职能是规范医疗服务行为。医保支付改革如何能够起到规范医疗服务行为的作用呢？这就需要 DRG 支付改革。它有两个作用，一是作为医疗管理和绩效评价的工具，二是作为医保支付的手段。从 2019 年 5 月 20 日国家医保局公布 30 个试点城市后，DRG 作为医保支付手段的作用才开始加速。只有推行 DRG 支付改革，才能充分发挥医保的两个基础性作用：规范医疗服务行为和控制医疗费用不合理增长。健全医保支付机制和利益调控机制，实行精细化管理，不断提高医保基金使用效率，切实保障医保支付制度长期可持续发展，切实保障广大参保人员基本医疗权益，着力保障参保人员基本医疗需求，最终目标就是医保要重新回归到保基本的角色。

三、从后付制到预付制是必然选择

医保战略性购买的主要手段是支付机制，支付机制的核心则是支付方式改革。2017 年国务院办公厅的 55 号文已经明确了支付方式改革的基本思路和具体措施，就是逐步建立总额预算管理下，住院主要实行 DRG 支付，门诊主要实行按人头付费的多元复合式支付制度。具体来说，通过总额预算管理引导医疗服务体系适度发展（与医保支付能力相匹配）、调节医疗资源合理配置（通过总额预算的倾斜性分配引导分级诊疗），通过住院全面实施 DRG 付费促进所有医院转变行为方式、主动控制成本（努力将病组成本降到平均成本之下），通过门诊基层定点就医、按人头付费，促进基层医疗机构不仅主动控制门诊服务成本，还有动力主动开展疾病预防和慢病管理、从源头控制整体的医疗费用。简单说，就是明确住院病人实施 DRG 支付的总体方针，从按项目付费的后付制转为按 DRG 支付的预付制，这是政策的要求，也是医改的必然选择！

广义的医疗保障支付方式包括两大类：①医疗保障基金经办机构对被保险人的支付；②对定点医药服务机构的支付。狭义的医疗保障支付方式是指社会医疗保障经办机构对医疗服务提供方提供的医疗服务所消耗的资源进行补偿的方式，主要分为后付制和预付制。下面来看看后付制和预付制的优、缺点。

1. 后付制

后付制是在医疗服务提供者提供医疗服务后，按照标准支付费用的方式。这是一种传统的、应用最广泛的、按照一般商品交换规律形成的医疗保障费用支付方式。

后付制下对成本效率的激励机制存在较大问题，按服务项目付费的后付制和医疗服务市场的特征相结合后就会产生弊端，其实在任何医疗服务提供者的信息多于病人的时候，接受不必要的医疗服务的可能性就是存在的。因为医疗服务提供者作为病人的代理人，提供医疗服务的努力程度只有自己清楚，而病人要么观察不到医疗服务提供者的努力程度，要么即使观察到了也无法知道提供这种医疗服务的努力程度是否是最优的。在医疗服务提供者准备从销售更多的医疗服务中获得利益与他们如何更好地为病人提供医疗服务之间出现潜在冲突时，医疗服务提供者诱导需求（induced-demand）的道德风险就产生了。

这种诱导需求产生的根本原因：①医疗服务提供者有一定程度的提供医疗服务的垄断权；②医疗服务提供者夸大疾病的严重程度是出于规避医疗事故中相关法律责任的考虑。按服务项目付费的后付制在一定程度上造成基本医疗费用的过快上涨，从而增加基本医疗服务需求方的财力负担，提高病人灾难性疾病支出发生率，使医疗服务供求双方关系紧张，出现了医疗服务供求双方的信任度降低、沟通不畅、人文关怀缺乏等不良现象。

2. 预付制

预付制指医疗服务提供者在提供医疗服务之前就预先设定支付费率。通过设定一个相对固定的支付标准，预付制为节约资源提供了经济激励，其最大特点是根据合约规定的支付额度进行支付，超出规定的费用由医疗服务提供者负担，盈余的费用由医疗服务提供者拥有。预付制本质上是一种对医疗服务费用实行供给方的成本分担制（supply-side cost sharing）。预付制有助于降低医疗保障机构介入医疗审查的监督成本，提高医疗服务提供者的专业自主性。

预付制按照预付计量单位的不同，可以分为三个类型：一是以单个医疗服务机构为单位的总额预算制；二是以病人数为单位的预算制；三是以疾病为单位的预算制。常见的预付制医疗保险基金支付方式有按服务单元付费、总额预算式、按病种付费（DRGs）、按人头付费、工资雇佣制，DRGs 支付方式是其中重要的方式之一。

按服务单元付费是指将医疗过程划分为相同的服务单元（如一个门诊人次、一个住院日或一位病人一次住院），医保机构根据历史资料制订出评价服务单元费用标准，根据定点医疗机构为参保病人提供的服务单元数量结算付费。总额预算式（global budget）即由医疗保险人根据与医院协商确定的年度预算总额进行支付，实现医疗费用封顶（expenditure caps）。按人头付费是指按月或其他特定时间（通常为 1 年），根据医生服务人数支付一笔固定的费用，医生在此期间负责提供合同规定的一切医疗服务，不再收取费用。

预付制里面还有一个概念要明确一下，就是按病种分值付费与按病组分值付费的区别，这两种模式都是以按病种付费为基础，与基本医疗保障基金总额预算管理相结合，运用“点数法”实现医保基金统筹总额控制的一种支付方式。按病种分值付费、按病组分值付费两者的核心是一致的，其一是保方赋予不同病种或病种组合（病组）以不同分值，其二是保方确定的支付计算方法，保方依各医院提供医疗服务取得的分值及医保服务管理质量评价，按约定的支付方法进行支付。

按病种分值付费的本质在于确定病种组合的分组逻辑不同，按病种分值付费的病种组合分组一般按照疾病主要诊断与主要诊疗方式进行病种组合的分组，按病组分值付费则是基于疾病诊断相关分组（DRGs）技术逻辑进行病种组合的分组，可以理解为按病组分值付费是 DRG 付费的初级阶段，等条件成熟再转为 DRG 付费方式。

通过推行以 DRGs 为主要方式的预付制医保支付方式改革，可以：①进一步健全医保对医疗行为的激励约束机制以及对医疗费用的控制机制，激发医院规范行为、控制成本、合理收治和转诊病人的内生动力，提高医院自我管理的积极性，促进医院从规模扩张向内涵式发展转变；②引导医疗资源合理配置和病人有序就医，支持建立分级诊疗模式和基层医疗卫生机构健康发展；③建立健全保方与医院间公开平等的谈判协商机制、“结余留用、合理超支分担”的激励和风险分担机制。

四、新冠肺炎对医保支付改革的影响

2020 年初的新型冠状病毒肺炎（NCP）疫情会从如下三个方面加快医保支付改革的推进速度。

（1）国家明确新型冠状病毒肺炎后要完善重大疫情防控体制，健全国家公共卫生应急管理体系，其中明确提出要健全重大疾病医疗保险和救助制度，完善应急医疗救助机制，在突发疫情等紧急情况时，确保医疗机构先救治、后收费，并完善医保异地即时结算制度。要统筹基本医疗保险基金和公共卫生服务资金的使用，提高对基层医疗机构的支付比例，实现公共卫生服务和医疗服务有效衔接。这里面有两点与医保支付改革直接关联，一是完善医保异地即时结算制度，二是提高对基层医疗机构的支付比例，要想实现这两点，都需要加快推进医保支付改革。

（2）新型冠状病毒肺炎疫情会加速推进分级诊疗，比如疫情最严重的武汉市在 2 月初所有的疑似、确诊病人全部涌向武汉同济医院、武汉协和医院、湖北省人民医院、武汉大学中南医院、武汉市金银潭医院等，这些医院的发热门诊一下子挤崩溃了，而且出现交叉感染，这充分突显了没有实施分级诊疗的问题，基层医疗服务能力太弱。政府很快调整了措施，强制实施了分级诊疗：疑似病例由社区负责安排酒店隔离，轻症患者送到方舱医院，重症患者到定点医院，危重症患者到火神山医院、雷神山医院、武汉市金银潭医院、武汉协和医院、湖北省人民东区医院等，医疗秩序逐步恢复，因没有床位等待入院的确诊病人逐步减少到没有，实现了“床等人”，危重患者率、死亡率逐步下降，最重要的是减少了交叉感染。

孙春兰副总理曾经说过，分级诊疗实现之日，就是医改成功之时。我们目前的分级诊疗做得不好，没有从根源上解决问题，DRG 支付改革的推行才能从根源上解决。回顾一下医院的分级别功能定位，医院按功能、任务不同，划分为一、二、三级：一级医院是直接向一定人口的社区提供预防、医疗、保健、康复服务的基层医院，包括卫生院、社区卫生服务中心等；二级医院是向多个社区提供综合医疗卫生服务和承担一定教学、科研任务的地区性医院；三级医院是向几个地区提供高水平专科性医疗卫生服务和执行高等教学、科研任务的区域性以上的医院。各级医院经过评审，按照《医院分级管理标准》确定为甲、乙、丙三等，三级医院增设特等，共三级十等。医疗收费价格定价也是按照医院级别不同而定，按照目前医疗收费定价体系，医院级别越高，收费价格相应越高，推动医院达标上等。

目前，医保支付主导还是按项目的后付制，结合均次费用考核，实行总量控制。医院要获得较多的医保收入，需要多做项目才能多收入，结果是医院级别越低，检查、治疗设备少，医疗服务收费能力较弱，看同样的病均次费用少，医保给的就少。最后导致级别越低的医院越不敢看大病或重病，向上级医院转诊病人增多。大医院虹吸效应越强，会导致医保支付的费用越多，而大医院患者医疗费用增加，反过来挤压基层医院的医保额度进入了“恶性循环”的“魔咒”。这种按项目的后付制政策，严重影响医院分级诊疗体系建设，对各级医院带来较大的影响和冲击。医保患者自由就医，或虽有定点医院，但由于医院级别之间患者自费负担率差异不大，反而会推动患者到大医院就医，特别是居民医保门诊报销很少，只有住院才能享受到医保的利好，推动了住院率的提高。

DRG 的实施可以从根源上推进分级诊疗，但需要关注如下三个方面的问题：

第一，关注 DRG 支付控费设计的合理性，基层医院都会争相达标升级，会对医保基金安全造成更大的冲击。为此，DRG 医保支付政策，要跳开医院分级管理的“束缚”，不能过分参考医院级别来制订医疗服务价格，应该充分考虑“同项目同病组同价”。

第二，关注 DRG 支付大医院的虹吸效应，医院级别越高，相对医疗服务能力越高，DRG 支付中会获得更明显的优势，更增加医保支付的压力。建议 DRG 医保支付制度设计时，需要结合医院功能定位，按照病组精准设计，不属符合大医院功能定位的病组支付价格要大幅降低，实行“同病同价”，防止误入 DRG 支付的经济陷阱。

第三，关注 DRG 如何向医共体倾斜。面对分级诊疗“竞合”关系，各级医院都在为生存而争抢病人，看病难只是反映在大医院，中、小医院都在为病人少而犯难；看病贵也反映在大医院，小病都到大医院去自然看病贵，中小医院没人才、病人少，医保政策支持力度不够，导致患者就医更加涌往大医院，需要通过 DRG 支付调节，实现医共体建设中医院的发展。

（3）本次新型冠状病毒肺炎疫情能够成功控制，得益于广大医护人员甘于奉献与舍生忘死，我们歌颂一线医护人员的同时，更应该加快公立医院薪酬绩效改革，加快落实两个允许：①允许医疗卫生机构突破现行事业单位工资调控水平；②允许医疗服务收入扣除成本并按规定提取各项基金后，主要用于人员奖励，全面提升医护人员的阳光收入水平。

针对参与疫情防控的医务人员，国家层面出台了具体的政策，包括增加工资补助，发放临时性工作补助，向防控任务重、风险程度高的医疗卫生机构核增不纳入基数的一次性绩效工资总量，向加班加点特别是做出突出贡献的一线人员倾斜。但我觉得还要从根本上解决问题，建立长久的机制解决医护人员薪酬绩效的问题。需要通过“腾笼换鸟”，提高医疗机构的医疗服务性收入，这样就可以提高医护人员的绩效工资水平。如何做到“腾笼换鸟”呢？依然是要继续加快推进医保支付制度改革，尤其是通过 DRG 支付改革的推进，降低病组成本中药品和耗材的占比，提高医疗服务性收入的占比，最终实现医护人员薪酬绩效水平持续的提升。

五、DRGs 的实施与集中带量采购

国家医疗保障局履行医疗服务的战略购买角色，实现采购权、定价权、支付权的高度统一。DRG 付费解决定价和支付的问题，集中带量采购解决采购的问题，两者是相辅相成的关系。随着“4+7”扩围到 25 省联采，加上 2019 年 10 月 23 日国家医疗保障局正式公布 DRG 技术规范和分组方案，CHS-DRG 的横空出世，集中带量采购将成为所有执行 DRG 付费医疗机构的主动共识，而不是在国家医疗保障局要求下的强制执行。在 DRG 支付改革的推动下，医疗机构会和统筹区的国家医疗保障局达成更多带量采购的共识，带量采购将会从单一的针对部分品种，到针对某一具体 DRG 病组的集中采购。尤其是某些地区，对于基础病组设置了全统筹地区统一的基础费率，实现了同城同病同价，大医院出于降低病组成本的考虑，会针对这些病组打包所有相关的药品、耗材，甚至是检查检验项目，统一进行集中带量采购，全力推动这些基础病组成本费用的下降。

过去，医疗机构的住院服务成本支出绝大多数是“三费（药品、耗材和器械）”，而专业人员的劳务性价值从成本账目上来说是较低的，DRGs 病组支付总额固定，无节制的“三费”很快就占满总额，总额满了，医保就“欠钱”了。随着 DRG 的实施，医院的医疗服务将回归正常的价值，利润主要靠药品、耗材、器械加成的情况将极大改变。从“买药”到“买人”，医保部门也会作为战略购买者通过一些策略帮助医院实现成本结构调整，必然推动集中带量采购成为医保部门和医疗机构的共识性策略！

国家医疗保障局的总体策略是“腾笼换鸟”，一方面药费、耗材费和检查检验的三费成本必须下降，另一方面医疗服务性收入的劳务成本应该增加，两个目标需要同时完成。DRG 实施定额支付，如某特定病组支付标准为 3 万元，如果医院

的药品和耗材采购成本很高，由于两者均为零加成，属于“无效收入”，医院本身没有结余，就谈不上工资、奖金和持续性发展。随着 DRG 的实施，医疗机构、医保局和患者三方的利益从博弈变成了共识。这将释放医院集中带量采购的自主性，各医疗机构也会有主动的意愿联合采购。随着医院管理由被动管制变为主动控费，每一家医疗机构具备更高品质和更合理价格的集中采购能力，这也将是体系医疗机构作为现代医院管理的核心竞争力之一。

随着 DRG 的推行实施，还将解决目前集中带量采购一个很突出的问题，就是一些公立医院在参与国家药品集中带量采购试点的过程中，报出的采购量偏向于保守，个别 4+7 品种还拥有除公立医院以外的其他销售渠道，总的来看，仍然有相当的余量市场存在！当然，国家带量采购政策中有“余量市场份额”的规定是考虑了市场需求的多元性和不平衡性，给了医院、医生、患者适度的自由选择权，自由选择权怎么去用是关键。在 DRG 实施后，医院也会主动在余量市场中选择性价比高的产品，避免销售过程中的灰色空间，切实减轻了医保基金的负担。

DRG 的实施影响带量采购，也会加速仿制药一致性评价工作，相比原研产品，仿制药的价格通常要低很多，有效且低价，这符合 DRG 付费模式下的医院诉求。100 万美元起步的基因疗法治疗效果的确很好，但能够负担得起的患者少之又少。创新药品给疾病的治疗带来了新突破，但要实现全民医疗服务水平的提高，仍然需要依赖低价产品。需要强调的是，DRG 付费模式并不是为所有的仿制药企业带来第二春。低价并不意味着低质，没有疗效的产品终将被逐渐淘汰，仿制药需在质量与药效上达到与原研药一致的水平。

开展仿制药一致性评价的目的就是提高药品的有效性，促使医药企业使仿制药在质量和疗效上与原研药一致。仿制药一致性评价也是在为 DRG 支付做铺垫，不仅可以节约医疗费用，也可提升我国的仿制药质量和制药行业的整体发展水平。在 DRG 实施下，只有通过了一致性评价的品种才有更多机会替代高价格的原研药。因此，我们认为仿制药一致性评价是 DRG 付费实现的前提，而 DRG 支付改革的试行将进一步促使药企加速一致性评价。

DRGs 是工具，最终目的是为了让医疗价值得到真正合理的体现。DRGs 就像一把尺子，衡量的是医疗的真正合理价值。医药企业应该因势利导，重新布局产品和市场，积极参与医保局、卫健委和医疗机构共同推进的集中带量采购、仿制药一致性评价中来，为实现医疗真正的价值回归一起努力！

第三章　DRG评价下临床医生推广实战技能四式

实战技能第一式：帮助临床医生学会 CHS-DRG 的分组规则和付费方式，领会评价指标背后的逻辑，为产品专业化推广打下基础

实战技能第二式：帮助临床医生做好病案的填写，尤其是做好主诊断的选择，从关注临床医生的处方权前移到关注诊断权

实战技能第三式：帮助临床医生结合 DRG 指标，做好技术难度和效率的提升，突破思维局限，提升临床诊疗及科研的能力，合规嵌入产品的学术推广内容

实战技能第四式：帮助临床医生平衡好控费理念与新技术发展的需求，创新性做好新产品的医院推广

实战技能第一式：帮助临床医生学会 CHS-DRG 的分组规则和付费方式，领会评价指标背后的逻辑，为产品专业化推广打下基础

DRG 付费始于 20 世纪 80 年代的美国，目前有 40 多个国家应用于医保付费或基金预算。自 1989 年北京市引入美国 DRGs 研发出 BJ-DRG 分组器，并于 2011 年在部分三甲医院模拟付费试点以来，CR-DRG、CN-DRG、C-DRG、S-DRG、CIS-DRG 等分组器版本在诸多城市落地，如应用 BJ-DRG 的北京市和沈阳市，应用 CR-DRG 的云南省禄丰县，应用 CN-DRG 的云南省玉溪市，应用 C-DRG 的福建省三明市，应用 S-DRG 的德清县，应用 CIS-DRG 的金华市、柳州市和佛山市等。主流的分组器有三个版本：①国家 DRG 质控中心主导的 CN-DRG；②国家卫健委主导的 C-DRG；③上海申康版的 DRG。国家医保局已经在 2019 年 10 月 16 号正式统一了 DRG 分组版本 CHS-DRG，这将加速 DRG 在全国的推行。

2015 年 3 月 1 日，国家卫生计生委医政医管局正式指定北京市公共卫生信息中心作为国家 DRG 质控中心，开展全国 DRG 研究与推广工作，并以北京市公共卫生信息中心（北京市医院管理研究所）享有著作权的 BJ-DRG 分组方案为基础，等效建立 CN-DRG 分组方案（2014 版），CN-DRG 就此诞生。

C-DRG 是国家卫生计生委卫生发展研究中心在国家卫生计生委财务司（原卫生部规划财务司）直接领导下，从 2010 年起组建近千人的大型研究组，历时 6 年研究制定的按 DRG 收付费系统。2017 年 C-DRG 率先在深圳、三明、克拉玛依三地开展试点。

上海申康 DRG 是上海申康医院管理中心以上海申康管理的医院为基础，开发的 DRG 收付费系统。

其实，无论 DRG 是哪个版本，用的哪个分组器，最重要的是要关注“司机”的培养，即我们只要学会去了解和使用 DRG 的相关评价指标及实际运用就好，就如同人们去 4S 店买车的时候，一般很少有人会问变速箱是哪个国家的？是什么型号的变速箱？分组器类似于汽车的变速箱。提醒大家注意的是，过去的 DRG 分组器都是由卫健委主导设计和推广的，侧重于 DRG 的绩效评价和医疗管理工具的应用，而 CHS-DRG 是由国家医保局来主导的，直接用于医保的付费，这也是过去 DRG 在医院的应用对医药企业影响不大，而现在进行 DRG 的试点以及接下来的全国扩大试点对医药企业影响更大的深层次原因，因为涉及了医保支付的问题。

国家医疗保障局 2019 年 10 月 16 日正式公布 CHS-DRG 的分组与付费技术规范，建立了全国统一的分组版本。按照国家医保局的规范，疾病诊断相关组（Diagnosis Related Groups，DRGs）是用于衡量医疗服务质量效率以及进行医保支付的一个重要工具，DRG 实质上是一种病例组合分类方案，即根据年龄、疾病诊断、合并症、并发症、治疗方式、病症严重程度及转归和资源消耗等因素，将患者分入若干诊断组进行管理的体系。

通常情况下，我们讨论的内容只是涉及 DRG 的体系、设计和管理时，不加“s”，讲 DRG 就好，只有当我们讨论的内容涉及 DRG 具体分组时，才会加上代表复数的“s”，例如某地市级三甲医院有 700 个 DRGs 病组。

疾病诊断相关组–预付费（DRG-PPS）是对各疾病诊断相关组制订支付标准，预付医疗费用的付费方式。在 DRG 付费方式下，依诊断、治疗手段和病人特征的不同，每个病例会对应进入不同的诊断相关组。在此基础上，保险机构不再是按照病人在院的实际费用（即按服务项目）支付给医疗机构，而是按照病例所进入诊断相关组的付费标准进行支付。

国家医保局的 CHS-DRG 初步分为 376 个核心疾病诊断相关组（ADRG），其中外科手术组 167 个、非手术操作组 22 个，内科组 187 个。CHS-DRG 的分组原则：①逐层细化、大类概括；②疾病诊断、手术或操作临床过程相似，资源消耗相近；③临床经验与数据验证相结合；④兼顾医保支付的管理要求和医疗服务的实际需要。

CHS-DRG 分组策略与方法：采用病例组合（Case-mix）思想，疾病类型不同，通过诊断区分开；同类病例但治疗方式不同，通过操作区分开；同类病例同类治疗方式，但病例个体特征不同，通过年龄、并发症与合并症、出生体重等因素区分开，最终形成 DRG 组，具体分组方法见图 3-1。

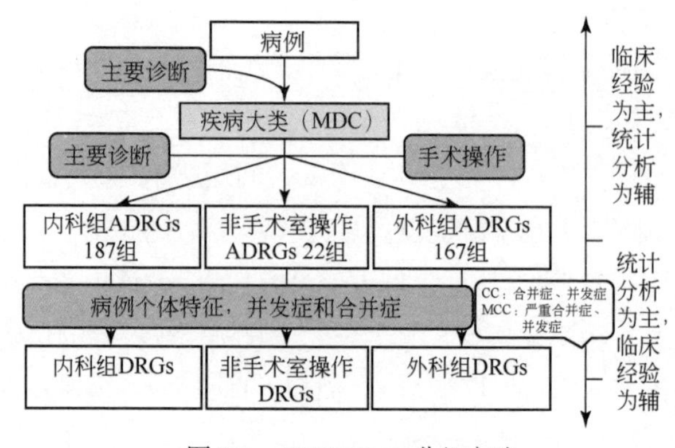

图 3-1 CHS-DRGs 分组方法

CHS-DRG 病组的代码由 4 位码构成，均以英文 A ~ Z 和阿拉伯数字 0 ~ 9 表示，DRG 代码的具体含义如下：

第一位表示主要诊断大类（MDC），根据病案首页的主要诊断确定，进入相应疾病主要诊断大类，用英文字母 A ~ Z 表示，临床含义是哪里生病了；第二位表示 DRG 病组的类型，根据处理方式不同分为外科部分、非手术室操作部分（接受特殊检查，如导管、内镜检查等）和内科部分，用英文字母表示，其中 A ~ J 共 10 个字母表示外科部分，K ~ Q 共 7 个字母表示非手术室操作部分，R ~ Z 共 9 个字母表示内科部分，临床含义为病是怎么治的；第三位表示 ADRG 的顺序码，用阿拉伯数字 1 ~ 9 表示；第四位表示是否有合并症和并发症，或年龄、转归等特殊情况，用阿拉伯数字表示，临床含义有没有别的病，其中“1”表示伴有严重并发症与合并症，“3”表示伴有一般并发症与合并症，“5”表示不伴有并发症与合并症，“7”表示死亡或转院，“9”表示未作区分的情况，“0”表示小于 17 岁组，其他数字表示其他需单独分组的情况。

可以看图 3-2 的具体案例。

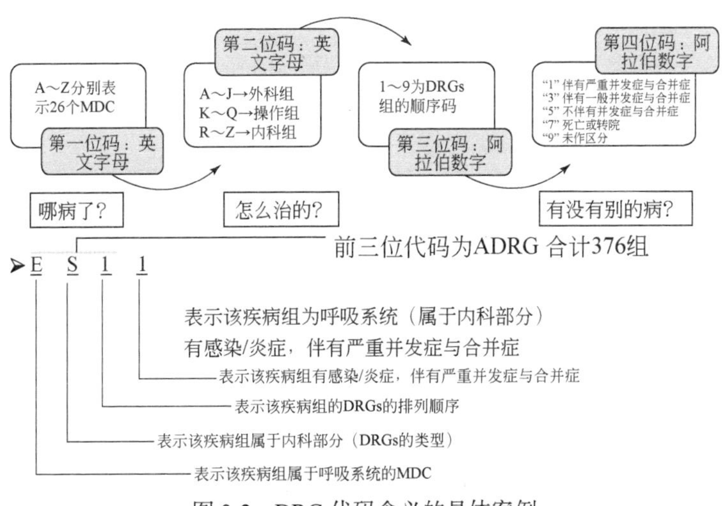

图 3-2　DRG 代码含义的具体案例

比如新型冠状病毒肺炎的病例，属于呼吸系统疾病，第一个字母为 E；采用的是内科治疗，第二个字母为 S；如果有严重的并发症和合并症，最后一个数字为 1。

具备以下条件的 ADRG 可进行细分：①在 ADRG 组资源消耗的变异系数大于 1；②个体特征对资源消耗有较大影响；③疾病的严重程度对资源消耗有较大

影响。

举个例子，心血管内科常见的是 22 个分组，比如 FP1 自动复律除颤器（AICD）植入或再植；FM2 经皮心血管操作及冠状动脉非药物洗脱支架植入；FL1 经皮心脏射频消融术和/或心脏冷冻消融术，伴房颤和/或房扑等，具体病组类型见表 3-1。

表 3-1　心血管内科常见的 22 个分组

MDC	ADRG	ADRG 名称	分析病例数	权重
F	FP1	自动复律除颤器（AICD）植入或再植	500	3.62
F	FM2	经皮心血管操作及冠状动脉非药物洗脱支架植入	1000	3.18
F	FN1	永久性起搏器植入	2000	2.47
F	FL1	经皮心脏射频消融术和/或心脏冷冻消融术，伴房颤和/或房扑	7000	2.24
F	FM1	经皮心血管操作及冠状动脉药物洗脱支架植入	40000	2.06
F	FN3	除装置再植外的心脏起搏器更新	340	1.9
F	FN2	心脏起搏器再植	1400	1.82
F	FM3	经皮心血管操作及其他心血管治疗	4000	1.71
F	FR1	急性心肌梗死	8000	1.48
F	FT1	感染性心内膜炎	300	1.43
F	FL2	经皮心脏射频消融术和/或心脏冷冻消融术	8000	1.33
F	FR2	心力衰竭、休克	21000	1.28
F	FD3	先天性心脏病介入治疗	3000	1.04
F	FS1	心绞痛	40000	0.91
F	FS2	冠状动脉粥样硬化	15000	0.87
F	FU2	严重心律失常及心脏停搏	2000	0.84
F	FQ1	有创性心脏检查操作	50000	0.81
F	FT2	高血压	28000	0.78
F	FU3	心律失常及传导障碍	12000	0.75
F	FV2	晕厥及/或虚脱	1800	0.7
F	FV3	胸痛	500	0.56
F	FV1	先天性心脏病	2800	0.45

然后，各医保统筹地区根据病人的具体临床特征、并发症和合并症的情况，进一步细分到 DRG 组，比如 FM11 经皮心血管操作及冠状动脉药物洗脱支架置入，伴重要并发症与合并症，这个 DRG 组的 RW 为 4.3755，FM15 经皮心血管操作及冠状动脉药物洗脱支架置入，不伴并发症与合并症，这个 DRG 组的 RW 为 3.7723。

如果推广的产品是低分子肝素钠注射液，应该关注如下 ADRG 组：FM1，FM2，

FM3，FR1，FS1，FS2，这些都是产品适应证涉及的病组。过去，医药企业推广产品是考虑产品适应证针对哪些临床科室，然后针对这些临床科室设计相应的推广资料，通过开科室会等形式进行专业化学术推广。DRG 实施下，医药企业应该考虑产品涉及哪些病组，然后这些病组会在哪些科室治疗，进而结合病组的支付标准，制订该病组针对不同临床科室的推广策略。大家可以看表 3-2。

表 3-2　DRG 病组在不同科室诊疗举例

<table>
<tr><th>DRGs 代码</th><th>DRGs 名称</th><th>权重</th><th>科室名称</th></tr>
<tr><td rowspan="3">BR21</td><td rowspan="3">脑缺血性疾病，伴重要并发症与合并症</td><td rowspan="3">0.9507</td><td>神经内科</td></tr>
<tr><td>中医科</td></tr>
<tr><td>神经外科</td></tr>
<tr><td rowspan="4">HD33</td><td rowspan="4">腹腔镜下肝、胆、胰其他手术，伴有并发症与合并症</td><td rowspan="4">1.0227</td><td>胃肠外科</td></tr>
<tr><td>肝胆外科</td></tr>
<tr><td>普通外科</td></tr>
<tr><td>急诊创伤外科</td></tr>
<tr><td rowspan="4">ND15</td><td rowspan="4">原位癌和非恶性病损（除异位妊娠）除子宫手术以外的手术，不伴并发症与合并症</td><td rowspan="4">3.5374</td><td>妇科盆底科</td></tr>
<tr><td>妇瘤专一</td></tr>
<tr><td>妇瘤专二</td></tr>
<tr><td>普通妇科</td></tr>
<tr><td rowspan="7">IU15</td><td rowspan="7">骨病及其他关节病，不伴有并发症或伴随症</td><td rowspan="7">0.3353</td><td>骨伤科</td></tr>
<tr><td>中医科</td></tr>
<tr><td>康复科</td></tr>
<tr><td>内分泌科</td></tr>
<tr><td>血液科</td></tr>
<tr><td>疼痛科</td></tr>
<tr><td>骨科</td></tr>
</table>

比如，BR21（脑缺血性疾病，伴重要并发症与合并症）涉及三个临床科室：神经内科、中医科、神经外科；HD33（腹腔镜下肝、胆、胰其他手术，伴有并发症与合并症）涉及四个临床科室：胃肠外科、肝胆外科、普通外科、急诊创伤外科。我们可以针对同一病组在不同科室的诊疗，展开差异化的推广。

医保应用 DRG 付费所期望达到的目标是实现医-保-患三方共赢。通过 DRG 付费，医保基金不超支，使用效率更加高效，对医疗机构和医保患者的管理更加精准；医院方面，诊疗行为更加规范，医疗支出得到合理补偿，医疗技术得到充分发展；患者方面，享受高质量的医疗服务，减轻疾病经济负担，同时结算方式更加便捷。DRG 是以划分医疗服务产出为目标（同组病例医疗服务产出的期望相同），其本质是一套“管理工具”，只有那些诊断和治疗方式对病例的资源消耗和治疗结果影响显著的病例，才适合使用 DRG 作为风险调整工具，较适用于 1 天以上、60 天以内的短期或急性期住院病例（Acute inpatients）。

DRG 付费不适用于以下情况，应作“除外”处理：①门诊病例；②康复病例；③需要长期住院的病例；④某些诊断相同，治疗方式相同，但资源消耗和治疗结果变异巨大病例（比如精神类疾病，同样诊断精神分裂症，有的只住院 2 周便出院，有的住院时间超过 1 年）。

接下来，我们以国家试点的某个城市 DRG 付费结算办法来具体介绍一下 CHS-DRG 在地区具体实施分组和付费的方案。该地区采取全病组付费管理，暂分为 688 组（每一个试点城市，总的分组都不一样，看当地的病例和分组规则，每个地区需要安装国家版的分组规则并进行当地化处理）。病组分为稳定病组和不稳定病组，其中组内例数≤5 例为不稳定病组，权重值暂定为 1。该地区分组结果稳定病组 665 组，不稳定组 23 组，未来根据国家医疗保障局统一标准适时调整。

某个 DRG 的权重 = 该 DRG 中病例的例均费用 / 所有病例的例均费用

CHS-DRG 相对权重设定原则：DRG 权重是反映不同 DRG 组资源消耗程度的相对值，数值越高，反映该病组的资源消耗越高，反之则越低；考虑到数据的分布和其他外部影响因素，DRG 权重设定时还需考虑去除特殊数据点、剔除不合理费用，采用作业成本法校正等方法，对初步权重结果进行调整；DRG 权重调整完成后，应由专家委员会综合评价其合理性，即不同 DRG 组的权重设定是否恰当反映了不同 DRG 组之间的技术难度、资源消耗等方面的差别以及医保政策的重点。

表 3-3 是某医保统筹区测算的部分病组的权重，比如 BB11 这个病组，权重为 6.2798，这属于外科组的病组，权重高；BR21 病组，权重为 1.4517，为内科组的病组，权重相对低一些。

试点城市病组支付基础费率如何确定：按照在历史数据基础上平稳过渡的原则，DRG 付费暂采取层级费率。试点医院层级主要依据医院级别和历史均次费用情况，费率区分为三级五档。同时，为了促进分级诊疗，实施轻症基层病组同病同价结算，初步选定了 20 组作为基础病组，全市所有试点医疗机构基础病组的费率统一设置为区二级费率，基础病组数量和层级费率每年根据实际情况可作适度调整。

费率 = 该层级医疗机构年平均住院费用结算总额 / 该层级医疗机构年付费总权重

表 3-3 某医保统筹区测算的部分病组的权重

DRG 组编码	DRG 组名称	平均住院日	权重	费率	支付标准
BB11	创伤性伴开颅术，伴重要并发症与合并症	21.07	6.2798	7759	48725
BB15	创伤性伴开颅术，不伴并发症与合并症	14.45	3.5072	7759	27212
BB21	其他开颅术，伴重要并发症与合并症	20.89	7.5315	7759	58437
BB25	其他开颅术，不伴并发症与合并症	15.48	3.8756	7759	30071
BD15	脊髓手术，不伴并发症与合并症	11.5	1.4028	7759	10884
BE19	颈动脉及颅内血管内手术	15.42	7.7876	7759	60424
BJ11	神经系统其他手术，伴重要并发症与合并症	14.84	2.8014	7759	21736
BJ13	神经系统其他手术，伴并发症与合并症	12.31	1.6757	7759	13002
BJ15	神经系统其他手术，不伴并发症与合并症	9.44	1.5606	7759	12109
BK19	神经系统诊断伴呼吸机支持	18.84	10.1152	7759	78484
BQ19	脑血管影像检查	11.27	4.3444	7759	33708
BR11	颅内出血性疾病，伴重要并发症与合并症	13.1	2.38	7759	18466
BR15	颅内出血性疾病，不伴并发症与合并症	13.04	2.2618	7759	17549
BR21	脑缺血性疾病，伴重要并发症与合并症	10.23	1.4517	7759	11264
BR23	脑缺血性疾病，伴一般并发症与合并症	10.27	1.2408	7759	9627
BR25	脑缺血性疾病，不伴并发症与合并症	10.07	1.3947	7759	10821

最终确定的费率分为五个标准：三级医疗机构城镇职工基本医疗保险费率为 14872 元，三级医疗机构城镇居民基本医疗保险费率为 12929 元，市区二级医疗机构城镇职工基本医疗保险费率为 9826 元，市区二级医疗机构城镇居民基本医疗保险费率为 8318 元，区属二级医疗机构城镇职工和城镇居民基本医疗保险费率统一为 7745。

结合 CHS-DRG 的分组原则，每一位临床医生要清楚自己科室的常见 DRG 分组，临床医生要清楚本地区、本院的具体病组付费方式，比如本院对于高倍率病案的倍数规定，有的地区是 3 倍，有的地区是 2 倍，还有低倍率病案的倍数规定，有的地区是 0.4，有的地区是 0.3。临床医生还需要清楚 DRG 的核心评价指标：

（1）RW 总数：临床医生的“工作量”；

（2）DRG 组数：表示临床医生诊治的病人的覆盖病种和医疗技术范围；

（3）病例组合指数（CMI）值：表示该临床医生收治病例的平均技术难度；

（4）时间效率指数：表示该临床医生治疗同类病例的时间长短；

（5）费用效率指数：表示该临床医生治疗同类病例的费用高低；

（6）低风险组死亡率：表示该临床医生治疗不该发生死亡病例的死亡概率。

总的来说，每一位临床医生要清楚自己收治的病人涉及哪些 DRG 病组，自己收治的所有住院病人涉及多少病组，与科室病组数量的差距；自己治疗的病人中核心病组有哪些，与科室核心病组的差异。

实战技能第二式：帮助临床医生做好病案的填写，尤其是做好主诊断的选择，从关注临床医生的处方权前移到关注诊断权

无论是三级医院绩效考核，还是 DRG 的实施，住院病案质量最为关键，“万丈高楼平地起”，打好基础才能让高楼扎实坚固，而病案就是基础。2020 年 1 月 11 日中国呼吸学科发展大会上，王辰院士提出，呼吸科的专家们要重视病案首页，不能轻视统计、汇总的信息化和数据化。首先是病案首页的完整性，“该填的要填，格式符合要求，结果符合逻辑”，其次无论在什么情况下，医生应该遵循“客观、真实、及时、规范”的原则，做好主诊断的选择。

医药企业可以想象在今后一段时间内的各种临床学术会议中，不仅有新治疗方案的宣布，也会有如何做好主要诊断选择的探讨；临床医生的论文也会把 DRG 分组模式纳入临床研究，从新的角度探索某一类疾病的治疗结果产生差异的根源。

一、临床医生要清楚主诊断的概念、意义及选择

1. 主诊断的概念

住院病人的情况很复杂，有因疾病就医，也有因创伤或中毒就医，还有因康复性治疗或疑诊而住院观察等等。对于有多个疾病诊断的病人，就需要选择主要

诊断。

2. 主诊断选择的意义

（1）医院统计：从“出院人次统计”这个角度来讲，每一个出院患者只能统计一次。

（2）医疗付费：单病种、DRGs（主要诊断直接决定 DRG 组数及低风险死亡率）。主要治疗疾病在前，未治的疾病及陈旧性情况在后；严重的疾病在前，轻微的疾病在后；对于一个复杂疾病诊断的填写，病因在前，症状在后。

住院时并存的、后来发生的，或是影响所接受的治疗和/或住院时间的情况，其他诊断包括并发症和伴随症。并发症：指与主要疾病存在因果关系，主要疾病直接引起的病症。伴随症：指与主要疾病和并发症非直接相关的另外一种疾病。但对本次医疗过程有一定影响。

其他诊断填写原则及要求：

（1）填写其他诊断时，应先填写并发症，再填写伴随症。

（2）患者既往发生的病症及治疗情况，对本次入院主要疾病和并发症的诊断、治疗及愈后有影响的（临床评估、治疗处理、诊断性操作、延长了住院时间、增加护理量和/或监测），应视为伴随症填写在病案首页其他诊断栏目内。

举例，未进行特殊治疗的慢性病，虽然未做特殊治疗，但其需要评估和监测。判断方法：①病情严重程度；②是否使用或考虑使用不同的检查方法，是否增加了护理量。

3. 主诊断的选择

临床医生需要明确主要诊断选择总则及特殊情况下选择细则。主要诊断选择的核心原则是应选择本次住院对患者健康危害最大、消耗医疗资源最多、住院时间最长的疾病诊断。按照住院病案首页数据填写质量规范中明确的主诊断选择细则如下：

（1）主要诊断选择的一般原则

① 病因诊断能包括疾病的临床表现，则选择病因诊断作为主要诊断；

② 以手术治疗为住院目的的，则选择与手术治疗相一致的疾病作为主要诊断；

③ 以疑似诊断入院，出院时仍未确诊，则选择临床高度怀疑、倾向性最大的疾病诊断作为主要诊断；

④ 因某种症状、体征或检查结果异常入院，出院时诊断仍不明确，则以该症

状、体征或异常的检查结果作为主要诊断；

⑤ 疾病在发生发展过程中出现不同危害程度的临床表现，且本次住院以某种临床表现为诊治目的，则选择该临床表现作为主要诊断；

⑥ 疾病的临终状态原则上不能作为主要诊断；

⑦ 本次住院仅针对某种疾病的并发症进行治疗时，则该并发症作为主要诊断。

（2）住院过程中出现比入院诊断更为严重的并发症或疾病时，按以下原则选择主要诊断：手术导致的并发症，选择原发病为主要诊断；非手术治疗或出现与手术无直接相关性的疾病，按新出现的更严重的并发症作为主要诊断。

（3）肿瘤类疾病按以下原则选择主要诊断

① 本次住院针对肿瘤进行手术治疗或进行确诊的，选择肿瘤作为主要诊断；

② 本次住院针对继发肿瘤进行手术治疗或进行确诊的，即使原发肿瘤依然存在，选择继发肿瘤为主要诊断；

③ 本次住院仅对恶性肿瘤进行放疗或化疗的，选择恶性肿瘤放疗或化疗为主要诊断；

④ 本次住院针对肿瘤并发症或肿瘤以外的疾病进行治疗的，选择并发症或该疾病为主要诊断。

下面通过三个案例让大家了解主要诊断的选择原则。

【例 1】急性化脓性阑尾炎，术中或治疗过程中突发急性心肌梗死（对病人健康危害最大），主要诊断的正确选择：急性心肌梗死。

【例 2】膝骨性关节炎，股骨头坏死，行人工髋关节置换术，按照消耗医疗资源最多的原则，主要诊断的正确选择：股骨头坏死。

【例 3】慢性乙肝病毒性肝炎急性期、肺炎共住院 28 天。其中，乙型病毒性肝炎急性期疗效“好转”，治疗时间 28 天；肺炎疗效“痊愈”，治疗时间 7 天。主要诊断的正确选择：慢性乙型病毒性肝炎急性期。

二、临床医生要重点掌握好主要诊断选择口诀

医疗消耗、精力、费用最多，住院时间最长的放在前，少的、短的放在后；
主要疾病放在前，次要疾病放在后；
原发疾病放在前，并发疾病放在后；
已治疾病放在前，未治疾病放在后；
急性疾病放在前，慢性疾病放在后；

恶性疾病放在前，良性疾病放在后；

传染性疾病放在前，非传染性疾病放在后。

三、临床医师在 DRGs 应用中的关键作用

主要诊断和手术/操作影响 DRGs 分组，其他诊断影响权重。主要诊断的选择影响病历入组后的权重，我们知道权重乘以基础费率就是病组的支付标准，病组成本是固定的，支付标准的高低决定了病组的盈亏，所以主要诊断的选择非常重要。

医保 DRGs 是以“费用”为基础的，根据医疗费用越高消耗的资源越多、病情相对严重的思路，计算每一个 DRG 组相对全省次均费用的权重，综合反映各 DRG 组的疾病严重程度和资源消耗情况，不同省、市，不同年度的相对权重不同。DRG 权重是以费用为基础进行计算，是统计学理解，而临床医生对于疾病危重程度和技术难度的判断是医学思维和技术判断。所以，临床医生需要调整思维，重新理解 DRG 组的权重理念和背后的逻辑。

在医院信息化和 DRGs 应用过程中，临床医师的主要诊断及手术/操作书写，位于医院核心数据链的基础层面，因此临床医师正确书写诊断及手术/操作是最为关键的。疾病诊断由临床医师来做，ICD 编码的基础来自医师的临床诊断，两者密切关联，疾病诊断的正确性直接影响 ICD 编码的准确性。临床医生要和编码员作密切且充分的沟通，看个例子：主诊断肺占位病变（R91XX04），主要操作编码经皮冠状动脉洗脱支架植入术（36.07003）。临床主要诊断：肺肿物；纠正后的主要诊断：急性心肌梗死 121.902。为什么会出现差异？患者因“体检发现右肺上叶占位 1 月余”拟“右肺上叶占位”入院，既往陈旧性心梗 10 余年，术前检查发现右冠 100%闭塞，遂行冠脉支架置入术，术后一天出院。编码员发现疑问病历时未及时与临床医师沟通，并且未按照择期手术术前并发症的主要诊断选择原则进行编码选择，造成主诊断和编码的错误。

从这个案例中也可以看到，编码员能够主动发现问题，并及时与临床医生沟通是非常重要的。编码人员扮演着病案信息科与临床科室之间桥梁建造者的角色，为临床医生讲解国际疾病分类基础知识与要求、重要诊断及主要手术选择的原则等内容，同时积极向临床医生请教临床知识，了解临床医生的书写习惯，争取做到与临床医生的无缝沟通。

作为医药企业营销人员，协助临床医生做好与编码员的有效沟通，同时需要

和临床医生一起掌握好主诊断选择口诀，不断探讨每一个病例的主诊断选择，尤其是涉及自己企业产品的相关病组的主诊断选择时更需要特别关注。

四、DRG 下临床医生的推广要从关注处方权前移到更多关注诊断权

DRG 推行前，处方药营销更多关注的是临床医生的处方权，而随着 DRG 的推行，尤其是病组标准处理程序的建立，我们需要把关注点前移到诊断权，原因就是如前面详细介绍的，临床医生对于收治的住院病例，一旦确定了主要诊断，加上次要诊断，就确定了分组，继而配合上病组临床路径（套餐）的实施，就确定了该病组的用药方案，相当于我们要把处方药营销的关注点前移，从关注最终的处方权到关注入院时的诊断权，其实诊断权才是临床权力中的最大和最隐形的权力。

比如 NCP 的诊断，根据《新型冠状病毒感染的肺炎诊疗方案（试行第五版）》在 2020 年 2 月 13 号湖北突然增加了 14480 例，其中是包括 13332 例的临床诊断病例，是因为我们重新定义了临床诊断病例。在诊断 NCP 时，能够拿得到的病原学数据也就百分之二三十，剩下的百分之七八十要靠临床诊断。从临床思维和临床医生的临床路径角度来说，增加临床病例的诊断，有益于临床医生对疾病多一个判断。之前主要是靠核酸检测来进行确诊病例，实际上按照临床诊断的标准，是有一大部分疑似病例的。在临床工作中，临床医生主要从以下几个方面综合诊断：第一，如果病人在湖北或者在武汉地区，那肯定是已经有流行病学史了；第二是发热、咳嗽、憋气的症状，这是临床症状；第三是临床有体征，查体检查有相关症状；第四个是 CT 影像。比如说常见的肺炎链球菌肺炎，实际上能拿到阳性的比例以及培养的比例也就百分之二三十，大部分是靠临床医生来对临床病例下的临床诊断，所以临床医生的临床诊断是至关重要的！

先来回顾一下临床医生形成处方的三个核心心智模式：处方反射、滴定思维和采纳周期。

1. 处方反射

患者的具体体征和症状与医生的综合考虑之间的联系，包括一种疾病在开始治疗及以后的治疗过程中的药品选择，这一过程早在医生在医学院学习时就开始了，直到外界的某种影响改变这些习惯，这就是处方条件反射效应。要改变这种条件反射，我们需要对医生察觉和联想的过程施加影响：首先要揭开医生如何划分患者类别的方法；其次要好好理解，对这种症状，医生的综合考虑究竟是什么，

怎样才可以改变它。

2. 滴定思维

滴定思维是一个涉及广泛的概念，适用于不同的产品或产品系列。其基本的思想过程是，先从没有包袱（如副作用、无药物间相互作用等）的产品开始，看看是否有效，疗效低也没有关系；然后，增加用药量，直至达到治疗效果。整个过程被称之为治疗途径，有时称为治疗方法。比如，以 5mg 开始，然后增加到 10mg；以阿莫西林开始，然后转到较强的抗生素；以利尿剂开始，然后转向更强的降压药；从熟悉的用药开始，然后尝试新的治疗方法。从疗效低、副作用低开始，到疗效高、副作用高，直到发现相对有效、中等副作用。

3. 采纳周期

临床医生做出处方选择是分阶段的，治疗采纳周期分为七个阶段：不能识别、不予治疗、推荐给专家、向专家咨询、治疗部分患者、治疗大部分患者、拥护。对于不同治疗采纳周期，我们对临床医生的处方权推广策略是不一样的。

（1）不能识别阶段

重点是“告知”，帮助医生正确识别患者类型，排除不适用的患者。

推广策略：①宣传疾病的危害及严重性；②医生教育——着重于特定的症状和指标（共识、指南、专题研修班、城市会）；③继续教育（CME），患者教育，问卷调查，国外文献选编；④提供检测、诊断、治疗的手段或小工具等。

（2）不予治疗阶段

重点是“专业帮手”，帮助医生准确掌握应对问题和处理副作用的方法，降低风险使转变更加容易（这个阶段像小孩学走路，重要的是不要让他摔跤）。

推广策略：提供诊疗常规或者专家共识，使其了解治疗方案，进行病例分享等。

（3）推荐给专家（转诊）

重点是“小心搀扶”，提高医生的信心，剔除不合适的患者简化治疗方案，减少转变的风险性（处方改变的最重要阶段，若简单安全，医生就会转变）。

推广策略：提供样品试用，采用临床观察，选定合适的患者类型，鼓励其尝试应用于患者，经常跟进，探讨疗效、产品宣传单页讲解等。

（4）向专家咨询（会诊）

重点是“定心丸”，找出哪些因素令医生感到不适，采取措施降低风险性。

推广策略：①相应科室专家的会诊、讲座和带教，强化日常拜访和跟进；②地区经理和产品经理的协访，及时处理客户反应（让客户可以随时找到你）。

（5）治疗部分患者

重点是“扩展适应证，差异化服务”，确认原因如果是竞争因素的话，那么确定医生当前如何定义患者类型和安排治疗方案（寻找“蓝海”）。

推广策略：①第三方调查，了解医生对现有患者的分类，哪些在使用，哪些没有使用；②对一类可用的患者进行 DA（文献）+针对性拜访+科会+有针对性的会议+典型病例讨论+沙龙+联谊；③临床病例收集+论文征集+文章发表；④患者教育资料（减少处方的麻烦）；⑤积极的会议（发挥关键学术带头人的影响力）和销售活动（如故事销售）；⑥有特色的小礼品引爆眼球；⑦差异化拜访和服务。

（6）治疗大部分患者

重点是“树篱笆”，增加医生进行治疗的信心，让医生对药品保持良好的感觉，使医生的工作更加轻松，并将治疗的风险性降低至零，增加竞争对手转变医生处方的难度。

推广策略：①请医生做患者教育；②临床观察；③病例分析；④进修计划，国内、国际会议等。

（7）拥护

重点是“建立伙伴关系”，辅导并准备使其加入“讲者”计划，与医生个人价值并联。

推广策略：①院内的住院医、进修医生、科室间的交流；②邀请讲学；③患者教育；④到下级医院巡诊、会诊；⑤圆桌会议交流，总结经验，发表文章；⑥牵头特别课题（新卖点）临床试验或发表文章；⑦附加价值服务，与媒体合作；⑧热线电话等。

从（1）到（5）属于治疗采用阶段，从（4）到（7）属于竞争定位阶段，治疗采用阶段的重点是卖治疗方案：通过帮助医生识别和治疗更多的患者，就可以显著提高销售业绩，不依赖竞争手段。竞争定位阶段主要是卖产品，可以通过特定的治疗方式的变化来扩大适用患者的类型，从而提高销售额，增加竞争优势。我们要做到的是将自己的产品定位在治疗采用阶段而不是竞争阶段，因为这样做所花费的力气最小，竞争最少，即找到我们的蓝海而不要贸然地进入红海。

医生的临床诊疗分为六步：就诊、检查诊断、治疗方案选择、品牌选择、剂量、依从性。DRG 的推行充分影响的是其中的三个核心环节：治疗方案选择、品牌选择、剂量，这三个环节由于病组临床路径的优化，对某一位特定临床医生处方权影响权限逐渐趋小，我们要前移我们的关注点，更加关注患者的就诊和检查诊断环节！检查诊疗中包括哪几项，作用是什么？做出什么检查，会出什么结果，会什么时候出结果？

在患者的就诊和检查诊断环节，关键点是如何划分细分组：年龄、性别、诊断、疾病种类、疾病严重程度、合并症、并发症、治疗手段等。医生如何划分患者类型，可以通过如下的问题询问来了解：医生是如何识别疾病的？医生在实际工作中将患者划分的主要类别？医生定义这些患者类型所使用的标准（以便了解某一患者是否符合某个类别）？医生用于划分患者类型的各种因素包括：并发症/合并症、患者是否在服用其他药物、年龄、性别、体表面积（BSA）、生活方式、有无医保/是否有支付医疗费的能力。患者类型的划分，结合主要诊断、次要诊断、是否有并发症/合并症，确定患者的分组，最终确定患者的支付费用标准及后续治疗方案。

例如，一名患有高血压病的 55 岁女性患者，收缩压>180mmHg，舒张压>100mmHg，没有其他疾病的潜在症状，医生可能采用联合治疗，处方 CCIB 和利尿剂。如果治疗效果不好，可能会换成另一种治疗方法：CCIB+ARB；或者三联疗法：CCIB+ARB+利尿剂。

我们必须要充分考虑诊断及相关检查的选择对产品治疗方案的影响。诊疗及相关检查的选择对支付标准的影响按诊疗方式划分：是手术治疗还是非手术治疗？要结合企业产品的定位，为了建立竞争优势，需要使产品的特性或产品所定义的患者范畴，让医生对产品给予更有利的处方反射效应。针对处方反射效应这一临床医生的心智模式，我们所选择的策略选择是：

（1）从已有的处方适应证中认可全新的疾病类型，进入新的 DRG 细分组；比如马斯平，在刚上市的时候有很多诉求（老年患者、慢性肺部疾病或其他基础疾病、最近 90 天内>2 次住院……），后来为了定义中重度感染这一患者类型制定了一个评分表。宣传语为：中重度感染初始阶段治疗的最佳选择。

（2）创造一个新的患者类型，进入新的 DRG 细分组。比如密盖息，在其进入市场时首先的宣传点是中老年妇女的骨质疏松患者，结果市场反应不好，有医生提出这个药物在治疗骨质疏松引发的骨痛方面有很好的疗效，因此提出了新的患者类型（骨质疏松引发的骨痛），取得了成功。

（3）重新定义一个已经存在的患者类型，转换不同的 DRG 细分组；重新制定一个治疗途径。新癀片曾经的市场定位：①消炎止痛退热当然新癀片；②快速解热镇痛，快速持久，安全有效；③消炎止痛经典药物，35 年临床安全有效验证。笔者帮助重新设计的市场定位：①第一个具有选择性抑制 COX-2 的解热镇痛类复方制剂，胃肠道高风险患者的不二选择；②国内第一个 COX-2/5-LOX 双重抑制剂，镇痛抗炎必备，安全方便之选。这里还体现的市场原则是：创造一个可能成为“第一”的新领域。“成为第一”胜过“做得更好”。如果不能第一个进入某个类别，就创造一个类别，使自己成为第一。

除了关注某位临床医生的诊断权，我们更要关注诊断权的多学科融合，也就是 MDT 的问题。目前，随着学科的细分，诊断权越来越分散，一旦遇到涉及多学科的复杂病例，就需要 MDT 会诊，所以在关注某一病组的诊断过程中，要关注 MDT 诊断中涉及的多个学科，包括各相关临床科室、各相关医技科室（检验科、超声科、病理科、影像科、介入科）、临床药学科、医务科（MDT 的牵头和管理科室）等，这为医药营销也带来了更多新挑战。与其在战术层面两败俱伤，不如在战略层面超越竞争！DRG 全面推行下，把关注点前移，从处方权到诊断权，开展更多的临床推广工作，赋能诊断，才能真正实现超越竞争！

实战技能第三式：帮助临床医生结合 DRG 指标，做好技术难度和效率的提升，突破思维局限，提升临床诊疗及科研的能力，合规嵌入产品的学术推广内容

DRGs 的相关评价指标会对临床医生的角色价值产生深远的影响，一是可以让临床医生的劳动风险和价值能够充分体现和评估，DRGs 把医院对患者的治疗和所发生的费用统一，并为医院间、专科间、医师间医疗服务，提供统一的对标数据分析。疾病编码的统一、病案首页和临床路径的规范，会倒推临床医生提高医疗服务质量，这是临床医生服务行为升级的过程。医疗收费的畸形一直没有充分体现临床医生的劳动风险和价值，可以举个典型例子：球囊扩张成形术收费 720 元，膀胱软镜收费 700 元，实际情况是医生做球囊扩张成形术的操作时间、技术难度与风险体力、心理压力要远远超过膀胱软镜，但做膀胱软镜医生的绩效会更

高。医生因为在该医疗项目上没有体现自己的劳动风险和价值，或许会通过药品、耗材的应用来体现价值，这是我们不希望看到的。二是临床医生的各种诊疗数据将被采集和整理，医生的每一项医疗服务行为将被还原、分析、比较。这就如我们开车，路口有摄像头监控，交通违规行为将会大大减少，当然也会有人存在侥幸心理：摄像监控今天没开，没被拍着。DRGs 实施后，信息化的采集和整理没有停机的时候，全天候 24 小时开机，唯一的选择是专注于每一项医疗服务行为的价值提升。

举个例子，GD23 阑尾切除术伴合并症与伴随病，先来看它是如何分组的：首先按照诊疗类别分到消化系统疾病类；然后按照诊疗方式，是手术治疗还是非手术治疗，是复杂手术还是简单手术，如果是手术治疗就按照阑尾炎的轻重情况，分到阑尾疾病组的相关基本组里；最后是按合并症、并发症、年龄、性别等对资源消耗影响的因素评估，再分到相关细分组。分组完毕，就是治疗方案选择，比如阑尾切除术方案一用了水胶体敷料费用 114.4 元，加密型可吸收止血纱布（5cm × 8cm）费用 910.8 元，医用可降解防术后粘连壳聚糖费用 759 元，总费用 2724 元。方案二用的是胶原蛋白海绵（3cm × 0.1cm）费用 649 元，加密型可吸收止血纱布（5cm × 8cm）费用 455 元，聚乳酸防粘连凝胶费用 924 元，总费用 2618 元。以上只是耗材部分的费用，药品实施了零加成，已经归口为变动成本项，随着耗材的零加成，这也成为医院的变动成本，唯一能够带来利润的是医疗服务性收入。2019 年 1 月 30 日《国务院办公厅关于加强三级公立医院绩效考核工作的意见》明确提出，考核医疗服务收入（不含药品、耗材、检查检验收入）占医疗收入的比例，医生需要主动降低医疗行为中药品、耗材、检查检验收入的比例，提高医疗服务收入的比例。

一、案例分享：某地市级三甲医院基于 DRG 指标的临床医生评价考核体系

DRG 是一个非常好的医疗管理评价工具，过去评价临床医生的绩效通常采用门诊量、月出院人数、平均住院日、三四级手术率、危重患者率等指标，往往忽略临床能力评价。实施 DRG 后，我们通过合理设置评价指标权重，将分段评价与个体评价相结合，把业务能力评价结果与岗位聘任、薪酬、职称晋升、评先评优等挂钩。

通过 DRGs 分组，每月提取出院患者病案首页上的相关信息，测算形成每一

位临床医师本月 DRGs 各项指标值。这种连续快捷的测算模式，能公平公正地体现临床医师的工作量、工作质量和工作效率，在实际的运行中要重点关注三个方面的问题：

第一，医务人员对疾病编码掌握不准确。经过分析分组测算的数据发现，由于信息系统调试、病案首页人员信息不准确等导致医师工作量数据尚有不准确的情况，既有疾病种类多且并发症复杂不好归类的问题，也存在着医务人员对疾病编码掌握不准确的情况，需要尽快完善病案首页的质控工作，同时培训临床医生做好主诊断的选择，确保后面进行临床医生绩效评价的准确公平。

第二，存在未提取到的工作量等评价信息失真情况。DRGs 各项测算指标仅涉及出院时病案首页信息，不能通过分段提取患者住院的各个节点信息来测算。对于发生转科、多科协作的病例，提取的数据都划归到出院的科室和医生，对转科前及多科诊治的医师显得不公平。患者住院过程中付出劳动力的其他科室和医生工作量无法体现，特别是重症医学科、卒中单元、新生儿等科室的部分工作量无法体现在 DRGs 中。以重症病房的病人为例，可能疾病最严重的时候在重症监护室，这期间的工作都是监护室医生操作的；病情稳定转入普通病房后，经过治疗出院，测算 CMI 值时都登记给了办理出院的医生。这样显然无法体现重症病房医生的工作量。因此，DRG 评价应分段计分，针对不同的评价主体，使用不同的评价指标和权重。在手术病例中进行 DRGs 评价，应注重主刀医生和管床医生的业绩分配。以外科手术为例，如果管床医生没参加手术，那么患者出院后，CMI 等手术积分就应该算入主刀医师，而不是管床医生上。再以心血管内科为例，大多数管床医生不做手术，在计算 CMI 值时对既要倒班又要参加大量介入手术的医师应给予一定的分值，将分段评价与个体评价相结合。

第三，岗位聘任、职称晋升、评先评优有不公平情况。DRGs 指标仅能评估有出院患者的临床医生，对其他医技岗位及因各种原因未管床的医生不能提供考核和评价数据，那么在对人才进行岗位聘任、职称晋升、评先评优排序时就存在着不能一致对待的问题。

合理设置考核管理指标，平衡好能力、效率和安全三个维度：

（1）服务能力指标：是对医师收治病人数量、覆盖范围、技术难度等的综合体现，通过 DRGs 三个核心指标（DRGs 组数、总权重、CMI），将指标数据与目标标杆数据标化处理，并设置指标权重系数，计算出能力得分排名，体现医师的综合服务能力。

（2）服务效率指标：通过两个效率指标，即时间效率指标反映医生治疗同类病例的时间长短，费用效率指标反映医生治疗同类病例的费用高低。将时间消耗和费用消耗两个指标加权测算医师的效率得分。

（3）质量安全指标：从低风险死亡率、中低风险死亡率两个指标，反映医生诊治患者的质量安全水平，通过测算各医生所收治的处于低风险、中低风险患者组别的病例发生死亡的概率，加权计算医师的质量得分。

通过以上三个方面的得分，再结合加权系数计算出该学科或医师的 DRGs 综合得分，形成综合得分排名进行考核。需要注意的是，在各维度目标值设定时，也需要医院管理者从医院各阶段管理发展的重心，结合管理的侧重点综合考量，设定不同阶段的参考目标值。可参照如下三个阶段：

第一阶段：参照所在地区的各学科下的能力、效率、质量的均值进行目标设定，体现本院与区域同级别医院的平均水平差距，以凸显学科或医师的区域优势，完成学科医师的绩效考核。

第二阶段：一般区域指标的均值，相对部分专业来说目标值较低，无法体现医院老牌专业的对比优势，此时医院的一些优势专业或医师明显高于区域平均水平时，需要调整更高一级的管理要求，即以区域同级别医院专业下的最高值对标，体现自身与区域最高水平的差异，设定更高的期望目标来形成第二阶段考核方案。

第三阶段：如果医院已经实现了在该专业下最优对标的要求，管理者可以进行第三阶段的对比要求，即选取本院不同时期的历史标杆数据进行纵向对比，同时可以考虑合理增加更具有区分度的评价医疗安全和质量的指标，如重返类指标（非计划再次手术发生率、非计划再次住院率）、医院感染类指标、手术并发症类指标等，以实现更高要求的管理目标，达到精细化管理的目的。

通过对 DRGs 人才评价模式，可以量化医生诊疗疾病的种类、严重程度、工作量和工作质量，做到客观评价其临床技术水平。按照新的评价模式对医务人员实践能力评价，将结果应用于岗位设置、工资晋级、职称晋升等方面，可以避免以往人员聘用随意、无法量化的问题，使得优秀者通过评价选拔脱颖而出。

二、案例分享：医院妇科使用传统绩效指标和 DRG 指标评价后，临床医生排名变化

该医院妇科有五位临床医生，使用传统绩效评价指标（门诊量、月出院人数、平均住院日、三四级手术率、危重患者率）来评价，105 号医生排名第一。

主诊医师	门诊量/次	月出院人数	平均住院日	三四级手术率/%	危重患者率/%	评价得分	排序
101	37	45	6.23	32.3	8.4	2.5	4
102	33	39	5.8	29.6	11.6	2.5	5
103	41	51	6.13	23.5	10.5	2.6	3
104	39	53	5.2	25.8	13.6	2.8	2
105	47	30	5.53	30.2	12.4	3.1	1

然后，使用 DRG 指标（病例总权重数、时间消耗指数、费用消耗指数、耗材消耗指数、7 日内重返指数）来进行评价，103 号医生排名第一。

主诊医师	病例总权重数	时间消耗指数	费用消耗指数	耗材消耗指数	7 日内重返指数	评价得分	排序
101	115.36	0.87	0.91	1.26	0.98	1.78	5
102	176.39	0.78	0.95	1.23	1.03	1.88	4
103	142.52	0.73	0.77	0.91	0.85	2.1	1
104	113.35	0.8	1.01	1.02	0.96	1.91	3
105	150.09	0.88	1.25	0.87	0.74	1.97	2

传统指标评价中排名居中的 103 号医师，在 DRGs 指标评价中排名首位，不难发现，此医师收治的患者所属的 DRGs 病组权重值大，且时间、费用、耗材消耗指数较低，反映医疗质量的 7 日内重返指数也位居优等。通过优化对于临床医生的评价指标，逐渐构建“淡化数量、重视质量、正向激励”的绩效评价体系。通过 DRGs 组数测评使个体评价更精准：医生收治病例分布的 DRGs 组的数量，反映该医生的诊疗技术范围。可按组数排名由高到低赋予不同分值，做好个体评价，同时在专科细分和要求专病专治的情况下，可以考虑逐步降低 DRGs 组数测评的权重。

通过 DRG 的评价指标，可以从不同医师和不同科室收治的相同病种中，利用病种难度、时间消耗指数、费用消耗指数等评价寻找最佳治疗方案。寻找治疗效果更好、治疗效率更高、差错率更低的方案及最好的医生，合理地降低医疗成本。对相同资历和职称的医师进行横向比较，明确医师在科室内、科室外的所处位置，通过指标评分客观反映出医师医疗能力和优缺点。以病种视角查询医师的得分，能清晰反映出医师擅长治疗的病种，以及需要提升治疗水平的病种。

既然医疗机构重新构建了对于一线临床医生的绩效评价体系，一定会从深层次影响临床医生的处方和临床诊断的心智模式，作为医药企业如何协助临床医生提升 DRG 评价指标，是值得持续和深入研究的。如何实现临床医生 DRG 相关评价指标的优化呢？具体建议如下：

CMI 值的高低反映了临床医生收治病例的复杂程度与治疗技术难度。患者为医生技术支付的意愿要大于对医生知识的支付，技术是医生的立身之本，是终身持续学习的内容。技术层面包括知识的更新和技术水平的提升。把技术层面的专业化临床推广放在首位，这是最为重要也最根本的部分。由于技术价值的可验证性强，临床医生的技术价值变现的效率要远大于知识价值。从医学院开始，医生每天都在主动或被动地学习知识，这些知识最终在临床工作中体现在两个价值点：诊断、治疗决策。只有诊断正确，才能有正确的治疗决策，因此诊断的价值优先于治疗决策。大多数医生的核心价值是专业的知识数量和质量，好的医生知识数量大、质量高，差的医生则相反。由于政府的行政性医疗服务定价过低，导致大多数医生的知识价值目前无法为医生带来实质性的经济收入。DRGs 实施后，首当其冲的是临床医生的劳动风险和价值能够得以充分体现，我们需要像医生一样思考，充分了解医生的心智模式，为临床医生提供最新的临床治疗方案，通过多种形式的专业化学术推广，助力临床医生价值的提升！

DRG 组数是表示临床医生诊治病人的覆盖病种和医疗技术范围，进行考核时期望临床医生的 DRG 组数不能太少，那如何能够提高目标客户的 DRG 组数呢？组数偏低有两个原因：一是目标客户对于某些类型的疾病不会诊治，不乐于学习新的诊疗技术，只是习惯接诊自己常规擅长疾病；二是目标客户有自己新的擅长诊疗的疾病类型，但是酒香也怕巷子深，由于宣传的原因，患者不知道这位医生能诊疗这类疾病，或者不知道他擅长某类疾病的手术治疗，这样会导致该医生 DRG 评价时组数偏低。针对 DRG 组数偏低的两个原因，医药企业可以采取如下的方法：一是通过病例研讨会、外出的交流和学习，帮助目标客户学习新的诊疗技术，掌握新的疾病手术和诊疗；二是想办法帮助目标客户做好宣传推广工作，比如协助该医生开展面向医共体和基层医院的学术讲座、患者教育等，吸引更多的病人过来找这位医生就诊。总的来说，这些都是医药营销人一直擅长的工作，也是符合 DRG 的要求、非常有价值的事情。

DRG 评价体系可以有效改变医疗领域的职称评审和聘任制度过于注重科研和论文，难以引导临床医生集中精力提升临床技能的现象。多数临床医生只是注重做“职称科研”“职称论文”，这些工作占用大量时间。有些临床医生虽然临床业务能力得到病人和同行的认可，但由于缺乏科研成果和足够的论文数量而很难晋升。与此同时，一些不会做手术的主任医师、不会看病的内科专家，靠大量科研论文获得各种职务头衔，实践中却不会解决病患和具体的临床问题，出现了学术上的不良风气。

临床医师面对的是病人，最能体现医师技术水平的是医师对疾病的诊疗，尤其是对疑难重症疾病的治疗和关键医疗技术的应用，利用大数据的优势和 DRGs 分组工具，结合 DRGs 评价指标对临床医生进行正确和客观的评价是不错的选择。同时，医院将自身的关键绩效行为，与行业中最强的竞争医院或在行业中领先的、最有名望的医院的关键绩效行为，作为基准进行评价和比较，分析这些基准医院的绩效形成原因，在此基础上建立医院的关键绩效基准及绩效改进的优化策略的程序与方法。

根据医师技能评级的结果，医师擅长的病种和关键技术会被记录在案，以此作为主治医师的技术档案，具体包括，基本信息：医师的档案编号、姓名、出生年月、专业、学历、毕业学校、专业技术职务等；诊疗疾病档案：医师诊疗的病种数量、与历史往期及行业平均水平之间的对比；关键技术档案：医师操作等诊疗手段的数量、与历史往期及行业平均水平之间的对比。通过这些档案的建立，可以使医院管理者清晰了解本院医师所擅长的疾病及关键技术，还可以看到与行业水平之间的差距，既可以确保临床医师的知识和技能始终并且持续解决病人需求，又可以更好地利用医院的医师资源，做到人尽其才。

实战技能第四式：帮助临床医生平衡好控费理念与新技术发展的需求，创新性做好新产品的医院推广

DRG 分类方案的制订需要临床医生的自我判断。统计分析和历史数据验证合并成了一个流程。要建立 DRG，需要用统计学手段查阅大量历史资料，所以 DRG 分组以费用为基础，是统计学和数学范畴。同一 DRG 分组下的每个患者不可能是完全相同的，在已知、可预测范围内的变化是被允许的。因此，当一个精确资源强度的特殊患者不能确定其所在的 DRG 分组时，通过 DRG 某一分组下某一类患者的资源强度的平均值则可以实现分类。

DRG 需要强化与临床医生的交流。从临床学角度来看，每个 DRG 分组下的患者都必须是类似的，换而言之，每个 DRG 分组的临床定义都一致。临床概念

一致性要求每个 DRG 分组下的患者特征包含共同的器官系统或者病因，并由特定的医疗专业人员为该分组下的患者提供符合临床路径标准的治疗和护理。

举个例子，被归纳为清宫术或者扁桃体切除术的患者，在资源强度的密集程度上是相似的，比如住院时间、术前留院时间、手术时间及辅助服务的使用等，但是这两种手术涉及不同的器官和不同的医学专业。在 DRG 分组过程中，临床一致性排除了这两类患者出现在同一 DRG 分组的可能，因为同一个 DRG 分组下的患者特征需要是在一个共同的器官系统（或共同的病因），还需要考虑患者预后期所消耗的资源等因素。在这个过程中，DRG 的定义应该基于在医学上能持续影响资源消耗强度的特征，比如阑尾炎患者可能伴随腹膜炎，尽管从器官系统、病因学和医学角度来看，无论是否伴随腹膜炎，患者都应该归类到同一病组，但腹膜炎的存在可能持续增加阑尾炎患者的资源消耗，因此这两类患者不能分到同一组里面。此外，不相关的外科手术也不能用来定义 DRG，因为没有医学证据来证实这些手术预期的资源强度是接近的。

总而言之，临床医生考虑的是病人的危重程度，以及用什么技术抢救这个病人，是一种医学思维和技术判断，但是 DRG 是以费用为核心，是统计学和数学范畴，两者的出发点完全不一样。在这种压力之下，医生的行医模式会发生改变。以前，医生往往追求完全愈合、完全康复，而面对预付费的改革，在达到疗效的前提下，医生会尽量选用相对便宜、相对安全的器材来治疗。比如说国外的产品，胸动脉大支架确实好用，但是用不起，只能用国内的支架，所以高性价比的治疗就来了，医生要回归原来的基本技术。

DRGs 作为一种支付方式，有很多的优点，当然也会有缺点。比如，DRGs 一个典型的缺点就是无法反映突破性的技术创新，特定 DRGs 组别的权重是基于一定时代、地域条件下所确定的，反映特定环境下的诊疗行为“性价比”。如果在某个专业领域内出现了具有突破性的新技术时，这种“性价比”就被完全打破了，此时需要在 DRGs 系统中对新技术进行补偿或修正。这种补偿和修正往往是滞后的，这可能间接导致新技术推广受阻，并且将不利于医院收治疑难危重的患者，也不利于技术创新和探索。比如，使用达芬奇机器人手术，开机费就已经达到 5 万，总费用更加高昂。政策制定者需要花费一定的人力和物力，制定合理的政策，保证一些特殊情况病人的医保报销，也保证临床医学能够跟上世界的脚步。

DRGs 的宏观逻辑是考虑卫生经济学最优性价比，在中位数偏低的费用，以经济杠杆驱动和规范临床诊疗的行为，用最合理的成本让更多的人能够看得起病，因此纳入 DRGs 的一定是发病率较高的常见病、多发病以及一些重大疾病，会促使医疗机构和医生大范围使用成熟的、性价比高的产品，所以说对多数的创新药可能不利。其实，国家医保局也考虑到这个问题的影响，在国家版 DRGs 试点方案中已明确，对于付费异常高值或异常低值的病组，可按项目付费，确定特殊治疗、特殊用药、高值耗材清单，不纳入 DRG 付费，从某种程度上，这个排除标准就是未来鼓励创新药、创新技术的推广。

DRGs 会使得医生主动或者被动放弃一些创新药的使用，特别是面对医保用户时。如果有患者愿意自费购买创新药也是可以的，这样会将患者导向自费药房或者是 DTP，院内和药房可以通过联动模式走通这个流程。当然，DRGs 每年会重新调整 RW 值，结合前一年的新技术、新项目的开展，重新调整病种的基础费率，所以对某些创新药来说，进医保是双刃剑，但总体还是利大于弊！

DRG 的推行对医院的科研创新、学科创新是有一定的影响，但我们要知道，通过对全院所有的专科进行评估，肯定是有所为或有所不为，我们不能在有限的资源下去发展所有的学科。

从国家整个医改的角度考虑，公立医院应该以做基本医疗为主，对公立医院开展非基本医疗都是严格限制的，创新做得太多，一定会把国家用于基本医疗的费用大量地用于非基本医疗。我们还应该考虑到，新技术不一定是好技术，新技术可能过了几年后会发现很多的并发症、后遗症，大浪淘沙过程中，那些真正比较适宜的技术，我相信国家的医保会放开来给普通老百姓，像有些新技术可以考虑给它放到特需，放到高端的私人诊所或私立医院，如果都放到公立医院，担心有的医生会给病人倾向性的引导，不是每个病人都能够支付高额的费用，这可能带来巨大的伦理问题，所以临床医生要平衡好控费与新技术开发之间的关系。

对于医药企业和耗材企业如何推广新产品、新技术，要充分理解 DRG 是如何平衡控费和新技术、新项目发展的，小处着眼可以选择合适的 DRG 病组，通过对比研究，证明这个病组使用了企业的新技术、新项目，可以实现 DRG 评价指标改善；大处入手可以从整个医院或者整个医保统筹区的角度去考虑，通过降低重返率、住院率等综合性指标，实现产品和技术的价值！

第四章　基于 DRG 科室运营管理的实战技能四式

实战技能第五式：与临床科室主任一起重新定位 DRG 下经营和管理角色，学会从经济学角度去看学科发展的优势和劣势，医药企业可以在协助科室改善经营管理的过程中达成战略合作目标

实战技能第六式：临床科室主任需要清楚自己科室近三年的年入组率，组数、CMI 值变化，时间/费用消耗指数，本科室在全市、全省同级别医院所处位置。明确科室绩效提升的方向后，通过完善科室绩效二次分配，以绩效分配为抓手，围绕 DRG 的考核指标，调动全科室医护人员的积极性。医药企业可以结合自己产品的战略定位，明确具体合作方向，保持持续稳定发展

实战技能第七式：与临床科室主任一起采用自下而上的方式，基于临床指南和诊疗共识方案，建立具有本院本科特色的核心病组临床路径。医药企业结合自己产品所涉及的典型病组，协助临床科室组织、设计、落实完成上述工作

实战技能第八式：基于 DRGs 下临床学科增长模型，和临床科室主任一起运用学科分析工具，做好学科发展规划和建设，医药企业助力临床科室的学科发展，实现合规共赢

实战技能第五式：与临床科室主任一起重新定位 DRG 下经营和管理角色，学会从经济学角度去看学科发展的优势和劣势，医药企业可以在协助科室改善经营管理的过程中达成战略合作目标

一、临床科室主任的经营和管理角色内涵

医院是由各临床科室组成的集合体，临床科室不仅是实现医疗服务功能的基本单元，也是医院经营和管理的责任中心。临床科室主任有三个角色：技术者、经营者和管理者。从技术者的角度，临床科室主任通常是某一专业的专家或学科带头人，技术是根本，也是临床科室主任最关注的内容，医药企业过去面向临床科室主任的推广活动主要是关注临床科室主任的技术者角色，诸如请科室主任参与科室学术讲座、产品的学术推广会议、产品的四期临床研究等工作，将产品的诸多学术证据推荐给科室主任。从非临床服务角度，需要更加关注临床科室主任的经营和管理角色。

临床科室主任负责全科各专业检验、教学、科研和行政等方面的管理工作；确定科室发展方针，建立质量控制体系，并定期审核质量体系，使之有效运行。临床科室的具体经营范围包括科室内部的人员、设备、财务、业务、流程、品牌和价格等。临床科室主任通常是由业务型的临床专家担任，他们精于医疗、教学和科研，但是缺乏经营管理的理念和方法。他们兼有临床和非临床客户共同的特征。

现状是，很多临床科室主任几乎没有花什么精力放在科室管理上，仍然热衷于自己开好刀、看好门诊，这是很不够的。科室主任的首要职责应当是将科室管理好，运营好，调控好。如果一个科室主任只当名医，不投入足够精力抓好科室管理，那么这样的科室是没有希望和竞争力的。事实也证明，有些科室基本条件并不好，但是科室主任用心，各项指标、医疗服务和团队精神都比较优良。从这个意义上讲，科室主任在医院运营管理的关键环节上起着举足轻重的作用。

对于临床科室主任来说，传统的经验管理模式已经不能适应现代科室发展的需要，医院应当建立决策支持信息系统，实时、动态地提供科室运行指标，如平均住院天数、药占比、疑难危重比例、床位使用率等，要具体到诊疗组乃至每位医生，要能够提供可供对比的参考数据，必要时帮助科室主任分析查找原因，运

用科学的管理工具来提升科室整体运行效能。

临床科室主任对于科室的经营和管理需要关注如下四个方面的内容。

一是做好计划。预则立，不预则废。科室主任需要时刻了解和掌握好本科室每天、每周、每月的运营情况，并且要学会用数据说话和用数据管理，这是科学管理的起点。

二是学会三看：看医保定额的执行情况来评价科室的总体运营状态；看床位使用率和平均住院天数来评价科室运营是否饱满和高效；看科室的运营饼图是否合理、是否能够画圆。

三是提高业务水平，搞好“传、帮、带”工作。科室的发展需要业务的不断提升，作为科室主任更应该努力学习，在业务上首先是精通的。对科室内的年轻医生，要当好老师，多表扬，少批评，尽心尽责，帮助他们学习理论知识的同时，提高临床实践能力。科室主任需要考虑科室的发展及学科建设，可结合科室实际，根据每个科室人员的不同特点，向亚专科方向发展，争取做到人人有绝活，科室才能健康发展。

四是落实医院核心制度，规范医疗诊疗常规。没有规矩不成方圆，核心制度是医院发展的基石，是医疗安全的保障。作为一名科室主任，应该不折不扣地执行，只有在医疗过程中做好规范诊疗，才能减少医疗纠纷的发生，有利于科室的健康发展。

总之，临床科室主任是医院领导与医务人员之间沟通的桥梁，有承上启下的枢纽功能，更是医院决策的具体执行人，担负的使命非常重要。科室主任不仅要当好一名医生，更要做好科室的经营和管理，为医院的整体运营和更好发展做出自己的贡献。

二、梅奥诊所：“医生-管理者”合作

如何帮助临床科室主任更好地做好科室的经营和管理？梅奥诊所的“医生-管理者”合作模式值得借鉴和学习！比如心脏病科主任梅奥会给自己配备一位专职运营主管搭档，共同开展工作。临床科室主任主要负责业务的远景规划和战略方向，也包括临床活动、门诊（办公室）业务、心脏病诊断实验室、导管室以及住院业务，而运营主管负责心脏病科室相关事务的日常运营管理，其中包括对所有需要进行临床协作的医疗护理人员（非医生）以及临床实验室的监督和管理。运营主管直接对管理者和监督者汇报，管理者和监督者通常由负责监督的临床和

技术部门的专家担任。运营主管也直接同医生一起工作，如提出一项由所在部门医生支持的临床创新的倡议，主管将帮助设计这项倡议和陈述内容，并为内部评述和决策过程做准备。

举个例子，一位年轻的科室主任感觉他需要同员工一起参与有计划的活动，当他试图描述他想要什么时，运营主管说，你需要做一个 SWOT 分析。虽然 SWOT 分析是管理者常用的一个基本工具，但并不属于医学院的课程。反过来，优秀的医生领导也会指挥运营主管，比如避免为了效率而牺牲患者的最大利益。运营主管由首席行政官任命并受雇于管理部门，然后根据不同的管理活动的需要，分派到那些最为重要的临床部门和科室，任期一般从五年到七年不等。医生-管理者关系的艺术性体现在二者之间的配合，通常一位新的年轻主任医生会和一位经验丰富并熟悉内部程序的运营主管组成搭档，一位涉世不深的年轻运营主管将会安排给一位资深的医生导师，医生导师会将怎样有效地同梅奥医生工作的方式传授给他。

医生接受的教育要求他们能够创新和独立行事，并且能够将服务的重心放在单个病人身上。对运营主管的训练，要求他们要将管理观念和组织理论应用于培养团队协作，以及提供能使患者满意、保证质量及财务成功的制度和程序。有效的运营管理者会综合各种信息，并帮助医生看到远大的目标——大量的患者或者部门手术统计数字，而非单个患者的实验价值。运营主管帮助临床医生将有效的精力放在病人身上。由于运营主管的后台活动，前台的活动才能得以开展，观众就是患者和他们的家属。运营主管提供了将各种事情保持在一起的黏合剂，以及使它们运转平稳的润滑剂。

随着医疗领域面对经营和管理的挑战越来越复杂，梅奥开始加快向具有专业技术背景的行政管理者转变，医生领导成为管理中的次级专家，正如道格拉斯·伍德所述：四五十年前，你根本不必担心诸如反托拉斯法、劳动法以及其他一些与非营利组织相关的法律和准则，或者有关医疗保险、公共医疗补助制度等方面的细节。梅奥诊所雇用了数百名商业或专业技术领域的行政管理者，确保诊所运转具备许多专业知识，许多管理者一般具有研究生学历，他们将会在诸如信息系统、材料管理、会计、投资管理、策划、公共事务、通信、市场营销和基础设施等领域工作一辈子。参与管理的医生与那些参与临床管理的医生具有不一样的价值，通过让医生参与到监督委员会，比如营销委员会、投资委员会或者设备委员会，医生也可以认识到医疗经营和管理的复杂性。

三、临床科室主任如何做好科室的经营和管理工作

医院是由各个临床专科、医技科室、护理单元、行政后勤单位构成，其中直接为客户服务、承担医疗服务和市场经营任务的一线就是各个临床科室，各科室的竞争优势整合起来才能形成医院的竞争优势。因此，医院的运营，在内部，无论是资源、能力还是知识，都要落实到科室层面上，才能获取患者的认可，实现竞争优势，发挥医院经营的根本目的；在外部，医院要想获得禀赋优势、市场主导地位和产业结构优势，如不在科室层面落实，也是无法实现医院层面的经营目标。

以综合性医院为例，一个三级综合性医院要求建立的各临床科室四十几个，如何经营这些科室，非常有必要从市场的角度进一步细分。根据各科室在市场和内部的影响力和必要性，可以区分为：区域公益性科室、技术品牌性科室、消费服务性科室以及学科平台性科室。

区域公益性科室主要是指急诊科、儿科这种一般医疗机构不愿意开设但三级医院必须开设的科室，重点放在医疗供给的及时足量提供上，而且由于不愁患者源，实际上很容易形成特色产品的突破，发展出有特色的急诊中心、妇儿中心等。

技术品牌性科室走的是科室技术核心优势路线，靠的是差异化技术战略形成的市场影响力优势，这类科室的患者源覆盖面广，全国甚至海外的患者慕名而来。这一类科室的经营是要努力保持技术领先优势，或者要持续维持差异化优势，业内的宣传必不可少，技术的不断提升优化也是必需的。

消费服务性科室，典型如牙科、产科等，对技术的要求不是非常高，技术的突破难度非常高、投入非常大，但是对服务的要求非常高，对整个就诊流程的体验要求非常高；合适的价格调整，客户接受程度也很高。消费服务性科室的经营策略是在保障医疗品质和水平的标准规范的前提下，大力营造服务的差异化，走服务立科的发展路线，走高端服务的体验策略，也能快速实现收入提升。

学科平台性科室，受限于人才缺乏、设备投入不足、学科影响力低等因素，以及病源短缺等市场因素，像感染科、血液科、精神科等，它们很难在一般综合医院进入高速发展的通道，但是这些学科中有些是作为三级综合医院的必备科室，其经营策略就应该保住基本服务能力，不求做大做强，但求召之有人、来了能用即可，保障医疗的运行功能。

站在实践的角度会发现，要想获得医院的竞争优势，将不得不依赖于发挥每

一个临床科室的主动性，激发每一个基本生产单元的积极性，将经营工作下沉到科室的层面，将医院经营深化为专科经营，将经营模式从外生到内生，再进一步夯实在专科的主体上。而从专科的角度来看，作为医院收入的来源、成本控制的基础、医疗质量的抓手、学科发展的载体，专科实际上已经成为现代医院竞争优势的基本核心单元。

四、DRG 的实施倒逼临床科室的经营和管理升级

我们知道 DRGs 的实施等于针对每一个病组，医保部门确定了购买支付价格，这将直接影响医院的成本补偿水平，影响医院的收入，影响患者的医疗费用负担水平，所以临床科室主任需要更加关注“病种成本核算”，重点要清楚自己的科室中，哪些病组是盈利的，哪些病组是亏损的，盈利病组病例数和亏损病组病例数的分别占比是多少，据此做出改进的计划！

举个例子，表 4-1 是某大型三甲医院儿科的病组数据分析。

表 4-1　某大型三甲医院儿科的病组数据分析

序号	象限	收入		DRG 组收益		DRG 病组		病例	
		DRG 组总收入/万元	占比/%	金额/万元	占比/%	组数	占比/%	病例数	占比/%
1	优势病组	2907	36.37	82	-13.33	22	6.61	2576	28.45
2	重点关注病组	2936	36.75	-536	87.08	28	8.41	5088	56.20
3	潜力病组	716	8.97	30	-4.94	133	39.94	640	7.07
4	劣势病组	1431	17.91	-192	31.18	150	45.04	749	9.27
总计		7990		-616		333		9053	

可以看到，重点关注病组 28 组、劣势病组 150 组，都是亏损的。一旦实施 DRG，临床科室只能有两个选择，一是考虑部分放弃收治这些病组，二是对这些病组进行有效的成本控制。放弃不是最佳选择，需要实施科室病组成本管控，倒逼科室经营管理升级，把该病组治疗涉及的药品、耗材、检查检验的费用降下了是必然选择。

医保支付通过加大阶梯支付调控，级别越高的医院，医保支付比例越少，医院级别越低的报销比例越高，引导患者看病在基层。同时，医保支付向基层倾斜，吸引大医院的医生到基层医院。DRG 实施的很多地区，为了更好地促进分级诊断，会选择部分基础病组，实施轻症基层病组同病同价结算。

比如某 DRG 国家试点城市，初步选定了 20 组作为基础病组，全市所有试点医疗机构基础病组的费率统一设置为区二级费率，基础病组数量和层级费率每年根据实际情况可作适度调整（表 4-2）。该城市执行的具体费率如下：三级职工 15000 元，三级居民 13000 元，市二级职工 10000 元，市二级居民 8500 元，区二级职工、居民 7745 元。

表 4-2　某 DRG 国家试点城市初步选定的 20 组基础病组

序号	DRG 编码	DRG 名称	权重	给付费率	支付标准
1	FT25	高血压不伴合并症与伴随病	0.5542	7745	4292
2	GH25	肛管、肛门及肛周手术不伴合并症与伴随病	0.7932	7745	6143
3	XS29	随访（不含恶性肿瘤诊断）	0.612	7745	4740
4	NE19	阴道、宫颈、诊断性刮宫及外阴手术	0.521	7745	4035
5	IT25	慢性炎症性肌肉骨骼结缔组织疾患不伴合并症与伴随病	0.6673	7745	5168
6	JT15	蜂窝组织炎及其他感染性皮肤病不伴合并症与伴随病	0.5205	7745	4031
7	BR49	短暂性脑缺血发作	0.6768	7745	5242
8	FS25	冠状动脉粥样硬化不伴合并症与伴随病	0.6636	7745	5140
9	KR15	糖尿病≥35 岁不伴合并症与伴随病	0.6722	7745	5206
10	GH19	肛瘘、痔疮手术	0.9303	7745	7205
11	GV15	食管炎、胃肠炎不伴合并症与伴随病	0.4504	7745	3488
12	LS25	肾及尿路感染不伴合并症与伴随病	0.5002	7745	3874
13	FU35	心律失常及传导障碍不伴合并症与伴随病	0.5927	7745	4590
14	RV15	恶性增生性疾病治疗后的随诊检查不伴合并症与伴随病	0.5729	7745	4437
15	GE15	腹股沟及腹疝手术不伴合并症与伴随病	0.9817	7745	7603
16	NS19	女性生殖系感染	0.4097	7745	3173
17	GD15	合并复合诊断的阑尾切除术不伴合并症与伴随病	0.9544	7745	7392
18	CZ15	其他眼疾患不伴合并症与伴随病	0.579	7745	4484
19	ES15	呼吸系统感染/炎症不伴合并症与伴随病	0.6827	7745	5288
20	GR15	消化系统恶性肿瘤不伴合并症与伴随病	0.735	7745	5693

通俗来说，对于这个城市的所有级别医院，治疗这 20 个基础病组，医保给付的价格是全市统一的，这样会导致什么结果？这些基础病组的大量患者会转入基层医院去治疗，这也符合分级诊疗的期望，但对于大部分三级医院甚至二级医院

来说，病源量依旧是大问题，还没有到可以挑选患者的程度，对于这些医院，如果想继续收治以上基础病组的患者，只剩下一个选择，就是对于这些病组的成本进行严格管控，这样对于临床科室来说，科室经营和管理的压力更大！

对于医药营销来说，要研究自己产品所涉及的病组，比如前面提到的眼科，主要涉及如下 16 个 ADRG 病组：

CB1　玻璃体、视网膜手术

CB2　虹膜手术

CB3　晶体手术

CB4　视网膜、虹膜及晶状体以外的内眼手术

CC1　角膜、巩膜、结膜手术

CD1　眼眶手术

CD2　除眼眶外的外眼手术

CJ1　其他眼部手术

CR1　眼部恶性肿瘤及交界性肿瘤

CS1　眼的神经及血管疾患

CT1　前房出血及眼创伤的非手术治疗

CU1　急性重大眼感染

CV1　各种类型青光眼

CW1　各种类型白内障

CX1　其他疾患引起眼部病变

CZ1　其他眼部疾患

要结合某个病组（比如，CW1 各种类型白内障）涉及的所有治疗药品和高低值耗材，形成产品的组合式营销，推荐给医院使用了企业提供的产品组合，可以实现病组治疗的有效盈余。当然，对于某些创新性的产品，价格或许偏高，但如果是针对某些 CMI 比较高的病组，对于临床科室来说也是很好的选择。

医院的内部管理也结合 DRG 对于临床科室的评价指标，重点从科室病组成本的盈亏情况以及科室 CMI 值（科室技术难度水平）与地区同科室的 CMI 水平进行比较，从两个维度把所有的临床科室划分为四类：实力科室（病组成本盈余，CMI 平均线以上）、潜力科室（病组成本盈余，CMI 平均线以下）、低效科室（病组成本亏损，CMI 平均线以上）、问题科室（病组成本亏损，CMI 平均线以下）。具体可以看表（表 4-3）。

表 4-3　DRG 评估对临床科室的分类

科室定位	DRG 评估	具体策略	控制属性	备注
实力科室	病组成本盈余，CMI 平均线以上	各种资源投放与合理性考核	弱	专用设备购置、人员需求等资源投入予以倾斜支持
		固定资产单机绩效考核	弱	
		核心指标考核（三四级手术占比、重点病种例数）	强	提升占比指标和绝对数指标，内部结构优化
潜力科室	病组成本盈余，CMI 平均线以下	各种资源投放与合理性考核	中	在人力需求、资产购置等方面予以考量，扶持发展重点新技术和新项目
低效科室	病组成本亏损，CMI 平均线以上	药耗成本控制	强	选取部分低值耗材建立两级库扫码管理等
		固定资产单机绩效考核	中	资源投入充分论证，加强考核
		资源投入与业务量增长匹配考核	中	
		人力成本控制	中	绩效增幅进行控制
问题科室	病组成本亏损，CMI 平均线以下	委派成本管理专员	强	下沉科室成本管控
		各资源投放与合理性考核	强	强行约束，刚性指标
		药耗成本控制	强	
		床位资源调配、设备资源调配	强	调整科室闲置资源

不同类型的科室医院会采取不同的管控措施和激励手段。对于实力科室，医院的目标当然是打造成重点学科（省级到国家级）。对于潜力科室，需要通过优化病组结构，提升医疗技术水平，把 CMI 提到平均线以上。对于问题科室，第一优先级目标为通过病组成本分析与控制，提升成本控制能力；第二优先级为通过优化病组结构，继续提升 CMI 值，提升医疗技术水平。对于低效科室，首先通过病组成本分析与控制，提升成本控制能力，做到不亏损，然后提高医疗技术水平。这样从医院层面倒逼临床科室的经营和管理升级，临床科室主任必须按照医院的总体要求，落实好科室的成本管控、资源配置、绩效考核等多方面工作，最终达成科室的战略目标。

对于医药营销人，要清楚自己目前所负责医院临床科室的定位，和科室主任一起基于科室经营和管理的角度，共同实现科室的战略目标，相信科室战略目标实现之时，必定也是企业在该科室营销目标达成之时！至于医药企业如何协助临床科室做好经营和管理工作，可以通过研究借鉴科室经营改善项目的过程、思维框架、执行方法和结果，总结医院临床科室经营改善项目的一般流程和方法，提炼出 DRG 下临床科室经营和管理的具体方法。下面给大家分享某三甲医院临床科室基于 DRG 实施背景下的经营改善案例。

该临床科室 2018 年总收入 1100 多万元，达到一定规模，随着 DRG 的实施，该科室的经营也面临巨大压力，在医院领导的支持下，他们锐意改革，期望通过经营改善行动提高科室的经营管理绩效。整个经营改善项目推行的第一年，在医院相关职能部门和该临床科室全体员工的共同努力下，科室经营绩效取得了突飞猛进的效果，门诊人次和出院人次均大幅提升，总结余比上年同期提升了 73%，人均结余增长了 56%，科室整体面貌发生了深刻的变化，医务人员的工作积极性明显提升，医疗服务得到极大改进。我们具体来看看他们是怎么做到的。

制定医院科室运营机制核心是效率和效益两个要素，效率是通过医院科室的内部管理获得，效益是通过医院科室的外部经营获得。向经营要效益，向管理要效率，通过效率实现效益，医院科室经营改善最重要的工作是发现改善机会。

临床科室经营改善项目一般需要经过以下流程：获取领导支持、组织改善团队、评估现状、发现改善机会、制订改善方案、执行改善方案、反馈改善结果。其中，评估现状和发现改善机会是项目能够成功的基础。

首先，评估科室现状，主要进行以下几个方面。

① 了解科室基本情况：历史背景、发展现状等。

② 科室工作流程分析：入院流程、医疗流程、护理流程、发药流程、耗材管理流程、出院流程。

③ 科室资源占有情况分析：人员构成、设备金额、房屋结构及占全医院比例情况。

④ 客户群（患者）来源分析：区内、区外市内、市外省内、省外，以便发现潜在市场。

⑤ 科室服务产品、技术特色分析，各类治疗项目成本及收费标准。

⑥ 科室经济分析：工作量、收支情况、收入结构、成本结构、总结余和人均结余情况分析。

⑦ 主要竞争医院科室情况分析。

其次，寻找改善机会，重点在于发现科室经营的瓶颈所在，明确关键控制点，为下一步改善方案的提出奠定基础。例如，案例中该科室的门诊收入占总收入的比重仅为 1%，具有极大的增长潜力。因此，日均门诊量是经营改善的主要关注指标。

该科室的经营和管理改善主要从如下四个方面展开：

一是市场拓展。首先，市场调研是市场拓展的前提。需了解目前与科室相关的医疗服务项目的供需情况和发展趋势，进行内、外部市场形势分析，为科室拟定业务发展规划和市场拓展提供基础数据。其次，营销推广是市场拓展的主要手段。推广包括媒介正面宣传、健康讲座、义诊、举办联合活动、开展与下级医院的技术合作促进双向转诊等整合营销模式。最后，可利用数据库营销手段，搜集和积累客户信息，并进行信息整理、汇总与分析，对目标市场进行重点推广与跟进。

二是调整医疗服务项目。首先，需要根据科室的市场定位及时调整科室所提供的医疗服务项目，以满足患者的各种需求，赢取就医者的满意和认同。其次，积极引进先进的医疗技术和设备，扩大科室品牌声誉，提升科室服务能力。最后，对比竞争者，对科室目前所提供的医疗服务项目进行分析，增加卫生经济评价高的医疗服务项目，减少卫生经济评价低且对患者造成较大经济负担的医疗项目，从而提高效益，并为患者控制医疗费用。

三是优化科室内部流程。科室的流程瓶颈主要有设备瓶颈、人力瓶颈和工作流程瓶颈三种。设备瓶颈是指由于仪器设备运作能力不足、利用率低或相关设备配置关系不合理等原因造成的，可通过收集设备折旧成本、设备工龄、检查人次数等工作量方面的数据，分析设备运行能力下降的原因，并对症解决。也可加强设备的专人管理，跟踪设备的数量、价值、使用状态、使用期限及收益情况、报废情况、设备残值处理等。

人力瓶颈可理解为由于人力不足导致的工作积压或人员冗余导致的人力成本过高等现象而引起的，可以通过分析床护比、医护比、人均门诊量、人均出院人次等指标，对比国家或省级标准，参照同地区同等发展水平医院的同类科室现状，从而寻找本院科室在人员管理方面需要改进的方向。也可加强对工作岗位的分析，一人多岗，一岗多能，分析工作量，合理配备人员，从而降低离职成本。工作流程瓶颈需用全局的观点对整个过程进行分析，具体包括对过程中的每个活动进行重组和设计，从服务的能力、过程运作完成时间、人力成本的变化等方面来比较原服务流程与现服务流程的效益和成本。

四是优化供应链。优化供应链主要方法是缩短供应链的层级和降低库存：一是通过缩短供应链的层级，减少逐级利润的盘剥，节省供应时间和人力成本，减少出错概率；二是降低库存，即降低库存成本和药品的报废率。实现供应链的优化需要借助现代先进的信息系统、科学的运营管理方法以及通畅的供应链物流系统。在涉及外部供应链优化时，还可以采用医联体的优势，采用大批量采购，获取更多采购价格优惠。

总之，现代医院的竞争从某种意义上讲是优势科室的竞争，优势科室不仅是医院的标识和品牌，更是医院生存的立院之本。临床科室的经营和管理是一门艺术、一门科学，重视科室的经营和管理，才能把科室发展成为实力科室，达到医院和社会对科室的定位与要求！

实战技能第六式：临床科室主任需要清楚自己科室近三年的年入组率，组数、CMI 值变化，时间/费用消耗指数，本科室在全市、全省同级别医院所处位置。明确科室绩效提升的方向后，通过完善科室绩效二次分配，以绩效分配为抓手，围绕 DRG 的考核指标，调动全科室医护人员的积极性。医药企业可以结合自己产品的战略定位，明确具体合作方向，保持持续稳定发展

DRG 能够帮助分析医院的优势和劣势，可以深入到科室、医生或者医疗组、病种、病组等多个层次，而通过对这些层次的相关 DRG 指标逐步深入分析，就可以帮助医院对自身的优势和劣势有总体的把握。

具体看下某三级医院各个科室的优势和劣势方面（表 4-4）。

可以看到，该医院神经外科 CMI 值最高 3.81，表明该科室技术难度最高，干部病房的 DRG 组数最多为 224 组，表明干部病房收治的疾病覆盖范围最广。

表 4-5 是某医院应用 DRGs 评价该院心血管内科病种结构变化，可以看到权重高的两个病组病例数明显增加，权重低的病组病例数明显减少，说明该科室收治高难度病组逐渐增加，难度小的病组逐渐减少。

表 4-4　某三甲医院各个科室的优劣势比较

科室名称	CMI 值	DRGs 组数	科室名称	CMI 值	DRGs 组数
神经外科	3.81	90	显微手外	1.02	110
重症医学科	3.75	95	干部病房	0.99	224
心脏大血管外科	2.95	83	感染内科	0.97	125
胃肠外科	2.24	130	内分泌科	0.9	77
心内科	2.2	162	风湿内科	0.85	120
胸外科	2.2	133	肛肠外科	0.83	35
疼痛科	2.17	50	爱婴区	0.78	22
介入科	2.1	131	全科医学科	0.76	94
消化科	1.15	77	中医科	0.74	100
耳鼻喉科	1.11	81	计生科	0.73	31
口腔科	1.1	52	康复医学科	0.72	27
乳腺外科	1.07	38	眼科	0.58	36
整形美容外科	1.02	40	儿内科	0.46	131
神经内科	1.02	116	产科一区	0.43	31

表 4-5　某医院应用 DRGs 评价该院的心血管内科的病种结构变化

序号	DRG 组名称	RW	2018 年/ %	2019 年/ %	增减
1	经皮心血管手术伴冠状动脉药物洗脱支架置入伴 MCC 或 4 个以上血管支架	5.06	0.05	3	2.94
2	经皮心血管手术伴冠状动脉药物洗脱支架置入不伴 MCC	4.03	0.34	5.85	5.51
3	经皮心血管手术不伴冠状动脉药不伴 MCC	3.03	3.96	5.25	1.29
4	除急性心肌梗死外的循环系统疾病，伴心导管伴 MCC	1.06	5.61	7.31	1.71
5	动脉粥样硬化伴 MCC	0.9	4.08	2.37	-1.7
6	除急性心肌梗死外的循环系统疾病，伴心导管不伴 MCC	0.78	27.77	17.46	-10.31
7	高血压伴 MCC	0.67	4.11	2.81	-1.3
8	动脉粥样硬化不伴 MCC	0.64	9.89	4.41	-5.48
9	高血压伴不 MCC	0.52	7.29	7.01	-0.28
10	先天性心律失常及传导障碍不伴 MCC/CC	0.44	5.66	4.08	-1.58

一、案例分享：某市级三甲医院基于 DRG 指标的科室排名

1. 2018、2019 年 DRGs 各指标数据（表 4-6）

表 4-6 某市三甲医院 2018、2019 年 DRGs 各指标数据

时间	2018	2019
出院人次	35000	40000
RW	15000	18000
CMI	0.8	0.9
组数	500	550
平均住院日	9	8
平均总费用/元	9000	10000
平均药费/元	2500	2200
药占比/%	29.01	24.59
平均耗材费	1137.11	1068.33
耗材费占比/%	13.07	11.82
低风险死亡率/%	0.0210	0.0000
时间指数	1.02	0.98
费用指数	0.87	0.80

从 2018 年到 2019 年指标的变化可以看到，该医院 CMI 值、DRG 组数有明显提升，说明该医院收治病人的疑难程度、疾病的广度都有提升，同时，药占比、耗占比在下降，说明该医院成本控制得也好，低风险死亡率在下降，说明在提高难度、控制成本的情况下，医疗质量也控制得很好。

2. DRGs 各指标全省（29 家三级综合医院）排名同期比较

通过 DRG 对整个医保统筹区域的医院分享，可以把某个医院所有学科与地区学科标杆值进行比较。

（1）该医院专学科设置较为齐全，所有科室出院患者的权重产出均大于专学科服务量的平均水平，说明医院在住院医疗服务的提供量方面应该是较多的；

（2）专学科 CMI 指标高于地区的平均水平，说明该医院整体的专学科实力较强，在收治疑难重症方面具有显著性，是一家区域的医疗中心；

（3）在服务效率方面，各个专学科的费用消耗和时间消耗与学科标杆之间的关系互有高低，表明这家医院不是区域最权威的医院。

从医院的类型判断上，这家医院应该是具有一定区域影响力的三级综合医院。

3. 各科室 DRG 指标比较（表 4-7）

表 4-7　各科室 DRG 指标数据

科室名称	年份	DRG 总量	病例数	CMI	组数	平均住院天数	平均总费用/元	平均药费/元	药占比/%	平均耗材费/元	耗材占比/%
ICU	2018	132	60	2.19	30	30	77754.34	24002.99	30.87	6370.81	8.19
	2019	280	140	2	45	16.28	60470.72	18546.8	30.67	5569.23	9.21
神经外科	2018	450	487	0.96	52	17	28730	9260	35.42	1672.54	8.93
	2019	500	454	1.1	61	16	26800	8500	33.54	2591.27	9.66
骨一科	2018	720	741	0.97	81	16.6	20687.54	5201.36	25.14	7892.02	38.15
	2019	670	638	1.05	74	17	21223.2	4250.38	20.03	8212.15	38.69
新生儿科	2018	100	94	0.99	11	7.36	8891.92	2639.6	29.69	186.72	2.10
	2019	130	118	1.05	9	7.34	9776.63	2776.58	28.40	153.27	1.57
呼吸内科	2018	1300	1245	1.02	92	9.12	8928.68	3245.39	36.35	246.47	2.76
	2019	1280	1259	1.02	107	8.61	10487.47	3161.94	30.15	625.54	5.96
骨二科	2018	680	720	0.95	81	17.93	18527.3	4653.78	25.12	6470.14	34.92
	2019	750	727	1.01	90	15.58	16273.38	2729.82	16.77	6011.64	36.94
血液科	2018	40	46	0.87	16	7.63	6735.4	2016.78	29.94	210.26	3.12
	2019	20	20	0.97	11	6.5	5427.41	1084.76	19.99	77.64	1.43
全科医学科	2018	/	/	/	/	/	/	/	/	/	/
	2019	820	877	0.94	76	7.55	7430.89	1614.71	21.73	379.39	5.11
急诊外科	2018	/	/	/	/	/	/	/	/	/	/
	2019	45	48	0.92	26	16.65	18588.93	3625.18	19.50	7344.07	39.51
泌尿外科	2018	350	488	0.72	53	7.59	7594.74	2118.75	27.90	929.77	12.24
	2019	500	553	0.91	51	7.24	8874.09	2144.57	24.17	956.58	10.78
儿内科	2018	600	912	0.63	56	6.27	2745.73	1173.94	42.76	80.08	2.92
	2019	1110	1229	0.9	68	5.65	2955.27	1204.2	40.75	58.66	1.98
心血管内科	2018	1000	1148	0.87	67	7.86	9671.78	2604.98	26.93	1937.36	20.03
	2019	1300	1446	0.89	99	7.07	8471.42	2032.82	24.00	940.99	11.11
内分泌科	2018	700	854	0.81	108	7.7	6096.25	1826.65	29.96	94.3	1.55
	2019	760	862	0.89	105	7.44	6517.21	1383.98	21.24	120.89	1.85
心血管内二科	2018	800	990	0.81	64	7.84	7257.42	2428.57	33.46	360.74	4.97
	2019	300	329	0.89	45	7.31	7285.72	1568.15	21.52	321.28	4.41

通过上表，可以清楚看到该医院各个科室 DRG 各相关指标的数据。举几个科室的例子，比如神经外科 CMI 从 0.96 到了 1.1，DRG 组数从 52 组到了 61 组，说明该科室技术难度和疾病覆盖广度都有明显提升，平均住院日从 17 天降到 16 天，平均药费从 9260 元降低到 8500 元。

4. 2018、2019 年各科室病历权重分段数据明细（表 4-8）

表 4-8　各科室病历权重分段数据

科室	0<RW<1		1≤RW<2		2≤RW<5		RW≥5	
	2018 年	2019 年	2018 年	2019 年	2018 年	2019 年	2018 年	2019 年
消化内科	1200	1000	60	65	20	25	5	8
心血管内科	1000	1200	110	200	8	10	0	0
全科医学科	900	1000	35	180	4	6	0	0
儿内科	900	1200	15	45	1	2	0	1
神经内科	850	950	180	165	3	8	0	0
急诊病区	826	702	260	150	2	3	0	0
内分泌科	826	767	27	95	1	0	0	0
妇科	778	688	83	177	14	12	0	0
肿瘤科	771	853	70	89	3	29	0	0
产科	757	827	351	383	0	0	0	0
呼吸内科	669	683	567	538	9	38	0	0
中医科	534	573	33	39	0	2	0	0
眼科	503	585	31	58	0	0	0	0
普外一科	494	524	68	99	28	41	0	0
普外二科	489	457	74	128	12	15	0	0
骨一科	454	358	202	218	85	62	0	0
骨二科	453	431	211	227	56	68	0	1
肾内科	426	471	264	223	3	6	0	0

RW 值代表疾病严重程度，我们希望科室看的 RW>1 的病例越多越好。我们可以重点看消化内科，0<RW<1 的从 1200 例下降到 1000 例，1≤RW<2 的从 60 例提升到 65 例，2≤RW<5 的从 20 例提升到 25 例，RW≥5 的从 5 例提升到 8 例，这说明消化内科 2019 年收治的住院病例疑难程度不断提升，RW 值 1 以下的病例逐步减少，这也符合区域医疗中心的定位。

以上案例展示了基于 DRGs 应用结果和区域、专学科标杆值所能够实现的分析框架，进而帮助临床科室主任熟悉自身在专学科上的优势和劣势。相似的分析框架可以同样落实到医生或者医疗组，以及每一个 DRG 病组，进而实现对医院各个层面优劣势的精细分析。

从全面开展和实施 DRGs 支付制度，到加强三级公立医院绩效考核，都将会对临床科室的建设与管理产生深远的影响。学科建设是医院发展的核心内容，科室是学科建设的载体，承担着学科的运行和管理。学科建设从专科到专病、学科、学科群，一个专科要形成自身特色，往往需要“多能一专”，即在某个专病上，拥有足够的特色和患者量。往往这样的专病，会突破其原来的服务区域，辐射到区域之外。同时，一个专病做出了特色，会带动整个专科的良性发展。在某个专病基础上，根据专科发展，逐步设立新的病种，把科室作为一个中青年医师学习和施展的平台，通过人才培养、分配制度、子平台提供、海内外进修、医学教育科研等方式，促进本专科若干个子专科和专病成长，形成学科平台优势和子专科群的高峰效应。专科发展会带动相关学科的发展，从而形成学科群的联动，这种联动反过来会促进本学科更为快速的创新。

DRGs 本质是一个医疗管理工具，包括医疗费用管理和医疗绩效管理，对于临床科室的评估主要体现如下六个指标：

（1）科室 RW 总数，即出院病例数，表示该专科的“产量”；

（2）DRG 组数，表示该专科的覆盖病种和医疗技术范围；

（3）科室病例组合指数（CMI）值，表示该专科收治病例的平均技术难度；

（4）科室时间效率指数，表示该专科治疗同类病例的时间长短；

（5）科室费用效率指数，表示该专科治疗同类病例的费用高低；

（6）科室低风险组死亡率，表示该专科治疗低风险死亡病例的死亡概率。

DRGs 具体量化了学科发展的评价指标，由于医疗服务具有多样性、高风险性、不易比较等特点，评价医疗服务绩效较为困难。科学评价医疗服务绩效是医疗服务管理的基础。医疗服务的技术壁垒高是医疗服务的重要特点之一，未受过严格医学训练的人员，很难评判医疗服务产出的优劣，即使是专业的医生，也难以熟悉所有的临床专科。有了 DRGs 的评估指标，我们更加明确了学科提升的方向，作为医药企业营销负责人，也更加明确了对重点临床科室的非临床服务具体策略。

二、案例分享：某三甲医院神经外科基于 DRG 实施的非临床服务项目

该院的神经外科，经过 40 多年临床发展，拥有一支梯队层次合理的团队，配置了 5 个功能检查治疗室，在 2018 年被评为省级重点专科。

该科室的具体情况：

（1）设施和设备：病床 200 多张，5 个治疗室，满足本专科业务需要的设施和设备。

（2）人员：医师 40 余名，其中教授 2 名，博士 6 人，人才形成梯队，年龄、职称及学历结构合理，在专科发展中能发挥带头人引领作用。

（3）特色技术：技术上将显微手术、内窥镜技术以及锁孔手术有机地结合，形成自己的特色技术，五项科研成果分别达到国际、国内领先水平。

该专科 2018 年部分数据如下：

（1）“量”方面：2018 年，神经外科年出院人数为 2011 例；

（2）“组”方面：在 2018 年住院数据中，该专科主要病种治愈率为 57.78%，平均住院日为 17.1 天，人均费用为 39396.29 元，住院药占比为 22.84%；

（3）“DRGs 五大指标”：该专科提交 DRGs 组数为 152 组，总权重数 6930.37，CMI 指数为 1.18，费用/时间指数为 0.87/1.11，中低风险死亡率为 0.37%；

（4）该省三级医院神经外科“五官”数据平均值：DRGs 组数为 106 组，总权重数 2898，CMI 指数为 0.96，费用/时间指数为 0.98/1.04，中低风险死亡率为 0.27%。

重点学科建设在医院的全面建设中具有举足轻重的地位和作用，强化重点学科建设是提升医院竞争力、提高技术水平的必然选择。管理过程中，不但要注重其整体质量和效率，还要关注人才队伍的培养。目前，很多省的重点学科评审都结合 DRG 的数据。比如某省卫健委组织专家对病案首页信息及日常质控信息进行数据统计分析。DRGs 的数据分析，这部分成绩占评审成绩的 60%。申报重点专业 DRGs 组数要多，RW 权重要高，CMI 疑难程度要高，时间/费用要低，死亡率要低。通过对该科室 DRG 数据与全省平均值对比，该科室很明显符合省级重点专科的要求。

DRGs 作为医疗质量管理工具，充分了解其内在运作模式，结合自身发展情况，制定合理指标尤为关键：

（1）CMI 值作为评估患者疾病疑难程度的指标，通过医院内部科室 CMI 与区域（省、市）CMI 标杆值的对比，可以有效、客观地评价科室医疗技术服务能力水平。

（2）低风险死亡率作为反映医院整体医疗质量的核心指标，需要在实际工作中重点关注。同理，科室死亡率与区域死亡率的对比，也能客观地反映科室医疗安全质量水平。它的出现也提醒医院、科室寻找各环节可能存在的漏洞，进而综合梳理各方流程，优化医院整体运行。

（3）平均住院日是医院绩效评价指标中的工作效率指标，省会城市的大型三甲医院平均住院日应该在 8 天以内，地市级医院在 9 天以内，县级医院在 10 天以内，DRG 的推行倒逼医院平均住院日快速下降。

通过对科室的 CMI、低风险死亡率、平均住院日与区域标杆值进行实时监控对比，需要在保障医疗难度和质量的前提下，科学地提高科室医疗工作效率。医药营销人需要和临床科室主任一起探讨如何提高目标临床科室在整个医院的排名，如何提高科室的服务能力指标（DRG 组数、CMI、RW），提升科室的服务效率指数（时间消耗指数/费用消耗指数），同时降低低风险死亡率。

三、结合 DRG 评价指标，做好临床科室绩效二次分配优化

医院实行院、科两级分配，各临床、医技、行管、后勤科室要根据本科实际情况另行制订科内二次分配方案，经科务会民主讨论通过，报院考核小组审核后方可执行。通常，医院的二次分配原则如下：

（1）二次分配要坚持绩效优先、兼顾公平，实行按劳分配、多劳多得、优绩优酬的原则，体现向特殊、重要、高技术岗位适度倾斜，努力激发科室职工的主动性、积极性和创造性，以激发科室内部活力，提升科室业务水平，促进科室的可持续和谐发展。医疗组在科室的具体分配上，科室主任领取科室医疗组平均值的 1.5 倍的 1/2，另一部分由医院发放（医院根据职能部门考核医疗质量与安全后再发放），科室副主任参与科室业务量分配，科室副主任、副主任医师、主治医师、住院医师的参考系数分别为 1.3、1.25、1.15、1.0。

（2）根据本科室业务特点，考虑本科室各类岗位的重要性、技术含量、执业资格以及相关执业风险，要充分体现知识、技术（职称）、管理、贡献等要素，向技术骨干、贡献突出人员倾斜，尽可能体现不同层级人员间的收入差异，促进成员进步。

（3）临床科室二次分配中要体现科室考核指标的分解及科室管理的重点。病区科室可根据各医疗组或个人贡献的 DRGs 点数、出入院人数、门诊人次、成本比例等指标，再结合平均住院日、次均费用、药占比、医疗及护理质量、医德医风等综合考核得分情况，考核分配到医疗小组或个人，在医疗小组之间打破平均主义。

（4）医技科室等业务协作性较强的科室，可以根据实际情况，以医疗组、操作组、班组为单位进行二次分配，体现效率的同时，确保公平。主要参考服务态度、工作量、服务质量、技术水平、成本消耗等综合指标进行考核发放。

临床科室主任一定要重视绩效的二次分配方案。绩效管理是科室管理的重要抓手和工具，临床科室的绩效考核是绩效管理的核心，优化科室绩效考核体系坚持以下原则：①评价主体分明，抓住科室经营过程中的关键环节；②考核指标量化细化；③结合医院和科室总体的实际管理需要；④结合科室学科特点。

科室绩效管理的具体方法有平衡计分卡法（BSC）、关键绩效指标法（KPI）、数据包络分析法（DEA）、360° 考核法等。各种方法的利弊迥异，科室应根据实际情况，选取适宜的绩效考核方法。关键绩效指标法作为一种先进的管理工具，可以把组织的战略目标分解为可运作的具体目标。

首先，选取科室考核指标，应结合医院和科室发展战略目标，从质量、成本、工作量、时间等角度出发。其次，指标权重的确定，主要分为主观权数法（经验定权法、德尔菲法和层次分析法）和客观权数法（根据数据分布与实际水平进行调整）。主观权数法一般采用专家咨询与主管人员意见相结合的方式，确定最终权重系数。最后，对关键绩效评价指标进行标准化管理。因为评价指标值分布不一致，各指标单位有所差异，所以实现指标值标准化管理既是重点也是难点，考虑到全部指标值的分布情况，建议以百分位次法为优。

DRG 实施后，医院对于临床科室的绩效考核方案也会发生根本性变化，以某地市级三甲医院基于 DRG 评价指标对科室绩效考核细则为例（表 4-9）。

DRG 支付体系下，临床科室要结合医院对科室绩效一次分配的考核指标，重新设计科室绩效二次分配方案，比如 DRG 组数增长率、入组率、CMI 增长率、RW<0.5 病例数的占比，这些指标都可配以相应的权重，进入科室绩效分配体系中。

对于医药企业，参与科室的病种结构调整和绩效考核体系优化工作，是非常值得做的事情！可以通过组织开展“DRG 下临床科室管理和绩效分配”专题研讨会的形式实现。绩效分配问题是科室主任关注的问题之一，可以针对临床科室主任层面，实现双赢的长期合作。

表 4-9　某三甲医院基于 DRG 评价指标对科室绩效考核细则

维度	指标	分值	指标标化方法	指标评分方法
综合能力（75 分）	DRGs 组数增长比例	20	秩次法，每秩次相差 0.005 个系数	科室得分=20×[1-（该科室秩次-1）×0.005]
	入组率	5	以 98%为标准值	科室得分计算：
				入组率<98%不得分；
				入组率≥98%得分=5×科室入组率
	总权重	25	将总权重分为总权重贡献情况和总权重变化情况两个维度考评	某科室得分=10×某科室总权重标化值 1/全院各科室总权重标化最高值 1+10×某科室总权重标化值 2/全院各科室总权重标化最高值 2
			① 某科室总权重标化值 1=某科室总权重/全院总权重	
			② 某科室总权重标化值 2=某科室总权重/院内某科室总权重标杆值（近三年某科室总权重均值）	
	CMI 值增长比例	15	秩次法，每秩次相差 0.005 个系数	科室得分=15×[1-（该科室秩次-1）×0.005]
	RW≥2 占比	10	秩次法，每秩次相差 0.005 个系数	科室得分=10×[1-（该科室秩次-1）×0.005]
服务效率（10 分）	CEI 值	4	某科室费用消耗指数标化值=1/某科室费用消耗指数	某科室得分=（4/全院各科室费用消耗指数标化最高值）×某科室费用消耗指数标化值
	TEI 值	4	某科室时间消耗指数标化值=1/某科室时间消耗指数	某科室得分=（4/全院各科室时间消耗指数标化最高值）×某科室时间消耗指数标化值
	每床每住院日 RW 值	2	四分位数间距法，以 2 分为标准值，分成四个区间，每间距相差 0.5 分	某科室得分=该科室 RW 值所处区间
风险管控（15 分）	低风险死亡率	10	某科室低风险死亡率标化值=1-某科室低风险死亡率	某科室得分=12×某科室低风险死亡率标化值
	中低风险死亡率	5	某科室中低风险死亡率标化值=1-某科室中低风险死亡率	某科室得分=8×某科室低风险死亡率标化值

实战技能第七式：与临床科室主任一起采用自下而上的方式，基于临床指南和诊疗共识方案，建立具有本院本科特色的核心病组临床路径。医药企业结合自己产品所涉及的典型病组，协助临床科室组织、设计、落实完成上述工作

一、DRG 与病种组的临床路径

先看看 DRG 与单病种付费的差别，有如下三个方面：

（1）DRG 分组分类出发点是疾病以及在一些其他约束条件下的费用特征，同时，组内患者同质性和组间差异性非常明显。而单病种收费的出发点是疾病本身。因此，同一病种费用统计学特征表现不突出。

（2）DRGs 共有 600 个分组，而单病种可能有上万个，如果再考虑病人、治疗、并发症和合并症，可能有几万甚至十几万种的不同情况，这样容易导致过高管理费用，因为太多太复杂而变得不可行。

（3）DRG 面向整个医疗保险补偿制度，覆盖整个疾病谱，DRG 已有在多个国家多年全面实施成功的经验。单病种收费仅仅覆盖有限的疾病分类，执行中，医院很容易以各种借口将医疗资料耗费多的病例从单病种补偿体系中剔除。单病种收费是试行于服务项目收费改革的初级阶段，虽然我国有些省份开始实行，但到目前为止，世界上尚没有一个国家实施基于单病种的全面医保付款方案。

DRG 作为一种支付制度可能激励医疗机构更多地关注成本管控而忽视医疗质量，比如让住院患者提早出院，减少昂贵药品或耗材的使用等，从而使得患者的康复存在更多不稳定的因素。为了有效规避质量风险，各国在开展 DRG 支付制度改革的时候必须有质量监测、评价和控制措施相配套。

近年来，随着 DRG 在世界范围内的推广应用，人们关心的问题除了卫生资源的使用、支持和价格以外，还包括以下三个方面的问题：第一，从总体资源和结果测量角度进行质量评估；第二，评价住院病人死亡率差异；第三，实施和支持多方位评定的临床路径。基于这些考虑，1990 年，美国波士顿新英格兰医疗中心医院选择了 DRG 中部分病种，在患者住院期间，按照预定的既可缩短平均住

院日和降低费用、又可以达到预期效果的医疗护理计划治疗病人。该模式提出后，受到了美国医学界的高度重视，并逐步得以开发应用。此外，人们将此单病种质量和成本管理诊疗标准化模式称之为临床路径。

二、通过临床路径的引入，加强病人治疗过程的标准化管理

实施 DRG 后，能否有效保障病人的权益， 关键是能否制定一个科学的、相对客观的临床诊疗规范。要制定出每一组合的诊断标准、入院及出院标准、治疗规范等，以利于医疗服务进行全过程管理，保证医疗服务质量，防止医疗服务提供方减少必要的服务，保障病人的权益。为此，美国、澳大利亚等国家在实行 DRG-PPS 之后，引入了临床路径的管理方式来加强对病人治疗过程的标准化管理。

临床路径（Clinical Pathway，CP）是指以循证医学为基础，以预期的治疗效果和成本控制为目的，有严格工作顺序和准确时间要求的程序化、标准化的诊疗计划，以规范医疗服务行为，减少康复延迟及资源浪费，使患者获得最佳的医疗护理服务。临床路径更加强调过程控制，使得医院能够从临床的诊疗过程入手，规范医生的诊疗行为，提升医疗质量，是医院实现精细化管理的重要手段。

临床路径与 DRG 结合，①可以很好地规避 DRG 付费对质量监管的盲点，鼓励多部门、跨学科的支持与互动，更有效地提高管理与质量水平；②使流程能够实现标准化，及时纠正临床医生的随意性和不规范行为；③将不确定的医疗行为变成相对确定，费用相对固定，从而能够更好地起到成本管控和质量监管的双重作用。

在美国，临床路径的产生和发展经历了 20 多年的时间，由于施行临床路径能确实有效地控制医疗费用及改善医疗品质，所以在最近的 5 年中得到广泛的普及，被应用于各级各类健康服务机构。临床路径工作的开展代表着医院的精细化医疗管理水平和信息化水平，是 DRG 管理的有效实现工具。但是，由于各国的 DRG 系统分组器的分组程度不同，有些疾病还存在临床分类不明确的情况（如胸痛），因此并不是所有的疾病分组都适合开展临床路径的管理，少数比较复杂的疾病不适于进行临床路径管理。

临床路径的管理是指医院的一组人员，包括管理者、医师、护理人员及其他医疗有关人员，共同针对某一种病种的诊断、治疗、康复、护理，制订一个有严格工作顺序和准确时间要求的照护计划，以减少康复延迟及资源浪费，使服务对

象获得最佳医疗护理服务。临床路径针对某种疾病或手术，以时间为横轴，以入院指导、诊断、检查、用药、治疗、护理、饮食指导、出院计划等相关护理手段为纵轴，制订一个标准化治疗护理流程，也就是临床路径图表。运用这种图表的形式对患者提供有时间性、有序、有效的诊疗，来控制医疗质量和经费，是一种跨学科和综合整体医疗护理工作模式。

临床路径希望找出最有成本效益的治疗模式，而达到与过去一样的治疗效果，甚至实现比过去更好的医疗质量。最有成本效益的治疗模式就是在最短的住院天数，患者在一定时间内不会因同一种疾病再次住院，而且是大部分医师可以接受的治疗方法。临床路径是医疗管理者用来控制医疗成本及改善医疗质量的方法之一，而 DRG 是一种与诊断相关的付费方式。

临床路径的意义：

（1）界定标准住院天数，缩短平均住院天数；

（2）减少治疗上不必要的差异；

（3）降低医疗成本，合理支付医疗费用；

（4）根据病情需要，合理安排时间和费用；

（5）规范诊疗护理手段，使患者得到最佳方案的治疗与护理照顾；

（6）培养护士的自律性，加强医护合作；

（7）提高工作效率，减少不必要的工作量；

（8）通过变异分析，促进质量持续改进；

（9）患者及家属预知所要接受的照顾，主动参与治疗护理；

（10）促使患者满意度上升，获得保险机构的支持，提高医院社会效益和经济效益。

三、DRGs 与临床路径如何形成合力

《医疗机构临床路径的制定与实施》由卫生部于 2012 年 8 月发布。临床路径是一种既可以保证医疗质量又可以降低医疗成本的医疗质量管理方法，可以简单地理解成规范化治疗的流水线工作，但由于人体是复杂的，疾病是变化的，这个流水线工作会出现偏差，因此临床路径有变异和退出两种情况。

在美国，临床路径的产生和发展经历了 30 余年的时间，已基本成熟。20 世纪 80 年代，为了遏制医疗费用的不合理增长，美国政府将医疗付费后付款制改为定额预付款制（DRG—PPS），这样一来，医疗机构必须主动探索医疗质量的改进

和医疗成本的控制以实现盈利。在这样的历史背景下，临床路径应运而生。美国是先有 DRG 付费制度，后有临床路径。1985 年，美国 New Eng-land Medical Center 最早制订出第一部护理临床路径。由于实行临床路径能确实有效地控制医疗费用并改善医疗品质，之后被认为是控费和提升医疗质量的神器，从而得到更广泛的普及，美国有约 60%的医院已应用。美国医疗机构联合评审委员会国际部已把临床路径列入医院评审的核心标准之一，在喉切手术、泌尿外科手术、骨外科手术 ISI 等择期手术患者中的应用尤其普遍。

临床路径在我国起步稍晚，1996 年由美国乔治梅森大学吴袁剑云博士向护理界引入“临床路径”这一概念。此后多年，虽然有一些医院进行了尝试，但在临床路径的推广和应用上似乎没有太大进展。直到 2009 年《中共中央国务院关于深化医药卫生体制改革的意见》发布，临床路径在我国的命运才发生转折。其中，优化服务流程、规范诊疗行为、提高服务质量和效率、缩短患者等候时间等是公立医院改革试点的主要内容。2009 年 6 月，为响应其内容，卫生部办公厅下发了《关于印发 8 个病种临床路径的通知》；8 月，卫生部成立了临床路径技术审核专家委员会，选择了首批 22 个专业、112 个病种，组织 23 个省共 110 家医院开展了试点工作。

2015 年，国家卫计委发布消息，全国有 1599 家三级医院、4563 家二级医院开展了临床路径管理（全国有三级医院 2123 家，二级医院 7494 家）。2016 年 10 月 12 日，国家卫计委发布了《医疗质量管理办法》，强调加强医疗质量管理，建立医疗质量安全核心制度，并把临床路径管理作为医疗质量管理工具之一。其他的还有全面质量管理（TQC）、质量环（PDCA 循环）、品管圈（QCC）、疾病诊断相关组（DRGs）绩效评价、单病种管理等内容。目前，全国近 7000 家公立医院开展了临床路径管理工作，占全国公立医院的 88.5%。其中，北京市二、三级医院符合入路径条件的病例每年入组率均在 75%以上。

自党的十八大以来，国家卫健委按照“制订一批、完善一批、推广一批”的工作思路，组织中华医学会有关专家，在充分调研医疗机构住院病种构成情况、次均住院费用、医疗保障等情况的基础上，分期分批制订有关病种临床路径。截至目前，临床路径累计印发数量达到 1212 个（其中县医院适用版 216 个），涵盖 30 余个临床专业，基本实现临床常见疾病、多发疾病全覆盖，基本满足临床诊疗需要。2020 年 1 月 2 日，国家卫健委医政医管局又重新对 19 个学科有关病种的临床路径进行了修订，形成了 224 个病种临床路径（2019 年版）。

中国式临床路径的本质是“主诊断临床路径管理”，着重于研究“诊疗流程”，目的是提高医疗质量。通过假设原有流程是有问题的，进行作业流程重组和节点要素管理，并坚持“开放性临床路径，约束诊疗节点，管理知识创新”的原则，坚持路径授权和变异协商，执行路径监测，追求“路径的学习能力”。这种独创“路径节点”，将任务与节点直接绑定，而节点再与时间灵活绑定，使路径管理成为弹性开放的临床学习平台。

中国式临床路径“质量标准”设计方法是一种基准比较方法，遵循路径的节点约束，从而达到质量目的的最高要求而非一般要求。医院应用标准路径管理以达到使患者更满意、效率更高、成本更低的路径学习能力，追求作业的质量导向、路径授权和变异协商，不追求实现“计划”的执行完整性。总的来说，中国式临床路径的特征就是：政府主导，顾客导向与流程重组，节点标准化与质量控制，路径学习与质量改进，限价管理与电子路径，结果质量 CHQIS 监测。

四、临床路径存在的问题

临床路径的应用，实现规范化、科学的治疗方式，很多优点，比如：①对主治及以上医师而言，大部分病例纳入临床路径进行集中管理，可以有更多的时间和精力研究疑难复杂病症；②对住院医师而言，可以得到临床训练，更快地掌握诊疗流程和规范；③对护理人员而言，可预先得知对患者应提供的护理服务及愈后，使护理活动更具规范性；④对患者而言，可得到高品质的医疗照护，缩短住院日，减轻医疗费用负担。

临床路径并不是万能的。在不同阶段的开展过程中，难免存在多方面的问题：有疾病本身的，也有患者的，还有医护人员的。医疗机构行政管理以及社会相关利益各方面，也会或多或少为路径的推广带来阻力。

临床路径实施的一个重要部分是收集和分析病人护理何时偏离路径的信息。并非所有患者都适合使用路径，但变异分析可提供有用和准确的信息，说明变异和偏离路径的频率和原因。并非所有的偏差和变化都是坏的，但是理解偏差背后的根本原因和推理是很重要的。为了让患者获得最适的护理，必须对路径中的每个决策点进行分析，以确定与每个决策相关联的结果。

我国地域广阔，人口分布多样化，经济发展水平存在差异。因此，不同级别的医院，接诊的患者类型也存在较大变化。如重点城市的三甲医院接受转院过来的患者比较多，相对而言，这样的病情就会比较复杂，不太适合临床路径的可能性比较大；相应地，一些县级医院接诊的患者适合临床路径的比例会高一些。除了医院的差别，不同科室也会对临床路径产生影响。如外科科室，诊断相对明确，治疗方法相对清晰，就适用于临床路径，且可以获得符合预期的效果。而内科科室，多以慢性病居多，病情相对复杂，合并症较多，且以药物治疗为主，实施临床路径的难度则比较大。

不同医生之间对临床路径的态度也是不一样的，甚至不同医生的性格、做事方式以及对病情的理解不同，也会对临床路径的开展产生主观上的影响。医技后勤系统的衔接及协调是否顺畅，则会影响诊疗的时间，如某些检查项目的开展时间，会导致检查结果反馈的差异，并进一步影响后续治疗的进行，最终从时间维度影响路径的落实。

五、临床路径的变异

由于人体是复杂的，疾病是变化的，诊疗过程中的某个环节也会随之发生变化，所以临床路径的执行会呈现多样化的形式。变异是大家比较关注的一种。

变异原因可以有系统相关、病人相关、医务人员相关。进行更深层的思考，则有利益因素、政策因素、社会因素等。已经有很多专家对变异这一现象进行了专业性的分析，并提出了解决办法，在此不再赘述。变异现象带来的启发恰恰是如何充分深入地对临床路径的专业标准进行利用。比如说，某一病案发生了变异，就意味着患者的诊疗过程可以脱离临床路径所倡导的规范化治疗理念了吗？我们是否可以开阔思路，让临床路径的技术因素对变异的病案发挥新的标识作用，而不是相反。

虽然部分临床路径病种在全国各地的试点取得了一定的成效，但针对目前国家发布的 1010 个临床路径，实施效果还存在诸多不确定性。大众和医护人员对临床路径的认识和认可程度也远远不够。随着我国医保支付改革的推进和 DRGs 付费的推行，临床路径作为一种病种质量管理模式，与 DRGs 应用的许多特点不谋而合，弥补了临床路径的不足，两者相辅相成。

DRGs 和临床路径属于两种不同的管理工具和手段。临床路径作为医院内部精细化管理的工具，用于提高医疗质量和控制医疗成本；而 DRGs 作为支付手段，用于协调医保和医院之间的关系。DRGs“打包付费”的方式，意味着医疗保险所付的费用将和医院实际的资源消耗没有关系，只有当所提供服务的成本低于医保付费标准时，医院才能有所收益。这在无形中埋下了“一味追求控制成本，而忽视医疗质量”的安全质量隐患。临床路径作为保证医疗质量、控制医疗成本的有效管理工具，正好能弥补这一不足，且在 DRGs 的推广过程中还能优势互补，相互推进。

六、标准处置程序与临床路径

什么是 DRGs 标准处置程序？DRGs 针对每一个病种组，医保部门确定了购买支付价格，直接影响医院的成本补偿水平、医院的收入、患者的医疗费用负担水平，所以医院需要更加关注“病组成本核算”。过去，由于医疗服务收费定价的不合理，劳动价值不能得到体现，主要靠“以药补医、以器材补医、以检查补医”，导致病组成本严重不实。基于病组实际成本的不合理性，医院要自我评价病组成本到底是多少？有临床路径的，按照临床路径规范，借助病组实际成本核算的资料，进行标准病组成本测算；没有临床路径的，按照作业流程专家评议确定，医院内部达成“共识”，这种内部共识就是 DRGs 病组标准处置程序。

标准处置程序不仅仅包括如何用药，还包括检查与检验的项目、治疗的项目、活动与安全、营养与饮食、排泄、心理与社会、健康教育、出院计划、护理问题等，并且细化到住院的每一天。

DRGs 不仅是医保的支付方式，更是医疗管理和医院绩效评价一个非常好的工具，为医院提供了新的考量维度和标准。医院会从如下五个层面来进行评价和排名：

第一个层面：医院的区域排名。小可以在本地区，中可以在本省，大可以在全国。依据这个标准对医院在这个区域里的临床状态进行排名。

第二个层面：医院内每位员工都应有成就感。如果医院发展得好，为广大患者治疗大量疑难杂症的同时，大家的生活质量、经济水平也得到提升，就会有自豪感。医疗的改革力度这么大，其根本还是提升解决疑难病症的能力。

第三个层面：医院是两级管理，学科强，医院则强。我们排名的是二级学科，如果说医院里的二级学科强，这家医院一定会强，影响力一定会提高。

第四个层面：科室强不强。医院的基本单位是治疗组，治疗组强，科室就强，所以可以在这些层面进行考核、评价、同比和环比。

第五个层面：实施同行评价。不管是公立医院还是私立医院，我们在保障安全的前提下，合理科学地使用检查、治疗、药品和耗材，在不同专科和不同治疗组进行评价，找到最佳的治疗方式。从另一个角度出发，可以制定一个临床评价标准，还可以进行绩效评价和知识考核。主治医师、副主任医师、主任医师除了撰写专业论文之外，更重要的是看好病，医院可以用 DRG 组数 CM1 值等可以真正体现临床能力的指标进行考核。

基于 DRGs 的绩效评价和排名，从第一层面开始，到最后落地的第五层面对临床医生层面的考核，医院迫切需要一个完整的 DRGs 病组标准处置程序作为总的指导原则。

来看一个真实案例，某医院推行 DRGs 体系下的绩效考核方案后，临床医生的医疗行为是如何改变的。李医生所在医院的绩效管理，曾遭许多医院院长和专家的诟病，以挂号费和手术费提成为主的绩效分配方式，被认为有导致过度医疗的嫌疑。不得将医生收入和工作量挂钩的规定，也因导向大锅饭的方向而遭质疑。北京市在 2019 年 6 月份执行的 3700 多家医院参与的医耗联动，取消医用耗材加成的同时，一次性提高 6621 种医疗服务项目价格，改革的大方向很明确：砍掉耗材加成，将医生的劳动价值以提高服务项目的方式呈现。

李医生所在的医院于 2019 年 4 月份引进了 DRGs 绩效考核体系，以往医生开医嘱时，不会从固定的临床路径中来选用药品，医生的用药决策有时会受药企相关推广方式的影响。但在 DRGs 的诊疗过程中，医院给每一个 DRGs 病种规定了标准处理程序，每个疾病的治疗阶段开哪些检查，用哪些药，都已打包规定好。如果医生从 DRGs 标准处置程序中选择药品，药品有 10%是从设计好的临床路径里导入进来的话，医疗组会有 5000 元的奖励，平均每个人约 1000 元。这对医生来说，是一种激励。

从上面的案例可以看到，DRGs 病组标准处置程序涵盖了临床路径的内容，比临床路径更丰富、更具体，同时每家医院由于诊疗、检查检验、药品目录的不同，标准处置程序的内容也不同。

2019 年 6 月 27 日，国家医疗保障局印发了《医疗保障标准化工作指导意见》的通知，这个工作会加速 DRGs 的全国落地，同时为实现重点监控目录产品的使用是否真正落地提供信息和大数据的支撑。文件要求到 2020 年，在全国统一医疗保障信息系统建设基础上，逐步实现疾病诊断和手术操作等 15 项信息业务编码标准的落地使用。四项标准化信息中就包括药品编码规则标准化，从全国层面实现医保药品使用的可追溯（20 个重点监控产品都是医保产品），确保重点监控产品数据的准确性。

从编码规则中可以看出，医保部门通过药品的大数据分析，可以实现多重目的：①可以了解药品使用结构；②便于推行药品两票制，实现药企可追溯管理；③可以实现药品价格分析；④与疾病诊断对接，可以评估用药合理性；⑤通过大数据汇集分析，确定病种的成本，可以测算合理病种成本中的药占比，为医保支付药品费用提供参考依据；⑥便于对医院用药合理性进行精准分析。大数据技术的前提是标准化以及医保药品编码和规则统一，大数据分析会让医保局掌握更多主动权，这一点对医药企业压力巨大，同时对医院用药习惯和行为带来重大的影响和冲击。

医院超过70%的收入来自医保，付费方有绝对的话语权。国家卫健委的重点监控目前能否有效落实下去，医院是否有持续的内在源动力执行下去，还要看医保支付方式的变化。DRGs 下标准处置程序的建立，对医药企业产品的影响更甚，因为这是医院健康发展的源动力。

七、DRG 支付下让产品融入临床医生的标准处置程序

其实，DRG 支付体系并非是一个一劳永逸的支付制度，如果你负责的产品主要依靠 DRG 方式支付，那么你一定要熟悉 DRG 支付下的治疗方案。这个病例的支付金额是多少?治疗的基础方案是什么，价格是多少？我们的产品该如何切入整个治疗方案中？和竞品或其他产品相比，治疗学和经济学的优势在哪里？只有明确了这些信息，才能谈产品定位、制定推广策略以及设计学术活动。

先来看 DRGs 之于临床路径有何优势：

（1）补充了临床路径“病种选择单一，覆盖面小”的不足。DRG 在“诊断+手术”的双维度病种划分基础上，加入了并发症、患者年龄等风险影响因素，细化了原有的病种分组。

（2）给临床路径制定提供了一定的权威标准。DRG 在实际使用中会根据本地区历史数据做权重和住院时间、住院费用测算，这就为区域内所有医疗机构建立了一个有参照意义的标杆体系。以前纯粹来源于专家意见的临床路径制定，现在有了一个外在的、可量化验证的指标，至少在目标住院费用、费用结构和住院天数上给出了约束。

（3）给临床路径的推广提供了动力。DRG 的医保支付已经在路上了，医院以临床路径手段应对 DRG 支付限制，让临床路径的落实有了真金白银的利益驱动。

再来看临床路径之于 DRGs 有何优势：最为重要的是，杜绝了 DRGs 付费中医疗质量下降的安全隐患。临床路径作为医疗质量的管理工具，能让 DRGs 在保

障医疗质量的前提下，实现合理控费，可以为 DRGs 的推广提供强有力的支撑。

如何结合 DRGs 和临床路径，充分发挥临床路径的优点，避免其缺点，使其成为医院精细化运营管理的有力工具，让“DRGs+临床路径”“起到 1+1>2”的作用。具体看如下急性化脓性阑尾炎的典型病例。

1. 适用对象

第一诊断为急性化脓性阑尾炎（ICD-10：K35.901）。行阑尾切除术（ICD-9-CM-3：47.09）。

2. 诊断依据及选择治疗方案的依据

根据《临床诊疗指南—小儿外科学分册》(中华医学会编著，人民卫生出版社，2005 年)、《临床技术操作规范—小儿外科学分册》(中华医学会编著，人民军医出版社，2005 年)、《小儿外科学》(第 4 版)(施诚仁等主编，人民卫生出版社，2005 年)。

如何进入该指南，让自己的产品在治疗方案中占有一席之地，需要持续不断的学术推广。

3. 进入路径标准

（1）第一诊断必须符合 ICD-10：K35.901 急性化脓性阑尾炎疾病编码。

（2）当患者合并其他疾病，但住院期间不需特殊处理，也不影响第一诊断的临床路径实施时，可以进入路径。

（3）如诊断为穿孔性阑尾炎，不进入本路径。

4. 预防性抗菌药物选择与使用时机

按照《抗菌药物临床应用指导原则》(卫医发〔2004〕285 号)，并结合患儿病情决定选择，推荐药物治疗方案优先使用《国家基本药物》的药物。

5. 手术日为入院第 1 天

麻醉方式：气管插管全身麻醉，或基础+椎管内麻醉。手术方式：阑尾切除术。

6. 术后住院恢复 4～6 天

根据当时病情而定，可选择血常规、C 反应蛋白、血电解质、肝肾功能、超声等检查。术后抗菌药物：根据病情及术前已用药物，可选择二代头孢类（如头孢呋辛）+甲硝唑，或三代头孢类（如头孢噻肟）+甲硝唑，用药时间一般不超过 3～5 天。

对于急性化脓性阑尾炎这个具体的病种，临床路径给的用药建议是比较宽泛的，按照 DRG 试点方案的建议：各定点医疗机构应该根据国家卫健委临床路径和诊疗规范，制订符合本院实际的各病种临床路径。先来看看急性化脓性阑尾炎 DRGs 入组及权重的分析：

单一病种“急性化脓性阑尾炎”，首先按照治疗方式不同，可以分为手术操作和药物保守治疗，手术操作分到 ADRG 组为 GD1，内科保守治疗分到 ADRG 组为 GU2，然后根据其合并症、伴随症和并发症等的不同，可以分入 6 个 DRG 组，各组权重也各不相同（表 4-10）。

表 4-10 急性化脓性阑尾炎 DRG 分组及权重

DRG 组	参考权重
GD13 具有复合诊断的阑尾切除术，伴有一般并发症或伴随症	1.230
GD15 具有复合诊断的阑尾切除术，不伴有一般并发症或伴随症	0.988
GU21 消化系统其他炎症性疾病，伴有严重并发症或伴随症	0.851
GU23 消化系统其他炎症性疾病，伴有一般并发症或伴随症	0.677
GU25 消化系统其他炎症性疾病，不伴有一般并发症或伴随症	0.412
GU27 消化系统其他炎症性疾病，入院 5 天内死亡或转院	0.31

再举个例子，比如急性 ST 段抬高心肌梗死临床路径（2019 年版）中对于药品的使用，建议如下：

（1）抗心肌缺血药物：硝酸酯类药物、β 受体阻滞剂、钙通道阻滞剂。

（2）抗血小板药物：常规阿司匹林和 P2Y12 受体拮抗剂联合应用（DAPT），对于阿司匹林不耐受或胃肠道反应较大者，可考虑其他抗血小板药物替代。直接 PCI 患者，首选强效的 P2Y12 受体拮抗剂（替格瑞洛），如不耐受，则可应用氯吡格雷。DAPT 一般需 12 个月以上，缺血高危和出血风险低的患者可适当延长（替格瑞洛剂量可减至 60mg，每日 2 次）。有无复流或有栓塞并发症，应使用糖蛋白（GP）Ⅱb/Ⅲa 抑制剂。

（3）抗凝药物：可常规使用普通肝素或低分子肝素或比伐芦定。

（4）调脂药物：若无禁忌证，应早期开始高强度的他汀治疗，且长时间维持，必要时需加用其他种类的调脂药物。

（5）ACEI 或 ARB：若无禁忌证，所有患者应使用 ACEI，不耐受者可用 ARB 替代。

（6）盐皮质激素受体拮抗剂：已接受 ACEI 和 β 受体阻滞剂治疗的患者，若 LVEF≤40%且合并心力衰竭或糖尿病，应使用盐皮质激素受体拮抗剂。

（7）镇静镇痛药：可静脉用吗啡，极度焦虑患者应考虑中度镇静药物（一般为苯二氮䓬类）。

（8）质子泵抑制剂（PPI）：DAPT 时，尤其是高危消化道出血者，应联合应用 PPI，优先选择泮托拉唑或雷贝拉唑。

具体到某家医院，临床医生会如何选择呢？他们当然会有自己的考虑，同时我们知道急性 ST 段抬高心肌梗死按照 CHS-DRG 的分组规则，可以细分到如下 10 个病组：

FM13　经皮冠状动脉药物洗脱支架置入，伴有一般并发症或伴随症

FR11　急性心肌梗死，伴有严重并发症或伴随症

FR13　急性心肌梗死，伴有一般并发症或伴随症

FM33　其他经皮心血管介入治疗，伴有一般并发症或伴随症

FQ13　经皮心导管检查操作，伴有一般并发症或伴随症

FJ11　循环系统其他手术，伴有严重并发症或伴随症

FD23　先天性心脏病常规手术，伴有一般并发症或伴随症

FK19　循环系统诊断伴随呼吸机支持

FR17　急性心肌梗死，入院 5 天内死亡或者转院

FB19　心脏辅助系统植入

不同的病组应该有不同的临床路径，现有的临床路径是针对某类疾病，DRG 支付体系下，医药企业要协助医院建立的是基于每一个病组的临床路径，而不是单纯病的临床路径。每家医院的病组临床路径都是不一样的，而且基于每年医保部门调整病组的支付标准，结合医院病组成本控制情况，需要每年对院内病组的临床路径进行优化，这是一个不断修正的过程。

在 DRG 付费推行一段时间后，由于病组付费标准固定，长期来看，区域内医院在某些疾病的治疗方案将会趋同，此时可以借助技术手段去进行基本模型的抽取，建立初步的以大数据分析为支撑的临床路径，然后辅以行业专家的临床论证，并最终确定。针对临床路径的动态调整，可以借助大数据和 AI 技术进行短时间的动态调整，医疗技术的发展和医保付费政策的调整也会促使临床路径进行相应的调整。

无论是 DRGs 还是临床路径，二者的最终目的都是为了在保证医疗质量的前提下，控制医疗成本。因为各自运行机制原理和特点，两者任何其一在应用和推广过程中都无法两全其美地解决这一问题。DRGs 侧重于医疗成本控制，临床路

径则侧重于医疗质量管理；它们加在一起正好能相互补充，相互促进，助力医院精细化运营管理，迸发出“1+1＞2”的能量！

对于企业来说，如何进入病组的标准处置程序，首先是确保你的产品进入目前国家卫健委的临床路径和诊疗规范，院内病组的标准处置程序重点还是参考现有的临床路径和诊疗规范。

八、医药企业产品可以借道指南进入临床路径

医药营销推广人员可以通过分析产品的适应证和参与的临床试验，进一步分析临床试验所涉及的诊疗方案，结合诊疗方案所涉及的指南和共识来阐述产品。如对大环内酯类药物地红霉素的推广，要结合医生对治疗的认识现状和目前国内外指南、共识内容的差距进行分析。

美国传染病学会 / 美国胸科学会 2007 年成人社区获得性肺炎（CAP）诊疗指南指出：对于严重 CAP 患者，至少应该进行血样细胞培养、检测嗜肺军团菌和肺炎链球菌的尿液抗原试验以及痰样本细菌培养。对于气管插管患者，应进行气管内抽吸物检测。对于先前身体健康且无耐药肺炎链球菌感染风险因素患者的治疗方案为：①一种大环内酯类药物（强力推荐，1 级证据）；②多西环素（一般推荐，3 级证据）。这一证据充分强调了地红霉素的单药治疗。

当 CAP 患者有慢性心、肺、肝或肾脏疾病，糖尿病，酗酒，恶性肿瘤，无脾，免疫抑制或使用免疫抑制剂，或者先前 3 个月内使用抗生素，或具有其他肺炎链球菌感染风险，推荐治疗方案：①一种用于呼吸道感染的氟喹诺酮类（强力推荐，1 级证据）；②一种 β-内酰胺类+一种大环内酯类（强力推荐，1 级证据）。这一证据强调地红霉素的参与治疗。

重点通过如下五个方面与指南结合推广：

（1）结合流行病学调查，指出医生目前使用地红霉素不广泛是因为他们不了解肺炎的致病菌中有非典型微生物。

（2）结合指南，指出这些非典型微生物要常规检查。

（3）结合指南，指出使用地红霉素为代表的大环内酯类药物可覆盖非典型微生物。

（4）结合指南，指出地红霉素为代表的大环内酯类药物可单用，也可和其他药物联合使用，是治疗的基石（联合治疗）。

（5）结合指南，指出重症感染的患者在使用超广谱抗生素满疗程后，应换用

地红霉素、阿洛西林等诱导耐药率少的药物（贯续治疗）。

通过寻找医生对诊疗指南的盲点，阐述产品对该盲点的覆盖，创造产品的新市场。如对于 N-乙酰半胱氨酸产品的推广，结合国外现有指南的思考，可以提出如下的推广创新：①有呼吸道感染，即有痰，有痰须祛痰，可用 N-乙酰半胱氨酸；②抗感冒的药物含有对乙酰氨基酚苯成分，过量使用易中毒，N-乙酰半胱氨酸可解毒；③慢性肺炎，肺易纤维化，N-乙酰半胱氨酸可抗纤维化；④血管造影、肿瘤增强扫描时使用造影剂，易损肾，N-乙酰半胱氨酸可保肾。

新产品先讲效果出众，再讲安全可靠。老产品先讲安全可靠，再讲效果依旧。同样是安全、有效，可比较效益多少；效益一样多，比较方便与否。

中成药推广的重点是将产品融入诊疗方案：通过分析产品的药理特性及法定适应证，分析诊疗方案所涉及的共识、指南精神要点，结合诊疗方案阐述产品特点，将产品和指南共识对号入座。“因病循证医学”应用于中成药学术推广的意义重大。

目前，中药的循证医学多数是在西医框架内进行，缺乏相应的中药循证医学的方法学研究。虽然能给推广带来更多的弹性，但在与化学药物发生临床用药竞争时证据级别较低。中成药所进行的临床试验大多属于动物实验或观察性试验，目的集中在验证药物疗效的有效性。

随着循证医学的发展，临床治疗证据以严谨、科学的方法被记录下来，对应最新的循证医学证据级别，可以发现，多数中成药的证据级别可能集中在论点、评论与观点，病例报告以及队列研究，存在相当数量的医家用药经验、验方、病例集，亦有相当数量的、面向药物疗效的临床研究。由于药物的化学特征和药理作用不能轻易更改，只关注药物特征，如适应证、给药方式、疗效、安全性和作用机制等，就无法找出更多说服客户处方的理由。同时，关注临床试验中药物体现出来的特点，还可以增加推广概念，获得更宽阔的视野。

当然，中成药推广的终极解决之道是组织大规模的临床试验，但是该方法时间长、组织难、花费大。现实的解决之道是结合现有指南、共识精神进行推广，从而改变专家观念，进而改变临床路径。

如康妇凝胶的推广，结合美国 CDC2010 年指南以及美国阴道镜和宫颈病理学会 ASCCP2006 年指南，将康妇凝胶各中药成分的药理作用对号入座，符合 CDC 阴道炎治疗指南和宫颈病变管理指南中以下治疗要求：①抗真菌，用于真菌性阴道炎；②抗细菌，用于细菌性阴道炎；③抗病毒，用于宫颈病毒感染；④冰片镇痛作用，可用于宫颈活检镇痛，如医生根据宫颈细胞学管理指南进行宫颈活检，使用康妇凝胶可减少疼痛，促进伤口愈合，有利于指南执行。

如果说病种成本是在明晰医疗服务的成本，新的医疗付费方法是控制医疗机构的收入，那么临床路径看上去更偏向于规范化医疗服务的质量。对于一个患者，疾病可能并不是单纯的单一病种，在 DRGs 的病例分类方法上就能体现出考虑到这一点；医疗过程，也并不是由单一的医疗服务、单一的科室或单一的环节构成的，而临床路径的构成则凸显了这一点。针对某一病种或操作（例如一组 DRGs，或一组 ICD 码对应的病种、手术、操作），医疗团队制订一份共同认可的、规范化的诊疗模式及程序，从患者入院到出院，药物利用和全面的诊疗计划、方式方法都包含在其中。这就是在控制医疗质量，并且基于循证医学，临床路径是一个有弹性的规范。

DRGs 病组标准处置程序更标准化、规范化一个病种的诊疗模式，其实也在规范化整个诊疗模式中的成本。更适当的标准处置程序的建立，能更准确合理地测量病种成本，同时规避了因一味降低成本而造成的医疗质量缺失。标准处置程序的完善也有利于 DRGs 的完善与改进，对 DRGs 的制定更合理化起到辅助作用；反过来，覆盖全病种的 DRGs 又可以促使标准处置程序有更广度的发展。

九、美国式临床路径是针对 DRG 病组来制定，通过 DRG 支付实现降本增效

美国式临床路径是针对每一个 DRG 病组来进行控制，主要基于以下三个项目：①不必要的检查、化验项目；②不必要的药品使用；③不必要的耗材使用。通过减少使用量，或使用替代品，达到减少不必要医疗项目的目的。

以经导管主动脉瓣置换术涉及的病组来谈谈临床路径管理。2017 年，美国心脏病学会（ACC）定义的经导管主动脉瓣置换术临床路径主要分为治疗团队的组成、病人的选择、操作、操作后的管理和影像的要求。

1. 经导管主动脉瓣置换术患者选择和评估

经导管主动脉瓣置换术前的决策推荐，首先需要考虑心内科、心外科、超声科、麻醉科等心脏团队成员的专业意见，并结合患者本人和家属的意愿，以及开展经导管主动脉瓣置换术的目的来做出决策。对患者的初步评估非常重要，包括是否有主动脉狭窄症状及严重程度，是否有心脏病史、过敏史，胸廓形态是否正常，甚至对病人的口腔健康情况也要做充分的了解，因为牙齿的感染可能导致心

内膜炎。

此外，还需要全面了解患者的其他基本情况，对已经合并的心脑血管疾病的状态也要进行掌握。比如，有无放过支架，心功能状态以及肺动脉高压情况，是否有其他危害生命的状况（终末期肿瘤）、胃肠道的慢性出血、肾功能状况等。这些情况都是经导管主动脉瓣置换术术前必须考虑到的。

术前功能状态的评价包括患者虚弱程度、营养状态和患者活动度，是否合并智力方面的问题（老年痴呆、抑郁症）以及存活周期等都要进行充分评估。详细评估后，再确定病人是属于低危患者、中危患者还是高危患者，是否可以实施经导管主动脉瓣置换术治疗。

2. 经导管主动脉瓣置换术前影像学检查和评估

通过术前超声评估主动脉瓣狭窄严重程度时，要综合主动脉平均压差、最大流速、主动脉瓣面积测量结果来判断，而不是单一地根据其中某一个指标来评估。另外，通过超声评估患者左心室状态，包括左心室射血分数（LVEF）和左心室（LV）尺寸、肺动脉压以及其他瓣膜异常等，这也非常重要。

CT 测量主动脉瓣大小和主动脉根部尺寸，综合考虑来选择和确定瓣膜的尺寸。为了保证测量结果的时效性，CT 扫描需采用心电控门。对周围血管的 CT 评估包括胸腹主动脉、胸部大动脉、颈动脉和髂股动脉等，这些则不需要心电门控。

3. 经导管主动脉瓣置换术流程及细节

术前心脏团队需要共同制订手术流程策略，包括瓣膜选择、血管通路开启及关闭、手术位置、麻醉注意事项以及对潜在并发症的预先应急预案等。手术策略细节包括麻醉实施、血管通路进入和关闭、瓣膜释放的评估、抗凝、可能的瓣环预扩张、瓣膜输送和释放、瓣膜植入后的评估，以及可能的并发症管理等。

4. 经导管主动脉瓣置换术后的临床管理

术后即刻管理包括复苏、转运、监护时间的规划，以及疼痛的有效管理。防治病人栓塞，动员患者早期活动，防止深静脉血栓形成，让患者尽可能早出院也是手术团队一开始要考虑的问题。术后长期随访管理包括定期随访、抗栓治疗、其他心脏疾病的管理、术后并发症的监测、长期口腔卫生和必要时的抗生素预防，避免发生心内膜炎等。

结合 ACC 发布的《经导管主动脉瓣置换术临床路径》可知，美国式临床路径中没有中国式临床路径所有的节点管理，具体的执行是由心脏医师团队定义，追求实现“计划”被执行的完整性。

对比看下国内某家医院的经导管主动脉瓣置换术，按照 DRG 分组，可以进入 FB4 组。以用药为例，按照 ACC 规定医学诊疗指南和临床路径，枸橼酸莫沙必利片、肠泰合剂、雷贝拉唑钠肠溶胶囊、谷红注射液、注射用前列地尔干乳剂、注射用艾司奥美拉唑钠、雷贝拉唑钠肠溶胶囊等中成药和辅助用药在诊疗过程中是被严格禁用的，必须排除在临床路径之外。在某院测算过程中，针对经导管主动脉瓣置换术，心脏大血管外科例均费用为 9.4 万元，其中中药类费用达到了 3384 元，占到了例均费用的 3.6%。再以枸橼酸莫沙必利片、肠泰合剂、雷贝拉唑钠肠溶胶囊、谷红注射液、注射用前列地尔干乳剂、注射用艾司奥美拉唑钠、雷贝拉唑钠肠溶胶囊等非神经类药物辅助用药，则西药类花费中的路径外项目占比最高，达到 23.3%。通过对路径外的费用进行把控，就可以有效地控制 DRG 的成本，减少医疗资源的浪费。

随着 CHS-DRG 在全国的推行，相信一部分浪费严重的医院会考虑美国式临床路径，约束医疗行为，保卫医院利益。当然，如何在不损害医疗质量的前提下达成上述目标，就需要医院管理者去思考。

十、依托国家卫健委临床路径和诊疗规范，建立院内病组临床路径

建立院内病组的临床路径是非常重要且有意义的事情，比如按照 CHS-DRG 的细则，医疗机构可以就某些病组的支付标准和医保局进行谈判，如果在某些病组的治疗的确会超过该病组的支付标准，该如何去和医保局谈价格呢？告诉医保局，你是按照什么标准临床路径来进行诊疗的，符合临床路径的应该纳入正常医保付费，如果不能提前制订好病组的临床路径，并且在实际诊疗的过程中也是按照临床路径来进行诊治，否则你用什么标准和医保局进行价格谈判？

我们对目前国家卫健委等机构发布的所有临床路径进行了归纳总结，实际有效临床路径，758 个，仅占 75%，其中发现存在如下问题：一是临床路径重复；二是一个临床路径表单，存在多种治疗方式和多个临床路径；三是多机构重复发布，比如缺血性脑卒中的临床路径，有中医学会版本、西医学会的版本等。

医药企业需要和目标医院一起，依托现有的临床路径，制定符合本院实际的病组临床路径。我们用一个具体案例来讲如何建立院内病组临床路径。

选择哪些疾病作为管理探索目标，是值得思考的问题。结合疾病的发生情况、

治疗情况，重点看是否常见病（患者数），通常医院的病组类型也符合二八原理，也就是 20%的病组消耗了医院 80%的费用。看看这家医院前十位病组的费用情况（表 4-11）：

表 4-11　某医院前十位 DRG 病组及费用情况

病组	DRG 病组名称	RW	例均费用	费用排名
RC13	恶性增生性疾病的化学及/或分子靶向治疗，伴有一般并发症或伴随症	0.45	10500	1
FM13	经皮冠状动脉药物洗脱支架置入，伴有一般并发症或伴随症	2.46	60000	2
FS11	心绞痛，伴有严重并发症或伴随症	1.26	18000	3
BC19	出血性脑血管病手术	3.77	160000	4
LG13	建立、设置、移除肾辅助装置，伴有一般并发症或伴随症	1.45	16800	5
GB13	食管、胃、十二指肠大手术，伴有一般并发症或伴随症	2.52	21000	6
RC29	恶性增生性疾病的放射治疗及/或其他疗法	3.32	29000	7
RU12	恶性增生性疾病的化学及/或免疫治疗（30 天内）	0.98	12300	8
RC15	恶性增生性疾病的化学及/或分子靶向治疗，不伴有并发症或伴随症	0.31	8500	9
ET11	慢性气道阻塞病 ，伴有严重并发症或伴随症	1.45	11100	10

如前所述，临床路径是指针对特定的目标疾病，建立标准化治疗模式与治疗程序，对涉及的关键诊疗活动节点进行标准化。因此，可以把临床路径中涉及的诊疗内容作为某一病种的核心内容，并在此基础上对其他相应的项目进行扩展性标准化。根据选定病种的临床路径内容，参照国家卫健委及其他相关权威机构制定的临床指南和诊疗规范，制定标准临床路径库。可从治疗策略、诊疗项目等维度进行明确，结合路径要求的时间，从时间维度按照顺序制作出一个标准的路径库，其中涵盖诊疗的基本过程和重点项目。

通常情况下，医嘱数据中的检查类、西药类、中成药类和耗材类是占比较高的部分，可以着重进行细分标化。尤其是药品类，还可以进行扩展，如结合治疗原则或药理特性进行判别。那么，存在于标准库里的项目，就可以理解为本临床路径涉及疾病的核心诊疗内容。临床路径标准住院流程包括适用对象、诊断依据、治疗方案的选择及依据、标准住院时长、进入路径标准、首诊处理、术前准备、选择用药、手术日、术后恢复时长、出院标准、变异及原因分析。这些因素都将有助于为标准临床路径库进一步扩展提供数据支持。下一步对病案首页的费用数据、医嘱收费数据进行统计分析，重点为检查、药品和耗材类等。

在这个过程中，医药企业可以邀请相关药学部临床药师参与进来，积极组织相关 MDT 研讨会议，结合自己产品的适应证及推广要点，合规地形成自己的占位优势。如在某一疾病或某一病案的诊治过程中，有多少项目在临床路径内，又有多少项目在路径外；如在路径内（或外）的药物，是否为院内药典规定的辅助用药，费用占比是多少，进而为优化费用构成提供数据化的医学支持。这些问题协助医务处牵头，组织相关临床科室、药学部临床药师参与，进行多方反复论证。

再如针对某一项目在院内药典分类的查询对照，包括其药理特性、剂型、规格等属性的匹配。与第一步完成的诊疗标准格式基本库中的查询对照，如是否在路径内，是否在规定的时间范围内进行了此项操作，或者该项目符合临床路径或临床指南的哪一条诊疗原则。最后一步是，与第一步的临床路径标识工作进行有效关联后，真正做到临床实际数据与临床路径分类的匹配，并以此为基础进行多维度、多层次、探索性的定量分析。

在整体诊疗过程中，符合路径核心治疗原则的项目有多少，费用为多少。不同医院、不同科室、不同医生是否有差异，差异是发生在辅助用药，还是发生在路径外检查方面。届时，会呈现出一副全新的场景，并且有助于坚持合理的诊疗项目，避免有疑义的措施，提高医疗管理质量，并进一步引导临床合理用药和合理诊疗。

对于药品这一重点关注对象，每个医院都有自己的院内药典，它包含了院内诊疗过程出现的所有药品目录，我们可以根据院内药典，将这些药品进一步标准化，针对不同厂家对于同一种化学名称会生产不同商品名称或价格的药品，可增加规格，细化药理分类。药品是否合理使用，是医院管理和控费的重中之重。在药典库中，明确是否辅助用药、是否大输液，根据重点监控名单，可以明确监控品种等。有了这些指标，更有利于监控药品使用的合理性。

需要注意的是，因为临床路径和指南是疾病治疗的一个标准流程，面对不同医院，待标准化的项目名称和分类会随之发生变化，这时候，作为桥梁的通用字典库就出现了，并且会随着药品数量的增长而不断在数据库中加以丰富和完善。

病组成本中，耗材也占很大比例，比如泌尿外科亏损 20 例，分析发现 17 例入 LE13/LE15 组（经尿道膀胱、输尿管手术，伴合并症不伴随病/经尿道膀胱、输尿管手术，不伴合并症不伴随病），诊断为“肾结石、输尿管结石”，均行手术“输尿管软镜钬激光碎石术”，17 例全部亏损。进一步进行亏损原因分析发现：材料占比 66.26%～81.13%，材料费用 15934 元～26924 元。平均住院费用 24436.49 元/例，平均医保支付 11175.70 元/例，平均个人支付 8092.03 元/例，平均亏损 5168.75 元/例，材料平均占比 74.2%。产生亏损的直接原因是高耗材占比。如何做好耗材的管控？建立耗材库非常重要，耗材库主要识别维度是规格、价格、目标疾病种类和手术类型。

病人住院治病，不单单是注重痊愈情况，费用也是医院和病人关注的焦点。因此，费用金额及构成是基础的分析参数和指标。通过以上基于临床路径的标准化和医院真实数据的分类，参照临床指南的内容，可以开展多维度、多层次的查询、调用和比较。

不同的角度呈现出不同的费用分类及占比，以及在不同费用评价标识下，统计各费用类型情况及占比，所以可从分级中得知，哪方面有提升潜力和控费空间。从疾病维度看，可以按照传统单病种比较，也可以通过 DRGs 进行衡量；在不同医疗机构中（级别可以相同，也可以不同），可以开展大样本量的比较；同一疾病，可以比较内外科之间差异；不同医疗从业人员之间，也可发现诊疗习惯及差异；从费用及构成来看，基于病案首页分类标准，可以整合路径因素，如在诊断项目中出现大量路径外内容，或在药品费用中存在大量辅助治疗药物种类，以此为抓手，促进相关医疗资源的合理化利用。

有一些病人存在基础病，不是以第一诊断住院，或者在治疗过程中出现并发症。这类病人，若只是机械地按照路径进行划分，未免会有些局限。这时，可以从另一个角度进行考虑，将所有的项目分为三大类：①将所有病人入院以后都会涉及的项目作为基础类型，如综合项目服务类和一些基础检查；②将入院后与第一诊断相关的项目划分为核心类型，如急性 ST 段抬高心肌梗死治疗中的抗凝治疗；③将一些其他项目划分为扩展类型，不同的病人会出现不同的状况。在此不做赘述。

以颅内出血（I61）这一病种为例，按照 CHS-DRG 分组规则，该疾病的所有病例分入 5 个 DRGs 组内，分别是：BB21，BK19，BC29，BR15，BR11。其中，患者数最多的是 BR15（颅内出血性疾病，不伴合并症与伴随病），其例均费用为 25000 元，西药类占比最高，为 35%，诊断类占比 30.0%，综合类费用占比 15%，中药占比 15%。BR15 组具体使用的基础用药有阿司匹林、氯吡格雷、阿托伐他汀钙片，其他药物包括长春西汀、疏血通、依达拉奉等。结合临床路径和国家重点监控产品目录进一步分析，可以看到，BR15 组的路径外西药费用占比为 25%，诊断类为 20%。中药类项目全部为路径外用药，占比为 10%。

可以看到，神经内科例均费用为 75000 元，其中路径内诊疗项目（即基本的项目）占比为 45%，路径外占比为 55%。同时，因为整合了病案首页项目分类，可以看到在本疾病治疗过程中，西药类费用中的路径外项目占比最高，达到 22%，其次是诊断类的路径外项目（16%），中药类费用虽然占比不高（4%），但金额仍高达 3000 元/例，且全部是路径外项目。

标化政策重点监控的药物以后，可以看出，重点监控药物占比为 10%，金额为 3000 元/例，集中于路径外西药费用中。中药类重点监控药物为 2%（350 元/例），也是集中于路径外用药。结合本院药典规定的辅助用药进行计算，可以看出，西药类辅助用药为 1200 元/例，占比 5%，分布于路径外西药类费用中；中药类辅助用药为 500 元/例，占比 2%，集中于路径外中药项目中。

十一、临床科室典型病组标准处置程序的建立

标准处置程序从某种意义上来说，也是建立临床共识。

先解释一下什么是临床共识诊疗方案？举个例子，铁路民警得到消息，春运期间火车站里小偷比较多，应当如何应对？民警可能会以下述信息进行研判：

（1）小偷的外貌特点有哪些？

（2）小偷经常出没在火车站哪些地方？

（3）如何快速识别正常旅客和小偷？

（4）小偷喜欢对哪些旅客下手？

（5）小偷的盗窃手段有哪些？

（6）发现小偷之后如何围追堵截？

（7）如何顺藤摸瓜一网打尽？

（8）应当如何教导旅客避免被偷？

临床共识诊疗方案的制订，大体也是这个思路。

如国家卫生健康委办公厅 2020 年 1 月 2 日印发有关病种临床路径（2019 版）的通知，其中关于急性 ST 段抬高心肌梗死临床路径（2019 版）具体内容如下：

一、急性 ST 段抬高心肌梗死（STEMI）临床路径标准住院流程

（一）适用对象

第一诊断为急性 ST 段抬高心肌梗死（STEMI）（ICD-10：I21.0-I21.3）。

（二）诊断依据

根据《中国急性 ST 段抬高型心肌梗死诊断及治疗指南》（中华医学会心血

管病分会，2015年），《急性ST段抬高型心肌梗死管理指南》（ESC，2017年）。

血清心肌损伤标志物（主要是肌钙蛋白）升高（至少超过99%参考上限），并至少伴有以下1项临床指标。

1. 急性心肌缺血：STEMI典型的缺血性胸痛为胸骨后或心前区剧烈的压榨性疼痛（通常超过10～20分钟），可向左上臂、下颌、颈部、背或肩部放射；常伴有恶心、呕吐、大汗和呼吸困难等，部分患者可发生晕厥。含服硝酸甘油不能完全缓解。应注意典型缺血性胸痛等同症状和非特异性症状。

2. 新的缺血性心电图改变：STEMI的特征性心电图表现为ST段弓背向上型抬高（呈单相曲线）伴或不伴病理性Q波、R波减低（正后壁心肌梗死时，ST段变化可以不明显），常伴对应导联镜像性ST段压低。

3. 影像学证据显示有新发生的局部室壁运动异常。

4. 冠状动脉造影证实冠状动脉内有血栓。

（三）治疗方案的选择及依据

根据《中国急性ST段抬高型心肌梗死诊断及治疗指南》（中华医学会心血管病分会，2015年），《急性ST段抬高型心肌梗死管理指南》（ESC，2017年）、《冠心病合理用药指南（第2版）》（国家卫生计生委合理用药专家委员会和中国药师协会，人民卫生出版社，2018年），《急性ST段抬高型心肌梗死溶栓治疗的合理用药指南》（国家卫生计生委合理用药专家委员会和中国药师协会，2016年）。

1. 一般治疗：心电、血压和血氧饱和度监测、有效镇痛等。

2. 再灌注治疗：

（1）直接PCI（以下为优先选择指征）：①发病时间在12小时内且有持续性的ST段抬高的患者均推荐再灌注治疗。②在无ST抬高但怀疑有进行性缺血心肌梗死的患者满足以下至少一条均推荐血运重建：血流动力学不稳定或心源性休克；反复或进行性的药物难以控制的胸痛；危及生命的心律失常及心跳骤停；MI的机械性并发症；急性心衰；间歇性ST段抬高。③发病时间虽已大于12小时，但患者仍有进行性缺血症状或血流动力学不稳定或危及生命的心律失常推荐进行血运重建。④发病12～48小时患者可以考虑常规急诊PCI。⑤发病超过48小时，无心肌缺血表现、血流动力学和心电稳定的患者不推荐行直接PCI。

（2）溶栓治疗（以下为优先选择指征）：急性胸痛发病未超过12小时，预期FMC（首次医疗接触时间）至导丝通过梗死相关血管时间>120分钟，无溶栓禁忌证；发病12～24小时仍有进行性缺血性胸痛和心电图至少相邻2个或2个以上导联ST段抬高＞0.1mV，或血流动力学不稳定的患者，若无直接PCI条件且无溶栓禁忌证，应考虑溶栓治疗。溶栓后应尽早将患者转运到有PCI条件的医院，特别是溶栓成功的患者应在溶栓后2～23小时内常规行血运重建治疗。

溶栓剂优先采用特异性纤溶酶原激活剂。

（3）CABG：当STEMI患者出现持续或反复缺血、心源性休克、严重心力衰竭，而冠状动脉解剖特点不适合行PCI或出现心肌梗死机械并发症需外科手术修复时可选择急诊CABG。

3．药物治疗：抗栓治疗包括双联抗血小板治疗和抗凝治疗、抗心肌缺血治疗、调脂治疗等。

4．并发症的处理。

（四）标准住院日≤10天

（五）进入路径标准

1．第一诊断必须符合ICD-10：I21.0-I21.3急性ST段抬高心肌梗死疾病编码。

2．除外主动脉夹层、急性心包炎、急性肺动脉栓塞、气胸和消化道疾病等。

3．当患者同时具有其他疾病诊断时，如在住院期间不需特殊处理也不影响第一诊断的临床路径流程实施，可以进入路径。

（六）术前准备（术前评估）就诊当天

1．必需的检查项目：

（1）心电、血压、血氧饱和度监测。

（2）心电图：应在FMC后10分钟内记录12或18导联心电图，首次心电图不能确诊时，需在10～30分钟后复查。

（3）血清心肌损伤标志物：包括肌酸激酶同工酶、肌钙蛋白（cTn）的动态监测。

（4）心力衰竭的生化标志物（如BNP或NT-Pro BNP）、血常规、尿常规、大便常规+隐血、肝功能、肾功能、电解质、血糖、血脂、凝血功能、甲状腺功能、感染性疾病筛查（乙型肝炎、丙型肝炎、艾滋病、梅毒等）。

（5）床旁胸部X线片和超声心动图。

2．根据患者具体情况可查：

（1）血气分析、D-二聚体、红细胞沉降率、C反应蛋白或高敏C反应蛋白。

（2）负荷超声心动图、心脏MRI、SPECT或PET。

（七）选择用药

1．抗心肌缺血药物：硝酸酯类药物、β受体阻滞剂、钙通道阻滞剂。

2．抗血小板药物：常规阿司匹林和P2Y12受体拮抗剂联合应用（DAPT），对于阿司匹林不耐受或胃肠道反应较大者，可考虑其他抗血小板药物替代。直接PCI患者首选强效的P2Y12受体拮抗剂（替格瑞洛），如不耐受，则可应用氯吡格雷。DAPT一般需12个月以上，缺血高危和出血风险低的患者可适当延长（替格瑞洛剂量可减至60mg，每日2次）。有无复流或有栓塞并发症，应使用糖蛋白（GP）Ⅱb/Ⅲa抑制剂。

3．抗凝药物：可常规使用普通肝素或低分子肝素或比伐芦定。

4．调脂药物：若无禁忌证，应早期开始高强度的他汀治疗，且长时间维持，必要时需加用其他种类的调脂药物。

5．ACEI或ARB：若无禁忌证，所有患者应使用ACEI，不耐受者可用ARB替代。

6．盐皮质激素受体拮抗剂：已接受ACEI和β受体阻滞剂治疗的患者，若LVEF≤40%且合并心力衰竭或糖尿病，应使用盐皮质激素受体拮抗剂。

7．镇静镇痛药：可静脉用吗啡，极度焦虑患者应考虑中度镇静药物（一般为苯二氮草类）。

8．质子泵抑制剂（PPI）：DAPT时尤其是高危消化道出血者，应联合应用PPI，优先选择泮托拉唑或雷贝拉唑。

（八）介入治疗时间

发病12小时内的STEMI应立即再灌注治疗，根据病情选择溶栓或直接PCI。发病12小时以上的STEMI，若仍有心肌缺血症状、血流动力学不稳定者，可酌情行PCI。

1．麻醉方式：局部麻醉。

2．手术内置物：冠状动脉内支架。

3．术中用药：抗凝药（肝素等）、抗血小板药（GPⅡb/Ⅲa受体拮抗剂）、血管活性药、抗心律失常药。

4．术后第1天需检查项目：心电图（动态观察）、心肌损伤标志物（动态监测）、血常规、尿常规、大便常规+隐血、肝功能、肾功能、血电解质、心力衰竭的生化标志物。

（九）术后住院恢复7～10天

（十）出院标准

1．生命体征平稳。

2．心电稳定。

3．心功能稳定。

4．心肌缺血症状得到有效控制。

（十一）有无变异及原因分析

1．冠状动脉造影后转外科行急诊冠状动脉搭桥。

2．等待择期 PCI。

3．有合并症、病情危重不能出 CCU 和出院。

4．等待择期 CABG。

注：适用于 STEMI 发病＜12 小时者，择期 PCI 患者不适用本流程。

急性 ST 段抬高心肌梗死依据治疗方式和并发症、合并症的不同，会涉及 9 个不同的病组，如介入治疗涉及 FM11-经皮心血管操作及冠状动脉药物洗脱支架植入，伴 AMI/HF/SHOCK（权重 2.4）。内科溶栓治疗涉及：FR11-急性心肌梗死，伴重要合并症与并发症（权重 2.22）；FR13-急性心肌梗死，伴合并症与并发症（权重 1.4）；FR15-急性心肌梗死，不伴合并症与并发症（权重 0.88）。外科手术治疗涉及：FC23-冠状动脉搭桥，伴心导管操作，伴合并症与并发症（权重 5.55）；FC25-冠状动脉搭桥，伴心导管操作，不伴合并症与并发症（权重 4.65）；FC31-冠状动脉搭桥，伴重要合并症与并发症（权重 5.29）；FC35-冠状动脉搭桥，不伴合并症与并发症（权重 4.37）。FR17-急性心肌梗死，不伴合并症与并发症，住院少于 5 天或死亡或转院（权重 0.54）。通过参考急性 ST 段抬高心肌梗死的临床路径建立不同病组的临床路径，是应对 DRG 付费的重要工作。

总的来说，借助 DRGs 的全面推行，建立科内典型病组的标准处置程序，是一件非常有意义的事情，临床科室主任必须建好每一个学科的科内路径和科内标准，基于这类标准去找到医疗质量管理规范和管理标准，去落实和传导各类责任，来形成临床管理的秩序和规范，这样，科室的临床管理、医疗质量和科研教学就可以融为一体。

这些标准处置程序应该是从下往上报上来的，然后以国家标准与临床科室主任进行探讨，科内核心病组的标准处置程序的形成应该是三上三下，跟预算管理的形成标准一样，它的起步点一定是临床科室。这样一来，这个标准处置程序在应用和科室管理的时候才能够落地实处。整体标准处置程序系统形成以后，成立各个病组的院内专家委员会，也就是说临床管理一定要实现同行管理同行，其作用就如同裁判，要能够建立程序，把程序梳理清楚，把流程梳理清楚，整个的路径就有了完整的规范体系。

基于病组标准处置程序的建立，我们要建立起病组管理的视角。病组管理需要像产品设计一样，医院提前进行预先设计，形成病组的规范，使得每一个病组的标准处置程序能够像流水线一样形成标准化。对于临床医生来说，既要考虑医疗服务的个性化，也要考虑医疗服务的标准化，以循证医学为基础，兼顾个性化，使用好 DRGs 的工具，以临床指南为标准来形成路径指导。

从医药营销的角度，如何协助临床科室优化核心病种的临床路径，建立院内核心病组的标准处置程序，建议如下流程：首先要确定好科室的核心病组，梳理现有 DRGs 病种的临床路径，然后请医务处协助开展 MDT 讨论，建立相应的标准处置流程（诊疗、检查、用药等），最后进行医院内部或者地区性 DRGs 应用经验交流会，开展系列化的学术推广活动。

临床路径、DRGs、病种成本间是环环相扣、相辅相成的，并且都可在控制医疗费用、提高医院绩效、加强医疗质量管理上起到一定的积极作用，标准处置程序的建立可实现纽带的作用。现实也证明，纸上谈兵易，知易行更难。一种有效的方法在不同的地域与时间实行，也有可能会面临特有的问题，需要因此改善、找寻更适合的方式。作为处方药的医院推广，通过对产品所针对病组的研究，先找到产品所针对的病组，然后结合该病组涉及的临床指南或者临床共识进行具体分析，协助医院做出病组的成本分析，更有效地推行病组的标准处置程序，对于医疗机构、患者和医药企业来说是三方获益的事情。

实战技能第八式：基于 DRGs 下临床学科增长模型，和临床科室主任一起运用学科分析工具，做好学科发展规划和建设，医药企业助力临床科室的学科发展，实现合规共赢

学科建设是医院发展的核心内容，学科为主体，科室为载体，学科建设与科室战略规划密不可分。如何理解或定义学科？三个关键字——“专”“精”“强”。

“专”可被细分为专业、专科、专病和专技四个层次，虽然在本质上迥异于以学科交叉、学科交互、杂交为特征的跨学科含义，但事实上，专科在一定层面上也要面临融汇整合问题，例如在国内发展较为成熟的胸痛中心。“精”可借助精细化管理、精细化操作、精益化思维作大致诠释。“强”更多体现在病例规模、疗效水准和科研领先三个方面，也可以通俗化为“人强马壮”，但必须强调软实力与硬条件的适宜性。

科室战略规划的核心作用是指导医院和科室全体成员知晓“到哪里、怎么去”。翻看过很多科室的战略目标，定性描述多，定量描述少。定方向的核心是寻找发展方向，而缺乏基于数据、理性全面分析基础上的定位往往是“撒胡椒面”，四面出击，八面开花，各学科都发展，新技术都要上，资源分散的结果是医院的核心支柱学科和科室的核心医疗技术并没有如愿地拔地而起。定策略是落实战略规划的关键步骤，如果是医院的战略规划，各临床科室和职能科室不能在其中找到各自未来要承担的核心事宜，如果是科室规划，科室内成员不能在其中找到各自认领的任务，那么终归是“打印后放在柜子里的装饰”。借用在医院常听到的话“这是院长的规划，不是我们的；这是科室主任的规划，与我无关”。试想，作为医院战略和科室战略的执行主体发出这样的声音，战略如何能实现？

一、案例分享：某大型三甲医院如何运用 DRGs 助力学科建设

该医院成立疾病编码、病案首页质控、分组变量研究及统计分析四个工作小组，以临床路径管理作为医疗质量保障，逐步深入开展试点工作。一方面抓学科，另一方面抓科室，进行双提升。学科为知识体系概念，即医院的知识创新、技术领先和地位影响力，推着医院往高峰走。科室是组织体系，强调基础管理，包括制度执行、服务、质量、效率以及人员的管理。这两方面工作的核心是抓质量。

根据波士顿矩阵，医院绘制各个学科“CMI-总权重”的四象限图，将学科分为高难度高产出、高难度低产出、低难度高产出、低难度低产出四大类，根据学科现状进行分类施策。将 DRG 相关指标纳入医院学科建设评估方案。该省级医院作为疑难及危重症的区域性诊疗中心，应鼓励、指导科室调整病种结构，控制小病种（低权重病组）比例，优化小病种诊疗流程（如开展日间化疗），提高大病种（高权重病组）比例。

DRG 在医院精细化管理中的应用成效明显。2017 年与 2013 年相比，①病种难度持续提高，CMI 值从 0.88 提高到 0.99；②收治病种结构持续优化，三、四级

手术比例提高，权重＞2、权重＞5 的疑难复杂病例数量和比例提高；③服务能力增强，DRG 组数从 790 组提高到 827 组；④时间消耗指数、费用消耗指数均明显下降，控制次均费用和平均住院日效果显著；⑤在产能和效率提高的同时，医疗安全得到保障，低风险组死亡率维持在 0.01%的较低水平。

医院如何运用 DRGs 工具助力医院学科建设，首先是提升技术，就是三级医院一定要围绕疑难危重，尽量少做非技术范畴的事。在鼓励开展三、四级手术方面，目前医院的三、四级手术比例占 80%多。其次，医院重症医学的比例要高，如果三级医院都是普通病房，对医院来说意义不大。医院重症病病房接近 10%。最后是让医疗行为更加规范，借助病组临床路径优化来完成。

国家在持续推行的三级公立医院绩效考核给出了医疗质量、运营效率、持续发展和满意度评价四个方面的指标，而 DRGs 的实施对医疗费用管理和医疗绩效管理给出了可量化的评估标准，对于医药企业的营销工作，需要充分理解临床科室主任的三个角色：管理、运营、技术，与临床科室主任进行深入沟通，共同发现非临床服务需求，助力科室的学科建设以及绩效考核和评估中取得好的排名，帮助实现客户价值的提升。

二、以神经内科增长模型为例，医药企业与临床科室主任一起做好学科发展规划

针对一家医院，可以从学科的病种覆盖广度、疾病治疗技术水平、住院诊疗流程和住院费用控制四个维度，即服务能力（病种覆盖广度、疾病治疗技术水平）、服务效率（住院诊疗流程、住院费用控制）两个方向综合分析，标杆对照，筛选出本院内的重点学科，并与医院既有的重点专科计划做对照，发现其中可能存在的问题。

首先分析学科的服务能力，经过标杆对照，采用 DRG 组数相对指数（反映与标杆医院的病种覆盖广度的比较）、CMI 相对指数（反映与标杆医院的疾病治疗技术水平的比较），每一个学科都与标杆对照后，再在院内评价，这样，学科的评价包含院内和院外两个视角，结果也更为科学可信。其次分析学科的服务效率，经过标杆对照，采用时间相对指数（反映与标杆医院的住院诊疗流程的比较）、费用相对指数（反映与标杆医院的住院费用控制的比较）。

以下是该医院部分临床科室的 DRG 指标数据（表 4-12），我们重点看神经内科的数据：本院 CMI 为 1.5，标杆 CMI 为 1.0；本院 DRG 组数为 37 组，标杆 DRG

组数为 32 组。两个能力指标反映该医院神经内科在服务能力上优秀。再看效率指标，本院时间消耗指数 0.9，标杆 1.0；本院费用效率指数 0.8，标杆 1.0。这充分说明该神经内科的服务效率也很好。

表 4-12　某医院部分临床科室的 DRG 指标数据

科室	CMI-本院	CMI-标杆	DRG 组数-本院	DRG 组数-标杆	时间消耗指数-本院	时间消耗指数-标杆	费用消耗指数-本院	费用消耗指数-标杆	绩效评价结果	能力指标	效率指标
神经外科专业	4.1	1.1	42.0	41.0	1.0	1.0	1.3	1.1	1.5	1.9	0.9
心脏大血管外科专业	3.8	1.8	29.0	33.0	1.2	1.0	1.1	1.4	1.3	1.4	1.1
胸外科专业	2.6	1.2	32.0	54.0	0.8	1.0	1.2	1.0	1.2	1.4	1.0
心血管内科专业	1.4	1.1	49.0	58.0	0.8	0.9	0.7	1.0	1.2	1.1	1.3
肾病学专业	1.0	1.1	20.0	21.0	0.9	1.0	0.5	0.9	1.1	0.9	1.4
神经内科专业	1.5	1.0	37.0	32.0	0.9	1.0	0.8	1.0	1.1	1.1	1.1
内分泌专业	0.8	1.1	11.0	12.0	0.8	1.0	0.7	0.9	1.1	0.8	1.3
普通外科专业	1.5	1.1	97.0	93.0	1.0	1.0	1.3	1.0	1.1	1.2	0.9
产科专业	1.0	1.0	29.0	26.0	0.9	1.0	1.3	1.0	1.0	1.1	1.0
骨科专业	1.5	1.1	97.0	92.0	1.0	1.0	1.9	1.0	1.0	1.2	0.7
耳鼻咽喉科	0.8	1.0	34.0	33.0	0.9	1.0	1.1	1.0	1.0	0.9	1.0
消化内科专业	0.8	1.1	64.0	56.0	1.0	1.0	1.1	1.0	0.9	0.9	1.0
泌尿外科专业	1.0	1.0	42.0	43.0	1.1	0.9	1.2	1.0	0.9	1.0	0.8
呼吸内科专业	1.0	1.0	43.0	37.0	1.2	0.9	1.2	1.0	0.9	1.0	0.8
肿瘤科	0.8	1.1	24.0	30.0	1.2	1.1	1.0	1.1	0.9	0.8	1.0
妇科专业	1.0	1.0	23.0	29.0	1.0	1.0	1.7	1.0	0.8	0.8	0.8
眼科	0.5	1.0	19.0	18.0	1.2	1.0	1.2	1.0	0.8	0.8	0.8
传染科	0.6	1.1	3.0	50.0	1.8	1.0	1.3	1.0	0.5	0.3	0.7

针对神经内科 DRG 指标数据，医药企业按照如下六个步骤设计学科增长模型，与临床科室主任共同制定科室战略规划：

（1）神经内科病种的病源量；

（2）神经内科收治病种及学科的疾病谱；

（3）神经内科核心病种的治疗效率；

（4）神经内科 TOP15 核心病种的权重；

（5）医院实际的可利用的潜在床位资源；

（6）综合预估医院的重点学科在未来的营收规模。

首先，分析该地区神经内科病种的病源量，一个临床科室的发展潜力应该来自该地区整体的病源量，同时分析本院收治的病人来源、本地或者外地病源量的占比。然后，分析神经内科内部的亚专科，依照上述模型，分析出本科室内实力最强的亚专科。

其次，分析与标杆对照后的亚专科之间，在服务效率上的比较。通过从医院到学科再到亚专科的标杆对照，医院和科室的竞争力聚焦到最小单元。

最后，结合该科室可使用的床位数，根据病案首页数据可以计算出院患者的占用床日数。假设目前本科室的床位使用率为 75%，预估全科室床位使用率为 85%，每个病种按照最优住院日（本科室劣于标杆的，采用标杆值；本科室优于标杆的，采用本科室值）计算，可节约的床日数分配到核心的病种上。同时考虑病种的可增长空间、权重值两个因素，计算出每个病种的可分配比例，就可以预估科室的增长空间了，再结合能够增长的点，制定有针对性的科室发展战略规划。

三、结合临床学科增长模型，医药企业可以开展三方面的非临床服务项目

1. 扩展神经内科病种的病源量

通过市场推广、品牌宣传、患者服务、医共体学术活动，扩大科室的影响力，不断提高患者数量。医疗服务作为一项特殊服务，医生和患者双方的信息极其不对称。患者就医只能依据医院等级、口碑、科室知名度进行决策，祈求自己能遇到一个靠谱的医生；医生则更被动，只能等着病人来找上门，其燃眉之“需”是增加自己及科室的影响力。医药企业，除了推广产品之外，更应该着眼于帮助科室发展，围绕科室出院病例数提升的方向，利用科室既有优势去搭建平台，增加科室知名度及影响力。

市场调研是市场推广和拓展的前提，只有充分了解市场定位，才能占领市场。

我们需要协助了解目前与科室相关的医疗服务项目。经典方法如 PEST 调研分析：P 指政策环境；E（经济环境）构成经济环境的关键战略要素，如 GDP、利率水平、财政货币政策、通货膨胀、失业率水平、居民可支配收入水平、汇率、能源供给成本、市场机制、市场需求等；S（社会环境）影响最大的是人口环境的文化背景，人口环境主要包括人口规模、年龄结构、人口分布以及收入分布等因素，如这个区域的人口特征、年龄阶层分布及医疗需求；T（技术环境）不仅包括发明，还包括与企业市场有关的新技术、新工艺、新材料的出现、发展趋势以及应用背景，如：科技是否降低了产品和服务的成本，并提高了质量？

市场推广包括充分利用各种传播媒体进行正面宣传、健康讲座、义诊、举办联合活动、开展与下级医院和医联体单位的技术合作，促进分级诊疗。同时，新媒体让科室为主导的宣传成为可能。目前，很多医院层面的官方微信已经可以顺利地接入各种平台，实现在线挂号、缴费、查报告单等医疗服务；科室层面的微信公众号和微信群主要聚焦科普教育、科室宣传、在线互动、感情联络、"粉丝"维护，其价值同样大有可为。利用数据库营销手段，搜集和积累客户信息，并进行信息整理、汇总与分析，对目标市场进行重点推广和跟进。

2. 提升神经内科核心病组的治疗效率

围绕着如何缩短病人的治疗时间，有非常多的工作值得去做，如合适的诊疗方案、合理用药的选择等，加强患者的指导和服务也是不错的选择。通过积极引进先进的医疗技术和设备，对比其他医疗机构，对本科室目前所提供的医疗服务项目进行分析，采用新的诊疗技术和用药方案，可以有效缩短病人的治疗时间，从而提升时间效率指数。

控费在未来很长一段时间都是医疗机构最为关注的事情，从以前简单的 3+2+1 的指标控制（药占比不超过 30%，不含药品的百元医疗收入中卫生材料占比不超过 20 元，医疗收入整体增长不超过 10%），到现在的《国务院办公厅关于加强三级公立医院绩效考核工作的意见》使用更多合理用药的相关指标取代了单一使用药占比的考核指标。医疗服务收入（不含药品等）占医疗收入的比例、辅助用药收入占比、门诊患者基药处方占比、住院患者基药使用率、基药采购品种数占比、国家带量采购中标药品使用比例，也纳入考核中，把医务人员每一张处方的合理性和病人用药的质量安全放在一个更加突出的位置上，对相关指标进行考核，这些考核也完全符合费用效率指标的要求。通过对比其他医疗机构所提供的医疗服务项目并进行分析，增加卫生经济评价高的医疗服务项目，减少卫生经济评价低且对患者造成较大经济负担的医疗项目，从而提高效益，为患者控制医疗费用。

3. 提升科室整体的 CMI 值

一个优势病组可以带动一个学科，结合医药企业推广的产品，通过选定某个病组，和临床科室一起共同打造一个优势病组，共建一个优势学科，自然就提升了科室整体的 CMI，实现企业与临床科室的共赢。前面提到的神经内科增长案例，医药企业通过助力神经内科在医疗服务和科研水平提升、国际国内交流等多方面，共同开展新技术，探索和交流新的诊疗方案，协助举办高水平的学术会议。通过开展某些特定病种的手术合作，如脑血管疾病的介入治疗等：①请进来，积极协调国内国际知名神经内科专家进行共同手术的开展；②送出去，支持该科室人员的外出进修，最终做好学科建设，提升科室整体 CMI 值。

四、DRG 下临床科室主任实战拜访案例分享

先给大家简单介绍一下该科室的背景，目前科室设置了三个专业组：脊柱外科、关节外科、骨肿瘤外科，现有高级职称专家 22 人，中级职称者 6 人，其中博士生导师 2 人，拥有 3 个国际标准的现代化病房，开放床位 82 张，手术量 1000 台每月。配备骨科专用的超净层流手术室和层流手术室，包括术中导航系统、神经电生理监测仪、C 型臂透视机、椎间孔镜、关节镜和骨动力系统等先进的手术配套设施；以及双能 X 线骨密度仪、超声骨密度仪、肌骨超声系统，双下肢循环驱动仪和激光治疗仪等相应诊断治疗配套设施。

在客户熟悉的基础上才有可能开始深入交谈，忌“交浅言深”，公司产品以前月销量 8000 支，占了你区域销量的 1/3。去年产品进入了 4+7 目录，实行带量采购后，科室月销量下降到不到 1000 支。目前手术麻醉类有地佐辛，阿片类，负责该医院的医药代表坚持不了，因为科里老师反馈，你们学术支持太少了，所以量就下来了，上月他离职了，作为经理的你压力也很大，你想尽快拜访一下科室李主任，期望以 DRG 话题作为突破口，达成与科室的战略合作。

左华：李主任，您好！

李主任：你好，小左，今天来有什么事情啊？

左华：主任您好，不知道咱们医院是否实行 DRG 支付改革？

李主任：实行了，你也关注这方面啊。

左华：是啊，主任，这个对医院和科室的运营管理有非常大的影响，最终一定也会影响我们医药企业，所以我们必须了解啊！

李主任：看不出，你们厂家还紧跟潮流啊！

左华：谢谢主任夸奖。主任，具体到咱们骨科DRG付费的推行，对我们科室运营有没有什么影响？

李主任：有啊，看来你真关注了，医院进行科室的排名，从RW值、DRG组数、CMI值、时间消耗指数、费用消耗指数等多方面进行考核，是令人头疼啊！

左华：主任，我这里有一份其他医院实行DRG管理对科室进行绩效考核的表格，您看看和咱们医院有什么不同吗，咱们更看重哪些指标？（出示准备好的医院对于科室绩效考核表格）

李主任：嗯，大致差不多，我们医院也考核这些指标，看来你还了解不少，来坐下聊，小左。

左华：好的，谢谢主任。主任，您科里现在主要关注哪些指标呢？

李主任：目前主要关注科里每月的入组率、CMI值的大小、DRG组数等，但是这其中我也感到疑惑的是，DRG的推行会影响我们新技术新项目的开展，哎，都是一堆事啊。

左华：主任，确实能理解您，既要考虑病人管理，还要考虑科室运转。DRG未来会是您进行科室运营管理的一个好工具，说到这里，您目前科里执行DRG管理的挑战有哪些呢？我跟您合作这么多年，我看能不能协助您做点什么事情。

李主任：当然可以啊，你们可以帮我当然是好事，你看你们能做什么呢？

左华：主任，从我和其他医院科主任和相关DRG专家的沟通看，科室在实行阶段主要碰到的挑战有以下五方面：①病案质量的提升，临床医生主诊断选择不对，导致入组错误，影响权重，最终影响支付；②病组临床路径的标准化制定；③科室优势病种的选择；④病种的成本测算；⑤科室绩效二次分配方案的重新优化。

李主任：小左，真看不出来，你懂得真不少啊。

左华：主任，谢谢您的夸奖，我觉得这些都需要一步步来进行。第一步，临床医生做好主诊断选择是很关键的一环节，我不知道目前我们骨科老师是否对主诊断的选择是否都清楚呢？

李主任：这个之前院里统一做过培训，科里也有一个专门负责的刘老师在跟进，你可以和他联系一下，就是脊柱组的刘某老师，你熟悉吧？但听他说，目前临床医生还是不太清楚主要诊断选择的原则和标准。

左华：主任，认识。这样，院里负责这块的是医务处和病案室，我联系一下那边，回头给咱们科结合病例多讲几次，估计咱们临床老师就很清楚了。这能为 DRG 其他项目落实打下好的前提。您看如何？

李主任：好啊，那就辛苦你了。

左华：主任，配合科室做好工作，也是我们的重要工作。还有一件事情和您沟通，我们产品今年进了 4+7 目录，以前咱们科用得很好，但是现在用量少得可怜。其实这个产品完全是呼应国家的集采，保证品质，价格只有原来的 1/5，从 DRG 临床路径管理看，它能有效地帮助费用消耗指数的下降，下次安排科里培训完后您给大家呼吁一下，拜托您了。

李主任：嗯，好的。

左华：好的，主任，那我就尽快去落实刚才的事情。

本次拜访以 DRG 付费下医院对科室的考核指标作为很好的切入口，这里面很重要的是你必须了解常见的医院对科室具体考核内容，所以深入学习 DRG 相关内容非常重要，最后做出提案，与科主任达成一致合作意见。

接下来再看一个 DRG 项目专员拜访心血管内科主任的案例。

左华：王主任您好，我这段时间观察咱们科室，感觉实施 DRG 之后，现在来您这里做介入支架的患者数量又增加了，走廊加床比以前还多了，医院有没有考虑将其他低效科室病区床位给您分配一些过来，走廊加床的环境不利于咱们患者满意度评价吧？

王主任：报销比例高一点，再加上心研所的品牌效应起来了，患者比以前更多了；其他科室为了降低风险，提高周转率，把有一些合并心脏问题的疑难病例也往这里转，有些非介入支架的重症患者住院时间延长了一些。再有，越来越多关系户介绍来的，推脱不掉。院里已经没有地方扩建了。郊区分院规划建设也是远水不解近渴。DRG 刚开始执行的时候，Z 医生一组整个被外资医院整体给挖走了，新做的人员分组调整，还需要时间磨合，才能回到原来的工作效率和状态。

左华：听您这么一说，越来越理解咱们临床科主任是技术者、管理者、运营者三位一体的角色，您的工作的确是太难了。

王主任：快点说正事，找我做什么？

左华：我这次不是来烦您的，我也认真学了一下DRG。跟咱科室对接医保办的老师也聊了几次，我有个想法，找您来汇报一下，主要是提高DRG下的科室效率的一个想法。

王主任：你还开始学习DRG了？有什么想法？

左华：是这样的，您刚才提到了几项影响科室效率的原因：床位紧张，短期想要增加病区面积和床位，比较难，只能再进一步提高降低平均住院日；咱们已经优化到按照分钟计算介入流程了，实在难以再压缩了。我们NAC不是能预防对比剂肾病嘛，肾内科L主任跟您的关系也不错，您看可不可以这样，将一些比较安全的择期支架手术患者的前期检查，尤其是肾脏功能不佳的患者，在检查等待期和准备期，挪一些到肾内科的病房，别等到大剂量介入造影后，出现肾损伤了，再转给他们，直接先分流一点病例，让他们帮您先做前期肾脏的保护，水化预防对比剂肾病这个环节，转一部分去肾内科，可以帮助肾内增加一个病组数和术前床日，减少很多您这里的术前检查床日。L主任觉得可行，我也跟您徒弟计算了一下，挪出10张床的水化等待期，大概可以将平均住院日再压缩0.06天。

重症压床+关系户拖延，这也是个头疼的问题。对于病情较轻的关系户，让出几个术后康复，转到后面新启用的高干病房和特需病房，他们那里偶尔会有空床，环境好，关系户肯定能接受。对于重症合并其他脏器问题的，我替您随时盯着其他几个科室的ICU病床，让他们分几个术后并发症监护。传染科NCP后扩建的急件层流负压监护室，利用率也不是很高，您抽空申请一下，我们也协助您，帮您找院里和感染科G主任开个协调会，做几个控制感染监控病房的灵活调配利用。

至于人手扩编，这个得慎重，优中选优也不如自己带出来的。您看可不可以这样，我们的NAC也在周边几个区二级医院使用，但心内科不理想，他们的心内科RW、CMI也迫切需要提高。我们帮助您去跟二级医院谈谈区域协作。让二级医院用资源整合您的品牌效应，等时机成熟我们再邀请您去考察他们的实力，合适的话，让他们医院拿出病房接收您这里做完支架术后的部分外地患者进行康复观察。他们派好苗子来您这进修学习，有您觉得满意的好苗子，在进修期满磨合顺畅了，就争取挖过来留下。这些都是我的个人建议，供主任您参考。

国家在持续推行的三级公立医院绩效考核给出了医疗质量、运营效率、持续发展、满意度评价 4 个方面的指标，而 DRGs 的实施对医疗费用管理和医疗绩效管理给出了可量化的评估标准。医药企业 KA 经理需要充分理解临床科主任的三个角色：管理、运营、技术，与临床科主任进行深入沟通和持续对话，共同发现非临床服务需求，助力科室的学科建设，在科室的绩效考核和评估中取得好的排名，实现客户价值的提升！

第五章　基于 DRG 下合理用药体系建设的实战技能五式

实战技能第九式：协助药学部主任了解 DRG 的实施是如何破解目前医院合理用药管控中的难点，避免合理用药管控中的一刀切问题，医药企业可以协助药学部对标病组的标杆值，实现合理用药管控

实战技能第十式：与药学部主任共同研讨临床科室费用消耗指数和时间消耗指数降低的方法，医药企业可以协助药学部主任参与组织多学科、多部门 MDT 项目

实战技能第十一式：与药学部主任一起重新定位临床药师角色价值，医药企业可以协助药学部参与合理用药系统建设，同时结合产品推广，做好相关临床科室 MTM（药物治疗管理），参与建立 DRG 下临床合理用药示范病房

实战技能第十二式：与药学部主任一起制定 DRGs 下临床药师职业发展规划，做好临床药师胜任力模型，做好 DRG 下药学流程评估与优化，医药企业可以协助临床药师参与药物治疗决策中的临床研究

实战技能第十三式：与药学部主任一起重新优化绩效二次分配方案，重点凸显临床药师/审方药师的角色价值，实现与药学部长期稳定的战略合作

实战技能第九式：协助药学部主任了解 DRG 的实施是如何破解目前医院合理用药管控中的难点，避免合理用药管控中的一刀切问题，医药企业可以协助药学部对标病组的标杆值，实现合理用药管控

一、药品零加成后，药学部角色价值的重新定位和组织架构调整

2017 年 4 月，国务院办公厅印发《深化医药卫生体制改革 2017 年重点工作任务》要求 2017 年 9 月底前，所有公立医院取消药品加成（中药饮片除外），其目的是通过取消药品加成、调整医疗服务价格等手段，进一步强化公立医院的公益性。通过取消药品加成、提高医疗服务价格，以实现公立医院补偿机制的转换。

按照正常的逻辑推演，药品零加成的结果是医院药房零利润，同时仍要承担人员、设备等开支，医院药房由原来的利润中心变成了成本中心。这是我们医药营销人员的普遍观念。从医院管理者和药学部的广大药师的角度，不是这样！一位业界知名院长的观念令我耳目一新：药品零加成时代，药学部不是成本，而是资本。

何谓“资本”，从会计学理论来讲，资本是指所有者投入生产经营、能产生效益的资金。资本是企业经营活动的一项基本要素，是企业创建、生存和发展的一个必要条件。也就是说，药学部是医院未来生存、发展的必要条件，未来将是医院成本的控制者、医院利益的扩大者、广大民众的拥护者。

零加成时代，药学部要想成为资本，角度定位需要尽快重新调整。过去的三十年，我国的卫生服务模式由“以疾病为中心”不断向“以患者为中心”转变，医院药学部的服务模式由“以药品保障供应为中心”不断向“以患者为中心”转变。多年前，医院药师多以药品供应和管理为主业，从业范围局限于窗口发药、药品调剂、制剂室和药库供应；而如今，药师作为医疗服务团队中的重要成员，直接在患者治疗过程中体现着药学服务的价值。当面临着提高医疗质量和降低均次医疗 1/6 的双重压力时，临床药师以合理用药为原则，通过处方和医嘱的审核与点评、查房、利用信息化设备向患者提供用药指导、窗口咨询与优化服务流程

等措施，丰富和完善了药师服务的内涵，真正实现了角色价值的回归。

请看某大型三甲医院药学部组织架构图（图 5-1）。

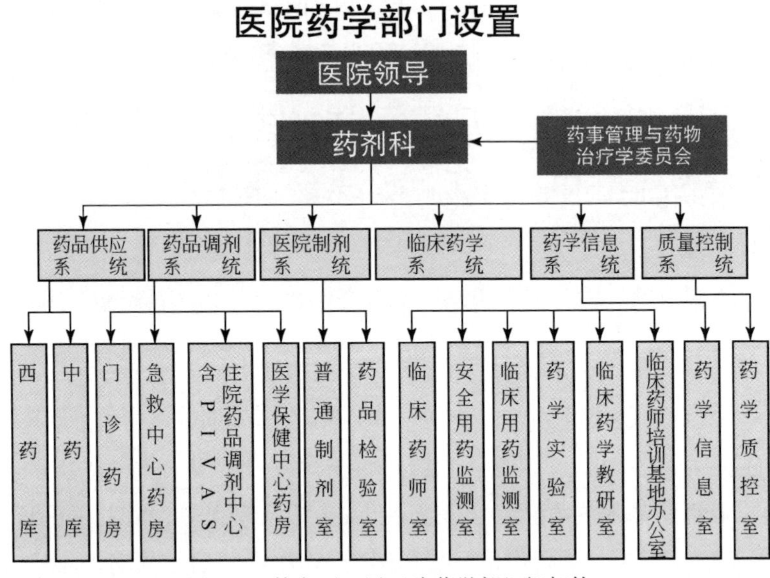

图 5-1　某大型三甲医院药学部组织架构

医院药学部承载着医院的医疗、教学及科研三大任务，按照实际工作需要又分别涵盖调剂、临床药学服务、物流、生产、质检以及科研等各项工作。药学部的最大特色是具有调剂、制剂、质检、临床药学、药库的多样分工，就像医药企业旗下有多个功能单元，不单只提供药品调剂服务（药房），也有生产车间（制剂）、品质管理部门（质检）、物流运输（药库）等工作，并为医院内外部客户（患者、医护人员）提供临床药学服务。除了满足医院日常药品供应服务之外，在医院药学质量管理、医院科研等工作也会付出时间和精力。

医药营销人打交道最多的应该是药品供应系统和药品调剂系统，具体包括：西药库、中药库的库管和采购，门诊药房、住院药房、急救中心药房、医学保健中心药房的主任等，是否一度认为这就是药学部的全部？看了药学部的组织架构后应该明白，这只是药学部五大系统加药事管理与药物治疗学委员会中的一部分，还不是核心的部分。核心应该是临床药学系统，这是最能体现药学部价值的地方，也是医药营销人最应该关注的部门。

临床药学系统分为六个部分：临床药师室、安全用药监测室、临床用药监测室、药学实验室、临床药学教研室、临床药师培训基地办公室。临床药师是医药结合、探讨药物临床应用规律、实施合理用药的一种职业，起源于美国，在中国算是一种新兴职业。具体来说，临床药师有如下四个方面的工作职责：

（1）临床药师和临床医生一起为患者提供和设计安全、合理的用药方案，临床药师是帮助医生合理用药起关键作用的人，他能协助医生在正确的时机为患者处方正确的药物，使用正确的剂量，避免药物间的不良相互作用，解决影响药物治疗的相关因素；

（2）临床药师可以开展药学信息与咨询服务，进行用药教育，宣传、指导病人安全用药；

（3）临床药师进行临床药学研究，为提升药物治疗水平提供科学的监测或实验数据；

（4）临床药师承担医院临床药学教育和对一线药师、医师、社区医师进行培训的工作，同时开展患者用药教育。

临床药师担负的核心任务是直接参与临床药物治疗方案的选择和评估、药物治疗的干预及不良反应监测等工作，为临床医务工作人员和患者提供药学信息服务，以提高临床药物治疗的安全性、有效性和经济性，促进合理用药。通过参与临床药物治疗，作为临床药物治疗团队的一员，与医护人员一起正确选择和使用药物，是临床药师的一项重要任务，也是将医药紧密结合的有效方式。临床药师进行治疗药物监测（TDM），具体是在药动学原理的指导下，研究生物体液、血药浓度及毒性的相互关系，应用现代化的分析测试技术，测定给药后血药或其他体液中的药物及代谢物的浓度，用于药物治疗的指导与评价。将测得的数据拟合成数学模型，从而求得各种药动学参数，以调整用药剂量或给药间隔，制订最佳给药方案，提高药物疗效，避免和减少不良反应，实现给药个体化。

通常，有效血药浓度范围狭窄的药物（如强心苷类）、同一剂量可能出现较大血药浓度差异的药物（如三环类抗抑郁药）、具有非线性药动学特性的药物（如苯妥英钠、茶碱、水杨酸等）、药动学个体差异很大的药物（如普鲁卡因胺）、肝肾功能不全或衰竭的患者使用主要经过肝脏代谢消除的药物（如利多卡因、茶碱等），或经肾排泄的药物（如氨基糖苷类抗生素），均需要进行药物监测。

临床药师还要开展有关药物科学研究，包括药物利用研究与评价、药物Ⅰ期和Ⅳ期临床试验、药物代谢基因诊断以及个体化用药相关性研究。

从发展的角度来看，未来的临床药师会分为全科临床药师和专科临床药师。

全科临床药师通过点对点之间向患者提供医疗照顾服务，他们影响着医生或其他医疗工作者的处方行为，进行药物的配发，在必要时帮助护士进行药物管理以及进行药物治疗监测。更为具体的药学服务内容包括：全面的用药医嘱回顾、依据药代动力学的剂量调整与监测、评估器官功能并计算药物剂量、参与病房医疗照顾团队、患者教育和提供药物信息、药物政策研究以及处方管理。

专科临床药师，除了全科模式中提到的多种服务以外，还提供药物治疗方案的支持工作和复杂高危药品的管理，其中会在患者有具体药物治疗需求时提供相应的用药咨询服务。专科临床药师制定和实施处方集、指南、协议以管理医疗照顾的实施和药物使用，这些在其他人看来可能超出直接医疗照顾范畴的方面也开展着相关药学服务。此外，专科临床药师同样需要主导或参加药物相关的研究或其他学术活动。专科临床药师精力分配大致是 50%在临床病房，25%承担药学院学生或医生的相关教育工作，25%用以开展管理和研究工作。

药事服务的核心理念是药师在医疗团队中扮演整个药物使用过程的监督者，以确保安全有效，病人获得最佳治疗效果。为了实现这一目标，大多数药师需要开展相应的药学服务并被患者和其他医疗团队人员所接受。另外，药师必须有能力胜任工作岗位的药学服务内容，并增加整个医嘱执行过程中的责任感，而且技术方面必须在现有流程基础上提高有效性和安全性，以提高服务质量，减少医疗成本，实现医疗价值的提升。

实现合理用药是药事服务的核心内容。所谓“合理用药”，就是根据疾病种类、患者状况和药理学理论，选择最佳的药物及其制剂、制订或调整给药方案，以期有效、安全、经济地防治和治愈疾病。从概念上可以看出，合理用药有两个鲜明的特点：

第一，合理用药不是一成不变的，而是动态发展的。不同学科的疾病种类繁多，即使患同一种疾病的不同患者，因其身体状况的不同，对疾病的反应也会不同。依据当代的药理学理论及对药物与疾病特点的了解，来评价药物选用和治疗过程的合理性，其目的是选择最佳的药物及其制剂，这种合理性本身就是不断变化的。不同时期的合理用药评价标准也会随着医学和药学理论的不断丰富、对药物和疾病特点认识的深化而不断修订和完善。

第二，合理用药不是绝对的，而是相对的。合理用药虽然有相对统一的评价原则，但药物治疗方案是否合理，不同的人有不同的判断标准。事实上不存在绝对安全且有效的药物，也没有绝对最佳的治疗方案，只有相对安全、有效、经济的治疗策略。

合理用药的发展经历了从监测用药到优化用药的过程，再到确保用药结果，最后到精准用药。在临床用药管理阶段，药师关注的焦点是用药的有效性和安全性，在保证安全的基础上选择有效的药物。在临床药学阶段，临床药师通过对药物使用过程和结果的跟踪监测，指导个性化用药，参与调整和控制药物治疗的实施，优化用药方案。在药学服务阶段，药师与患者直接接触，了解其病情和采用的治疗手段，发现、防止和解决用药过程中出现的问题，向患者提供各种药学技术咨询服务，使得药师不仅要对所提供药品的质量负责，而且要对药品使用的结果负责。最后在精准用药阶段，药师提供的药学服务是连续性的，它贯穿于出院前的急诊服务、出院后的流动式服务和社区服务。其中，急诊服务的内容包括治疗方案的选择和调整、密集的检测及患者教育，还包括药物方案重整、用药教育、电话随访。药物方案重整重点针对高危患者，使用多种药物（＞10 种)、依从性差、因药物相关问题入院的患者，经过重整可以为患者量身定制用药日志。用药教育重点关注抗凝血药物、双重抗血小板药物、胰岛素、定量雾化吸入剂、阿片类药物和复杂的肠道治疗方案。电话随访的工作是在出院后 72 小时对高危患者开展，通过回答患者提出的有关药物问题，了解患者在家的用药情况，最终降低患者的重返率。重返率指标是 DRG 推行后重点关注的评价指标之一。

临床药师如何与医生一起进行合理用药方案的确定？主要包括如下内容：首次医学查房、日常查房、药学查房、药学会诊、药学监护、MDT 合作，以及针对全院医护人员的药学专科培训和讲座，针对患者的用药教育，针对普通人群的用药咨询、安全用药培训和讲座。首次医学查房，包括和医生一起了解患者主诉、查体、病例分析、诊断及参与诊断方案的制订。日常查房包括重要生命体征的变化、主要病情变化、诊疗方案调整情况。药学会诊包括抗菌药物的应用、抗凝药物的监测、静脉营养的调整等。MDT 合作现在也都包含了临床药师的参与，通常情况是一家医院有多位临床药师，一位临床药师负责一个或多个领域的药物，如有的临床药师负责肿瘤领域的药物，有的临床药师负责心血管领域的药物，各有侧重点。

临床药师具体关注的不合理用药类型如下：重复用药、无正当理由的超说明书用药、禁忌证用药、不良的药物相互作用、注射剂溶媒选择错误、用法用量错误。举 5 个具体例子：①重复用药，如两种非甾体抗炎药合用、怡美舒利与双氯芬酸钠合用、塞来昔布与双氯芬酸钾合用、萘丁美酮与双氯芬酸钠合用；②不恰当的联合用药，如米诺环素与异维 A 酸胶丸、阿托伐他汀与伊曲康唑、地高辛与阿奇霉素、地尔硫卓与克拉霉素；③用法用量不符合说明书要求，如 70 岁以上患者服用茴拉西坦、美洛昔康每日服用两次；④无正当理由的超说明书用药，如氟桂利嗪用于偏头痛的病人；⑤重复用药，如甲磺酸左氧氟沙星片与左氧氟沙星片合用、骨化三醇胶丸与阿法骨化醇软胶囊合用、硝苯地平控释片与苯磺酸氨氯地平合用。

药师是优质药品的提供者、合理用药的守门人、安全用药的参与者。医药分开，药师不是成本，而是成本的控制者、利益扩大者和民众拥护者，是医院成长和发展的资本。只有发挥药师的作用，才可能构建医院、患者、科技共赢的利益关系。对于药师自身而言，只有在审方、用药交代及临床合理用药管理中负起责任，体现药学专业技术服务的价值，才能赢得患者、同行和社会的尊重，才能有所作为。医药营销人有义务和责任帮助药师实现价值回归和转型，完成我们共同的社会责任。

二、《关于加强医疗机构药事管理促进合理用药的意见》的文件解读

国家卫健委医政医管局于 2020 年 2 月 26 日发布《关于加强医疗机构药事管理促进合理用药的意见》的文件，明确强调药品支出是群众医疗支出的重要组成部分，保障药品供应和促进临床规范合理用药是药品供应保障全链条中的重要环节，也是解决看病贵问题的重点。

目前药品集中采购和使用改革持续深化，为在药品供应保障层面解决看病贵的问题提供了有力保障。加强医疗机构药事管理，实现医疗机构药品品种遴选、采购、供应、储存、临床使用等全流程规范管理，保障医疗质量和安全，促进合理用药，成为当前工作的重点。近年来，我国合理用药水平逐步提升，但一些地方医疗机构不合理用药制约机制仍需健全，药学服务尚不能满足临床需求。《意见》中关于药师定位与合理用药的部分主要有如下三个方面内容：

一是强化药品合理使用。提高医师临床合理用药水平，医师要遵循合理用药原则，能口服不肌注，能肌注不输液，依据相关疾病诊疗规范、用药指南和临床路径合理开具处方，优先选用国家基本药物、国家组织集中采购和使用药品及国家医保目录药品。充分发挥各级药事质量控制中心的作用，加强对药品不良反应、用药错误和药害事件的监测，按规定及时上报，提高应急处置能力，保证用药安全。医疗联合体内，上级医疗机构要加强对下级医疗机构的指导，推动提高基层

药学服务水平和医疗服务质量。各级卫生健康行政部门要将药品合理使用培训作为继续教育的重要内容，将药物临床应用指南、处方集纳入继续医学教育项目，重点加强对基本药物临床合理使用的培训，实现医疗机构医师和药师培训全覆盖。

加强合理用药管理和绩效考核。卫生健康行政部门要将医疗机构药物合理使用等相关指标纳入医疗机构及医务人员的绩效考核体系，并细化实化基本药物采购和使用等相关考核指标及内容。药师或其他药学技术人员如发现不合理处方，应当及时按有关规定进行处置。医保部门如发现可能会对医疗保障基金支出造成影响或损失的处方，应当及时按有关规定和协议进行处理，并做好和医疗机构的沟通。

二是拓展药学服务范围，包括加强医疗机构药学服务、发展居家社区药学服务、规范“互联网+药学服务”三个方面。要强化临床药师配备，鼓励医疗机构开设药学门诊。规范电子处方在互联网流转过程中关键环节的管理，电子处方的审核、调配、核对人员必须采取电子签名或信息系统留痕的方式，确保信息可追溯。医疗机构要根据功能定位加大药学人员配备和培训力度。强化临床药师配备，围绕患者需求和临床治疗特点开展专科药学服务。临床药师要积极参与临床治疗，为住院患者提供用药医嘱审核、参与治疗方案制订、用药监测与评估以及用药教育等服务。在疑难复杂疾病多学科诊疗过程中，必须要有临床药师参与，指导精准用药。探索实行临床药师院际会诊制度。鼓励医疗机构开设药学门诊，为患者提供用药咨询和指导。

三是加强药学人才队伍建设，包括加强药学人才培养、合理体现药学服务价值、保障药师合理薪酬待遇三个方面。药学服务是医疗服务的组成部分，各地要完善药学服务标准，推进药学服务规范化建设，提升药学服务水平。

落实“两个允许”要求，将药师与医师、护士等其他卫生专业技术人员统筹考虑，充分体现药师的岗位特点，保障药师合理的收入水平，增强药师职业吸引力。结合药师不同岗位的特点，建立并完善以临床需求为导向的人才评聘机制，克服唯论文、唯职称、唯学历、唯奖项倾向。改善医疗机构药师的工作条件，为开展药学服务提供必要的设备和设施。

三、临床药师参与合理用药管控具体案例分享

FM13（经皮冠状动脉药物洗脱支架置入，伴有一般并发症或伴随症），患者男，64 岁，既往史：糖尿病，高脂血症，心脏病，胃食管反流，胃出血（20 年前），

阑尾炎切除术（10 年前），心脏冠状动脉支架术（1 个月前）；吸烟饮酒史：吸烟，每天 3 包，现已戒烟 5 年，喝酒 20 多年未戒，每天 2 两左右；当前症状描述：近半年体重没有明显变化，心律失常，有时鼻子会出血，每天运动 1 小时左右，喜欢跑步，游泳。

具体用药方案见表 5-1。

表 5-1 FM13 的某患者用药方案

药物名称	规格	治疗目的	用法用量	开始时间	结束时间	注意事项
阿司匹林	100mg×30	抗血小板	1 片，po，qd	2016.2		早餐空腹
波立维	75mg×7	抗血小板	1 片，po，qd	2019.2.3		早餐空腹
阿托伐他汀	20mg×7	降脂保护血管	1 片，po，qn	2019.2.3		晚上睡前
单硝酸异酸梨酯缓释片	40mg×24	冠心病	1 片，po，bid	2019.2.3		早、晚饭后
二甲双胍	0.25g×20	降血糖	1 片，po，bid	2017	2019.3	餐前半小时
阿卡波糖	45mg×30	降血糖	1 片，po，tid	2017		随餐第一口饭服用
枸菊地黄丸	120 丸/瓶	补肝明目	8 粒，po，tid	2019.3	2019.3	三餐饭后
六味地黄丸	120 丸/瓶	补肾益气	1 粒，po，qd	2019.2		尿急
三七粉	自己购买	活血化瘀	每天两勺	2018		
明月草	自己种	降血糖	2 片叶子，口服，tid	2018		朋友推荐
降糖保健品	网上购买	降血糖	不详	2018		成分水明
安宫牛黄丸	网上购买	保健		2019.3		尿血已停用
复合维生素	自己购买	补充维生素	1 片，po，qd	2017		

多种因素会增加老年患者用药的复杂性，临床药师不仅要掌握合理用药的循证依据，还要理解、尊重患者的用药经验以及对治疗的预期和诉求。合理用药评价既是科学更是艺术。

多重用药定位为药物使用多于临床需要，这种现象普遍存在于老年人群体。随着处方药物数量的增加，药物不良事件和相互作用的风险也随之增加。在一项研究中，同时服用 2 种药物的患者，发生药物与药物或药物与疾病相互作用的风险为 13%；同时服用 4 种药物的患者，发生相互作用的风险增加到 38%；同时服用 7 种或更多药物的患者，发生相互作用的风险则增加到 82%。本案例中的这位患者，同时服用过 13 种药物和 1 种保健品，风险性非常高。

药物不良反应经常需要增加药物来治疗，产生处方级联反应，例如患者因服用非甾体抗炎药导致胃炎，需要增加 H_2 受体拮抗剂，而其导致的谵妄又需要增加氟哌啶醇治疗。持续添加药物会增加药物与药物、药物与疾病相互作用的风险，从而产生越来越多的症状。一些研究评价老年患者中系统性停药的试验，证明只有小部分患者因为症状再次出现需要服用药物。多数患者通过停药提升了整体健康状况，减少了转诊到急诊的需求，最终导致死亡率和医疗支出下降。

通过临床药师进行合理用药的分析，我们发现如下问题，给出具体的调整建议：

（1）药物不良反应——服用安宫牛黄丸后尿血；

（2）药物治疗过度——服用过多非必要的药物或保健品；

（3）无效药物——安宫牛黄丸、明月草、网络降糖药；

（4）剂量过高——单硝酸异酸梨酯缓释片；

（5）药物不良反应——鼻出血可能和双抗、安宫牛黄丸、三七粉有关；

（6）增加或调整药物——血糖控制未达标，忽高忽低；

（7）增加药物治疗——眼睛问题，是否为糖尿病引起；

（8）服药方法错误——所有药物均提前抠出来放在一起，一次吃完一天的药物；

（9）增加药物治疗——前列腺问题，尿急，建议泌尿外科就诊；

（10）运动方式的调整——患者喜欢跑步、游泳等运动，因为患者心脏支架术后，不适宜剧烈运动；

（11）依从性差——不能按时服药，随意停药，不能规律监测血糖；

（12）生活方式调整——饮酒过多，每天限制饮酒量低于 1 两，最好戒酒；

（13）超重——患者 BMI 25.35，控制 BMI 低于 24。

四、DRG 下可以形成病组的标杆值，避免现在的处方点评和合理用药管控中的一刀切问题

在临床药师与临床医生进行合理用药沟通过程中，临床医生经常会说“临床工作实际上是很复杂的，不断在变动，如果说你一刀切，哪一天开始不让用，这个肯定是不合理的”“临床工作的复杂性不能用公式化，这要考虑病人的实际情况”，目前的处方点评和合理用药管控很难解决上述临床医生反馈的问题，但是 DRG 的推行可以完美地解决上述问题，我们知道 DRG 的分组规则，病人分组是基于出院病人的病例数据资料（病案首页、出院病人数据摘要——均有标准的填写格式）；DRG 的组数易于管理（降低管理成本，保证每一组内的病人数量足够），

最重要是的实现同一 DRG 组的病例是临床过程相似的（住院天数、疾病复杂程度），同一 DRG 组病例的医疗资源消耗是相似的（诊疗费用），这样就有了进行 DRG 病组合理用药比较的基础，彻底避免了一刀切的问题，可以根据每一个 DRG 病组的具体情况进行具体分析，给出不同的合理用药管控方案。

通过 DRG 病组的比较，可以形成药占比的标杆值。看个例子，ND15［原位癌和非恶性病损（除异位妊娠）除子宫手术以外的手术，不伴并发症与合并症］病组的治疗，可以通过比较不同亚专科收治这个病组的费用结构，找到合理用药的标杆值。我们看具体数据（表 5-2），ND15 病组在某家医院的治疗涉及四个亚专科：妇科盆底科、妇科肿瘤专一科、妇科肿瘤专二科、普通妇科；从药费来看，总体药费的标杆值为妇科盆底科 4215 元，其中西药费为 4200 元，中药费为 15 元。

表 5-2　ND15 病组的不同亚专科治疗费用数据

亚专科	病例数	例均费用	手术费	麻醉费	耗材费	药费	西药费	中药费	病理	验室诊断	像学诊断	血费
妇科盆底科	100	17284	2118	1428	5077	4215	4200	15	910	1267	520	42
妇科肿瘤专科二	200	19646	2560	1403	5600	4603	4587	16	1274	1673	658	28
妇科肿瘤专科一	250	21123	2299	1512	5665	5795	5752	43	1253	1733	592	81
普通妇科	120	18040	1925	1399	4939	4918	4904	14	950	1282	441	23

再看个例子，神经内科收治最多的是脑血管疾病，BR21（脑缺血性疾病，伴有严重并发症或合并症）病组也是医保局重点监控的病组之一。这个病组在某省 2018 年 67 家三级医院的平均费用为 8585 元，而按照某县 DRG 支付标准，该病组对三级医院的给付费用为 5098 元；BR21 病组在某省二级医院的平均费用为 5365 元，按照该县 DRG 支付标准，二级医院给予费用为 3898 元。仅从数据上看，DRG 付费是省钱的。BR21 的 RW 为 0.9507，支付标准为 13610 元。进一步看 BR21 在某地市级三甲医院的具体用药情况，该医院的 BR21 病组共有 1096 例，同一家医院治疗同一病组，费用差异也很大，其中 461 例的平均费用是在 13610 元以下，即为盈利病例，还有 634 例的平均费用是在 13610 元以上，即为亏损病例。进一步分析盈亏影响因素，重点看用药（BR21 病组的费用结构中，药费占最大比例，占比 54.48%），发现所有病组的基础用药有三种（阿司匹林、氯吡格雷、阿托伐他汀）。这三种基础用药有什么特点？贵的两种——氯吡格雷、阿托伐他汀，都已经实现国家集采，价格大幅下降。集采产品目录

的选择会基于医院的核心基础病组的核心用药，这是非常重要的标准。

除了三种基础用药，进一步分析用药发现，亏损的 634 份病例中有 592 例使用了长春西汀（占比 93.38%），568 例使用了疏血通（89.59%），97 例使用了醒脑静（占比 14.51%），对比盈利的 461 份病例，这些产品的使用比较都是偏高，无论是从循证医学证据的角度，还是从改善病种成本结构的角度，都建议停止长春西汀、疏血通、醒脑静的使用。

针对不同的 DRG 病组，结合目前的成本控制情况，给出不同的合理用药使用标准，不只是简单地进行排名后的停药，这样将更加科学合理，临床的接受度更高。

合理用药的问题不仅仅是药学部能够解决的，过去在进行合理用药的管控过程中，药学部需要和医务处、质控中心、医保办、绩效考核办、信息中心进行反复的沟通和协调，而且很多时候，如果涉及对临床的考核和处罚，药学部是没有相关权限的，有时候会处于尴尬的境地。有了 DRG 的推行，这个问题会得到很好的解决。DRG 的推行会涉及多个部门，通常在很多医院是由医务处或质控中心来牵头，合理用药可以成为 DRG 整体项目推进中的一个重要部分，这样就可以省去药学部很多的综合协调问题，药学部形成合理用药相关方案后，直接提交给 DRG 项目负责部门，进行整体落实和推进。

总的来说，DRG 下的病组标杆值可以有效解决目前药学部在合理用药管控中的难点和问题，医药企业要通过探询，创造客户需求，和药学部主任一起关注 DRG，共同努力为医院的合理用药做出贡献。

实战技能第十式：与药学部主任共同研讨临床科室费用消耗指数和时间消耗指数降低的方法，医药企业可以协助药学部主任参与组织多学科、多部门 MDT 项目

案例分享：某企业协助医院药学部参与临床科室费用消耗指数和时间消耗指数降低的非临床服务项目

该医院 2019 年 4 月 1 日 DRG 系统上线，医药企业组织相关专家团队，与药

学部主任一起研讨方案，具体包括如下四个步骤：

（1）由专家团队针对药学部管理团队及临床药师、审方药师一起进行DRG相关知识培训，重点讲解DRG与合理用药的关系，让大家对DRG有充分的认知。

在没有实施DRG的医院，推行真正的处方点评和合理用药管控是非常困难的，核心的问题是临床医生对于合理用药管控的接受程度不足，缺乏内生性动力。举个例子，HD35（腹腔镜下胆囊切除术，不伴并发症与合并症），该病组RW 0.6565，这个数字代表两层含义：①这个病组不是太复杂的病组，属于基础病组，二级以上医院都可以开展；②用RW值乘以基础费率就是该病组的支付标准。HD35在该地区的支付标准为11250元，平均住院日为7.34天，注意11250元是该病组所有住院期间费用的总和，包括医保支付部分和个人自负部分的药费、耗材费、检查费、手术费等所有费用。

该医院HD35病组平均费用为17347元，病组平均每例亏损6097元，这才是临床医生对于合理用药管控接受的源动力。对于亏损的病组，临床可以有两个选择，一是不再收治该病组（这个要基于医院的定位，对绝大部分医院来说不是最佳选择），二是通过优化该病组的成本结构，降低该病组的成本，实现病组盈利（这是最佳选择）。

进一步看HD35的费用结构：材料费占比39.79%，药费占比25.1%，手术费占比15%，麻醉费占比8%，检查化验费占比11%，其他占6%。基于DRG的支付原则，一旦病组成本超标而亏损，直接影响临床医生的绩效核算，间接影响临床医生和临床科室的所有相关指标在医院的排名，正是基于这些影响，临床医生才有主动进行合理用药控费的源动力。随着DRG的推行，可以预见不久的将来，临床医生会主动邀请临床药师参与到病组的合理用药控费中来。

（2）在专家团队的指导下，由药学部临床药师团队对该医院入组病例数排名前20位的病组进行分析，同时对比当地所有医疗机构病例数排名前20位的病组（表5-3），结合医院和科室战略发展规划，与临床科室沟通，选定重点监测的病组。

（3）临床药师团队对于前面选定的重点病组，结合病组的医保支付标准和本院该病组的成本，将DRGs病组中超出支付标准的病例筛选出来，重点分析这些病例的费用效率指数和时间消耗指数。通过审核所有超给付标准的病例用药方案，结合DRGs相关考核指标进行横向比较分析，给出最优性价比的合理用药方案。

表 5-3　某医院及当地医保统筹区入组病例数排名前 20 位的病组及比较

序号	本院			当地医保统筹区		
	DRG 组	病例数	权重占比	DRG 组	病例数	权重占比
1	NZ15 女性生殖系统其他疾患，不伴有并发症或伴随症	850	2.15	ES15 呼吸系统感染/炎症，不伴有并发症或伴随症	800	0.9
2	GB13 食管、胃、十二指肠大手术，伴有一般并发症或伴随症	500	3.8	BR21 脑缺血性疾病，伴有严重并发症或伴随症	580	1.4
3	BR25 脑缺血性疾病，不伴有并发症或伴随症	450	1.25	RU14 恶性增生性疾病的化学及/或免疫治疗（7 天内）	550	0.6
4	BR23 脑缺血性疾病，伴有一般并发症或伴随症	400	1.5	BR23 脑缺血性疾病，伴有一般并发症或伴随症	550	1.15
5	RC11 恶性增生性疾病的化学及/或分子靶向治疗，伴有严重并发症或伴随症	400	1.7	RC13 恶性增生性疾病的化学及/或分子靶向治疗，伴有一般并发症或伴随症	520	1
6	ES15 呼吸系统感染/炎症，不伴有并发症或伴随症	400	0.8	FS11 心绞痛，伴有严重并发症或伴随症	520	1.35
7	BR21 脑缺血性疾病，伴有严重并发症或伴随症	300	1.5	ES13 呼吸系统感染/炎症，伴有一般并发症或伴随症	450	0.8
8	NF15 辅助生殖技术，不伴有并发症或伴随症	300	0.35	FS13 心绞痛，伴有一般并发症或伴随症	415	1.05
9	JV15 重型皮肤疾患，不伴有并发症或伴随症	300	0.55	EJ11 呼吸系统其他手术，伴有严重并发症或伴随症	400	2.05
10	FS11 心绞痛，伴有严重并发症或伴随症	280	1.3	NE15 外阴、阴道、宫颈手术，不伴有并发症或伴随症	400	0.45
11	RC13 恶性增生性疾病的化学及/或分子靶向治疗，伴有一般并发症或伴随症	270	1	CB35 晶体手术，不伴有并发症或伴随症	400	0.65
12	RC29 恶性增生性疾病的放射治疗及/或其他疗法	260	3.5	RC11 恶性增生性疾病的化学及/或分子靶向治疗，伴有严重并发症或伴随症	370	0.9
13	NE15 外阴、阴道、宫颈手术，不伴有并发症或伴随症	250	0.5	JV15 重型皮肤疾患，不伴有并发症或伴随症	360	0.4
14	IU25 腰背疾患 ，不伴有并发症或伴随症	240	0.5	IU25 腰背疾患，不伴有并发症或伴随症	350	0.45
15	JV29 皮炎、湿疹	230	0.5	RC15 恶性增生性疾病的化学及/或分子靶向治疗，不伴有并发症或伴随症	310	0.45
16	ES13 呼吸系统感染/炎症，伴有一般并发症或伴随症	220	0.75	OR15 阴道分娩，不伴有并发症或伴随症	310	0.5

续表

序号	本院			当地医保统筹区		
	DRG 组	病例数	权重占比	DRG 组	病例数	权重占比
17	XS25 随访（不含恶性肿瘤诊断），不伴有并发症或伴随症	220	0.25	CA19 疑难眼科手术组	300	0.5
18	FS13 心绞痛，伴有一般并发症或伴随症	200	1	RC29 恶性增生性疾病的放射治疗及/或其他疗法	300	2.15
19	OD35 流产，伴宫颈扩张及刮宫、吸引刮宫或子宫切开术，不伴有并发症或伴随症	200	0.25	LR11 肾衰竭，伴有严重并发症或伴随症	300	0.7
20	RU14 恶性增生性疾病的化学及/或免疫治疗（7 天内）	200	0.4	BZ13 神经系统其他诊断，伴有一般并发症或伴随症	280	0.7

该医院临床药师团队重点分析三个病组：HD33 腹腔镜下胆囊切除术（伴并发症与合并症）、BC19 伴出血诊断的颅内血管手术和 RE19 恶性增生性疾病的化学治疗及/或分子靶向治疗，具体看分析的内容和给出的建议。

HD33 病组在该医院有五个科室分别收治：胃肠外科二病区、胃肠外科一病区、肝胆胰外科病区、普通外科病区以及急诊与创伤外科病区，分别产生的药费为 7000 元、5500 元、5000 元、4900 元和 3800 元。再从中选择郑医生组和李医生组各 10 份 HD33 病例进行药物点评，发现：郑医生组平均药费为 5000 元，李医生组平均药费为 9000 元。

把两组病例使用的药物分为四大类，分别为：护胃/止吐、肠外营养/电解质、护肝和抗菌。其中，郑医生组使用的四大类药物分别为：泮托拉唑/昂丹司琼、转化糖电解质/脂溶性维生素Ⅱ、还原型谷胱甘肽、头孢西丁钠；李医生组使用的四大类药物分别为：泮托拉唑/昂丹司琼/托烷司琼、转化糖电解质/脂溶性维生素Ⅱ/丙氨酰谷氨酰胺/复方氨基酸 18AA-Ⅱ/水溶性维生素、还原型谷胱甘肽/门冬氨酸鸟氨酸/异甘草酸镁/多烯磷脂酰胆碱/复方甘草酸苷、头孢西丁钠/头孢噻利。

首先，有了 DRG 的分组比较，所有李医生使用而郑医生没有使用的药物，建议可以调整，这样立刻节省了药费。然后，请药学部的临床药师参与处方审核，看看李医生使用的药品是否合适？药师是审方的第一责任人，通过临床药师的审方进一步发现如下问题：对于 HD33 病组的病人，其实所有的护胃/止吐药都可以不使用，属于适应证不适宜，此类患者病程中无恶心、呕吐等胃肠道不适记录，未达到预防应激性溃疡的指标；肠外营养/电解质也可以不使用，属于适应证不适宜，因为这个病组的患者可自主进食，禁食时间短；护肝药物也建议不予使用，避免增加患者肝脏负担；最后，抗菌药物中头孢噻利的经济性较差，不建议使用。总的来说，根据药学部临床药师的点评，HD33 病组的药物治疗费用可以从 9000 元降低到 500 元左右，可以减少药物使用费用约 90%。

BC19 伴出血诊断的颅内血管手术，该病组主要在神经外科收治，对比发现：王医生平均药费 20000 元，汪医生平均药费 12000 元。在王医生和汪医生名下各取一个病历号，发现这两个病历号的病人临床特征相似，都是住院 13 天，年龄分为 45 岁和 50 岁，GSC 都是 15，mRShe NIHSS 都是 0，Hunt-Hess 都是二级，使用的耗材费用分为 60250 元和 60500 元（基本一致）；唯一的差别是使用的药品费用，汪医生组为 7150 元，王医生组为 11250 元，相差 4100 元。具体看下 4100 元的差距是如何产生的，主要有三个方面的药品：营养神经、缓解血管痉挛和围手术期用药。其中，汪医生组使用的营养神经类是复方脑肽节苷脂注射液，而王医生组同时使用了复方脑肽节苷脂注射液和神经节苷脂注射液，属于不合理用药；再看缓解血管痉挛的药，汪医生组和王医生组都同时使用了尼莫地平注射液和尼莫地平缓释片，是否应该同时使用注射液和缓释片呢？查看 2012 年 AHA/ASA《动脉瘤性蛛网膜下腔出血治疗指南》、2013 ESO《颅内动脉瘤和蛛网膜下腔出血处理指南》，都是推荐口服尼莫地平缓释片，而且为 I-A 推荐。2016 年版《中国动脉瘤性蛛网膜下腔出血诊疗指南规范》已有临床试验证实静脉应用尼莫地平与口服并无差异，并且这两种药物经济学差异大，口服每日费用 5 元，而注射剂每日费用 638 元，把尼莫地平注射液换用尼莫地平缓释片可以节省 4499 元。

RE19 病组，重点看手术编码为 Z51.102 的手术后恶性肿瘤化学治疗，主诊断编码为 C20.x00 的直肠恶性肿瘤，在该医院有五个科室收治，分别为：胃肠外科一病区、胃肠外科二病区、肿瘤一病区、肿瘤二病区、肿瘤三病区，这些科室住院天数都是 5 天，采用的化疗方案都是 XELOX（奥沙利铂+卡培他滨），平均总费用及平均药费分别为：胃肠外科一病区 6300 元（药费 4500 元）、胃肠外科二病区 6000 元（药费 3800 元）、肿瘤一病区 4500 元（药费 3000 元）、肿瘤二病区 5400 元（药费 2900 元）、肿瘤三病区 4400 元（药费 2800 元）。

选择胃肠外科一病区和肿瘤三病区的病例进行用药的对比分析，具体药品分为五个方面：化疗药物、化疗止吐药、护肝药、其他治疗药物、辅助药物，其中，胃肠外科一病区具体使用的药物为：奥沙利铂、卡培他滨、昂丹司琼、地塞米松、泮托拉唑、重组人粒细胞刺激因子、头孢西丁、甲钴胺片、维生素 B_1 片、利可君片；肿瘤三病区具体使用的药物为：奥沙利铂、卡培他滨、昂丹司琼、复方甘草酸苷片、芪胶升白胶囊、脱氧核糖核酸、复合辅酶粉针、胸腺肽、人参多糖注射液。对比一下两组的用药，建议护肝药物复方甘草酸苷片可以调整（患者肝功能正常，属于适应证不适宜），所有辅助药物（脱氧核糖核酸、复合辅酶粉针、胸腺肽、人参多糖注射液）可以调整。

还可以评价化疗方案的合理性，主要看化疗药物的使用剂量，按照中国 CSCO《结直肠癌诊疗指南（2018 版）》和美国 NCCN《直肠癌临床实践指南（2018.V3）》，XElOX 推荐剂量：奥沙利铂 $130mg/m^2$，iv，d1；卡培他滨 $1000mg/m^2$，po，bid，d1-14。可以看到肿瘤三个病区都严格按照这个推荐剂量执行，而外科的化疗剂量使用不太合理，其中胃肠外科一病区的使用剂量为：奥沙利铂 $130mg/m^2$，iv，d1；卡培他滨 $1250mg/m^2$，po，bid，d1-14（这个剂量偏大）。胃肠外科二病区使用剂量为：奥沙利铂 $150mg/m^2$，iv，d1（这个剂量偏大）；卡培他滨 $1000mg/m^2$，po，bid，d1-14。通过比较，需规范化疗药物的剂量。

从以上三个具体病组案例可以看出，腹腔镜下胆囊切除术的患者存在较多用药不合理现象，主要是：①适应证不适宜；②脑缺血性疾病及伴出血诊断的颅内血管手术，不同责任组中药品费用差异大；③部分病区化疗方案有待规范，辅助药物有节约空间。总的来说，DRGs 可以为药物点评提供数据基础，并帮助发现问题，临床药师团队可以协助临床科室给出性价比高的合理用药方案。

有人担心如此大幅度降低药品费用，控制病组成本，是否会使得医疗服务质量打折扣？不会的，DRG 是平衡医疗服务的产能、效率、质量的医疗管理工具，通过 DRG 的组数看医疗机构治疗病例所覆盖疾病类型的范围、总权重看医疗机构服务的总产出、CMI 值看医疗机构治疗病例的技术难度水平，这三个指标都是医疗服务的产能部分；还通过费用消耗指数（治疗同类疾病所花费的费用）、时间消耗指数（治疗同类疾病所花费的时间）来看该医疗机构提供服务的效率；最后通过低风险病例死亡率、中低风险病例死亡率、高风险病例死亡率来监控医疗服务的质量。这是一个综合平衡的考核！同时，各地市医保局为避免并遏制可能存在的医疗机构选择轻病人住院、推诿重病人、升级诊断和服务不足等现象，将建立 DRG 付费监管考核制度，保证医疗服务质量和合理支付。这些监管考核还将进行实时监管和事后监管，通过对出院病人的诊疗过程和结算信息进行审核、稽查，发现不合理行为或不合理费用不予付费。

（4）医药企业协助组织多部门参与的研讨会，包括临床科室、医务处、医保办、运营管理部、药学部临床药师团队、外部专家团队等，结合前面的病组合理用药分析，对于临床药师给出的合理用药方案，综合各方意见，确定最终的最佳性价比方案，让治疗回归本原。

实战技能第十一式：与药学部主任一起重新定位临床药师角色价值，医药企业可以协助药学部参与合理用药系统建设，同时结合产品推广，做好相关临床科室 MTM（药物治疗管理），参与建立 DRG 下临床合理用药示范病房

一、DRG 支付改革会重新定位临床药师角色价值

按 DRGs 付费方式的核心，应该是对每一个病组提出规范的“诊疗路径”。之前按数量付费的方式，让医生的劳动风险和价值被忽略，医院管理也秉承粗放式发展理念。DRGs 的推进将扭转这个局面。通过 DRGs 模式，可以对临床医师的工作量、工作质量进行统计分析。把 DRGs 分组平台作为风险调整工具，并使用 DRGs 绩效评价平台的指标对临床医师团队的医疗质量进行评价，真实反映临床医师的医疗质量。DRGs 人才评价结果可以与岗位聘任、薪酬、职称晋升等挂钩。如何提高临床医生的工作量、工作质量，临床药师都是大有可为。

再回顾一下 DRGs 的核心评价指标：

（1）服务能力指标：是对医师收治病人数量、覆盖范围、技术难度等的综合体现，通过 DRGs 三个核心指标（DRGs 组数、总权重、CMI），将指标数据与目标标杆数据标准化处理，并设置指标权重系数，计算出能力得分和排名，体现医师的综合服务能力。

（2）服务效率指标：通过两个效率指标，即时间效率指标反映医生治疗同类

病例的时间长短，费用效率指标反映医生治疗同类病例的费用高低，将两个指标加权计算医师的效率得分。

（3）质量安全指标：从低风险死亡率、中低风险死亡率两个指标，反映医生诊治患者的质量安全水平，通过测算各医生所收治的处于低、中低风险患者组别的病例发生死亡的概率，加权计算医师的质量得分。

可以看到，服务效率指标需要临床药师的参与和指导，与临床医生一起共同给出合理用药方案：①加快病人的康复，缩短愈后时间；②共同选择最优性价比的药品，降低治疗整体费用。临床药师是帮助医生合理用药中起关键作用的人，他能协助医生在正确的时机为患者处方正确的药物和正确的剂量，避免药物间的不良相互作用，解决影响药物治疗的相关因素等。

举个临床病例：心内膜炎病人的抗菌药物治疗，看看临床药师如何参与其中。

病人刘某，女，18 岁，自幼发现动脉导管未闭，一直未进行外科治疗。2019 年 6 月 25 日出现不明原因高热（最高体温 39℃），伴有右上肢沉重感、头晕，偶有头痛，间断咳嗽、咳痰，就诊于农村卫生所。6 月 25 日至 7 月 4 日，给予阿奇霉素联用头孢曲松治疗（剂量不详），体温不退。7 月 5 ~ 9 日，给予青霉素（剂量不详），体温不退。7 月 10 ~ 23 日，给予青霉素、林可霉素、阿莫西林克拉维酸钾联合用药（剂量不详），体温正常 10 天后再次发热。病人 7 月 24 日就诊于当地县医院，疑为心内膜炎，多次血培养，前三份血培养结果均为耐万古霉素金黄色葡萄球菌（7 月 29 日回报结果，其他药敏结果不详），给予青霉素、链霉素联合治疗（剂量不详），治疗无效。8 月 5 日，最后一次血培养结果为万古霉素敏感金黄色葡萄球菌。病人于 8 月 5 日就诊一家三甲医院，给予去甲万古霉素（0.8g/12h）、头孢哌酮舒巴坦（3g/12h）联合治疗，治疗无效，两次血培养均为阴性。

病人于 8 月 14 日就诊，仍持续发热，贫血（血色素 66g/L），呼吸浅快，剧咳，咳血。各瓣膜区均可闻及 4 ~ 6 级收缩期吹风样杂音。胸正位片提示右肺门影增大、增浓，见团片状模糊影，心影稍大，肺动脉段平直。超声心动图提示降主动脉和肺动脉之间可见导管，肺动脉外侧壁距导管开口 7mm 处可见不规则条带状赘生物，大小为 12.2mm × 4.7mm。根据诊疗指南建议，送检血培养后给予头孢唑啉，2g/8h，其后感染症状逐步缓解，治疗第六天体温恢复正常，8 月 21 日，血培养回报阴性。内科治疗 3 周后，准备接受外科手术。

临床药师意见：临床医生使用了他认为“最强的”抗阳性球菌药物，但对药物疗效的把握不准确。治疗 MSSA 菌血症时，β -内酰胺类药物（如苯唑西林、头孢唑啉）的疗效明显优于万古霉素。此外，治疗 MSSA 引起的右心心内膜炎时，万古霉素疗效不如β-内酰胺类药物。去甲万古霉素的纯度较万古霉素低，给药剂量小，其疗效更难企望。临床药师及时调整药物治疗方案，完成内科治疗后，尽早进行外科手术。

病人于 9 月 3 日接受动脉导管未闭结扎术、肺动脉内赘生物清除术，手术顺利。9 月 7 日，赘生物培养回报阴性。术后持续抗感染治疗 1 周，因经济困难于 9 月 10 日出院，出院后坚持抗感染治疗满 6 周（术后开始计算），随访，病人康复良好。

总之，临床药师与临床医生一起共同给出合理用药方案，从而提高临床医生在 DRGs 考核中的效率得分，也最终提高临床科室及整个医院的服务效率得分，为提升医疗价值做出贡献。

DRGs 支付下的临床药师通过对初诊患者进行药学评估，依据评估结果对住院患者进行药学监护分级管理，住院期间和临床医生一起制订经济、有效的药物治疗方案，出院时借助互联网信息化手段进行个体化用药指导，并评估患者对药物使用的掌握情况，从事前、事中、事后全流程闭环的指导，实现服务效率指标的提升，重新定位临床药师的角色价值。

二、DRG 下 MTM（药物治疗管理）的现状与标准工作流程

药物治疗管理是指具有药学专业技术优势的药师对患者提供用药教育、咨询指导等一系列专业化服务，从而提高用药依从性，预防患者用药错误，最终培训患者进行自我用药管理，以提高疗效。

随着时代的发展，药学服务的重心不断发生着转移，从以调剂药品为主要工作内容，最终发展到以患者为中心的药学监护阶段。MTM 已在美国实行了十几年，它的价值也逐渐被证实。随着公立医院药品零加成，尤其是医保支付改革、DRG 付费的实施，如何准确找到药师的定位，体现药师的专业价值，基于 DRG 病组的合理用药分析，MTM 在我国一定会有更大发展。

MTM 包含了一系列的服务内涵：①收集患者健康状况信息并做必要评估；②制定药物治疗干预计划；③选择、启动、修改或管理药物治疗方案；④监测和评估患者对治疗结果的反应，包括安全性和有效性；⑤实施全面的药物治疗评估，以确定、解决和预防药物相关问题，包括不良药物事件；⑥记录所提供的监护过程，并将重要信息传达给患者的诊疗团队成员；⑦提供口头教育和培训，提升患

者的理解能力，促进合理用药；⑧提供信息、资源以及支持服务，提供患者对治疗方案的依从性；⑨在向患者提供更广泛的医疗管理服务内协调和集成药物治疗管理服务。

药物治疗管理服务的对象是：①需转到其他医疗机构继续就诊或改变治疗方案的患者；②服用 5 种及 5 种以上慢性病治疗药物的患者（包括处方药、非处方药、中草药及其他营养保健品）；③至少存在 1 种慢性疾病或为慢性病亚健康状态（如心脏病、糖尿病、高血压病、高血脂、哮喘、骨质疏松等）的患者；④有由药物治疗造成或加重的异常实验室指标值的患者；⑤依从性不好（不按时用药或滥用药）的患者；⑥文化程度有限或存在文化差异，需要进一步沟通以确保正确用药的患者；⑦需要降低自付药费的患者；⑧近期经历药品不良反应或事件的患者；⑨服用高风险药物（包括治疗窗窄的药物，如华法林、氨甲蝶呤）的患者。从 DRG 的角度，MTM 服务对象应该重点包括亏损病组的案例、需要调整用药方案以降低费用消耗指数的患者。

2003 年美国 MMA 法案及 2006 年 1 月实施的“医疗保险 D 部分”为参加 D 部分的 2000 多万名医疗保险受益人正式实施了 MTM 服务。Barnett M. J. 等回顾了从 2000 年 1 月 1 日至 2006 年 12 月 31 日的 7 年期间药师实行 MTM 服务的变化及其带来的经济效果，最终分析了 1158 名药师在 1054 家药店为 23798 名患者所提供的 76148 次药师干预，结果显示 7 年间每个 MTM 服务的评估药房报销为 8.44 美元，而每个 MTM 服务的成本节约平均为 93.78 美元，药师提供的 MTM 干预从住院教育、监测新的或改变处方治疗，到为处方者提高关于成本-效益的管理。MTM 服务也从涉及急性药物（如青霉素、大环内酯类抗生素和麻醉镇痛药）转变为涉及慢性药物（如降脂药、血管紧张素转换酶抑制剂和 β 受体拮抗剂），治疗类别发生显著变化，老年患者比例增加，这些趋势预示着，随着时间的推移，有更高的药学报销，以及每次 MTM 服务有更高的成本节约。

三、DRG 下骨科合理用药示范病房的建设

药学部通过参与病种临床路径优化项目，建立质量效益型医疗管理模型，不断改进质量管理，有效控制医疗费用的无效支出，建立以病组临床路径为核心的临床标准体系，依托临床路径进行病组管理和病种选择。通常情况下，医嘱数据中检查类、西药类、中成药类和耗材类是占比较高的部分，可以着重进行细分标化。尤其是药品类，还可以进行扩展利用，如结合治疗原则或药理特性进行判别。

那么，存在于字典库里的项目，就可以理解为本路径涉及疾病的核心诊疗内容。药品通用字典库的构建，利于临床路径中合理用药方案的确定。

比如某医药企业协助一家三甲医院药学部建设 DRG 下的骨科合理用药示范病房，该项目具体围绕三个方向开展：①抗感染药物管理；②关节置换术患者术后抗凝管理；③疼痛管理。药学部临床药师团队通过设计量表，结合检查指标、病史、用药史，进行患者的综合评估，参考病组的支付标准中药占比的标杆数据，制订符合 DRG 要求的个性化给药方案，同时关注药学监护、用药评估和用药教育。该项目实施取得非常好的效果，临床药师全程参与的骨科病房平均住院日降低了 0.5 天，药占比降低了 2 个百分点，应该说是三方共赢的结果。

实战技能第十二式：与药学部主任一起制定 DRGs 下临床药师职业发展规划，做好临床药师胜任力模型，做好 DRG 下药学流程评估与优化，医药企业可以协助临床药师参与药物治疗决策中的临床研究

一、建立临床药师胜任力素质模型，做好临床药师能级测评

临床药师结合 DRG 实施的要求，根据各个岗位的工作特点，在个人绩效的基础上规划不同岗位胜任力要求，以支持临床科室与患者的需求。关注临床药师个人快速成长的长期影响因素，特别是实现对个人价值的胜任能力的支持。在全员绩效的基础上，首先从通用技能和专业技能两个维度对临床药师进行岗位胜任力考核，按照岗位能力将临床药师分为 4 个能级：见习临床药师、初级临床药师、中级临床药师、高级临床药师，不同能级赋予不同的岗位价值系数，充分调动临床药师参与合理用药工作的积极性。下面是临床药师胜任力素质模型（表 5-4）和临床药师能级测评内容（表 5-5），供大家参考。

表 5-4 临床药师胜任力素质模型

通用胜任力（G）	专业胜任力（P）
G1 责任心 1. 工作完成 2. 团队荣誉 3. 临床反馈 4. 首问负责 G2 沟通协调能力 1. 人际交往技能 2. 意见分歧处理 3. 有效沟通 G3 学习适应能力 1. 自主学习情况 2. 应对变革	P1 专业知识 1. 文章发表或基金申请 2. 专业知识学习 3. 了解专业进展 4. 专业知识的应用 5. 外语学习 P2 药学服务能力 1. 临床药学服务 2. 临床讲课 3. 报告写作 P3 分析能力 1. 判断技能 2. 逻辑思维 3. 关注细节

表 5-5 临床药师能级测评内容

欲晋级的 SPT 能级	能级评定要项						
	基本条件		准入条件		晋级资质条件		能级评定
	在原能级须满足工作年限	医院聘用职称	临床药师资格证	绩效考核重点关注指标	测评方案一：胜任力问卷 60%	测评方案二：案例测评 40%	名额限制
晋高级	在中级至少满 3 年	副主任药师以上	必需	查房 咨询 建议 会诊	加权后分值≥4.50； 其中，问卷≥4.00，案例≥4.00		限制
晋中级	在初级至少满 2 年	主管药师以上	2020.12 以后晋升必需	查房 咨询 建议 会诊	加权后分值≥4.00； 其中，问卷≥3.70，案例≥3.70		限制
晋初级	在见习至少满 1 年（取得资格证直接晋初级）	药师以上	不要求	查房 咨询 建议	加权后分值≥3.70； 其中，问卷≥3.50，案例≥3.50		不限
晋见习	3 年药学工作经历（至少含 0.5 年临床药学经历）	药师以上	不要求	查房 咨询	加权后分值≥3.50		不限

二、DRG 下药学流程评估与优化

DRG 的实施会加速药学临床化的发展，但现阶段药学部临床药学的发展还有很多不足，医院药学管理走向标准化、信息化、专业化与临床化，其中标准化与信息化是基础与前提，让药学部能够通过管理工具与信息化手段来减耗增效，进而可以将增加的人力资源投入到合理用药管控等增值服务上，实现药学专业化，与临床结合实现药学临床化。医院药学管理“顶层建筑”的改变需要药学流程管理这样的“基础建设”，只有基础夯实，才能在变革过程中起到支持作用，不会在改变过程中随时有“坍塌”隐患。

DRG 的实施，推动了药学流程向优质药学服务和以患者为中心的合理用药方向前进。“优质药学服务”是指医院药学工作以患者为中心，强化基础药学，全面落实药学责任制，深化药学专业内涵，整体提升药学服务水平。优质药学服务的内涵包括：满足患者基本生活的需要，保证患者的安全，保持患者身体的舒适，协助平衡患者的心理，取得患者家庭和社会的协调和支持，用优质的药学质量来提升患者与社会的满意度。“以患者为中心”是指思想观念和医疗行为上，处处为患者着想，一切活动都要把患者放在首位；紧紧围绕患者的需求，提高服务质量，控制服务成本，制定方便措施，简化工作流程，为患者提供“优质、高效、低耗、满意、放心”的医疗服务。

以患者为中心的药学服务，带来优质服务的新要求与标准。不同的服务观有不同的评判标准，药学部要结合 DRG 的推行建立更符合医保支付改革要求的管理理念和管理标准。药学流程的优化非常重要，直接动力来自提升医疗服务水平。药学流程的优化促使医院药学工作向全院优质药学服务转变，使得药学工作所涉及的资源能够得到合理和重新配置，从而达到提高医院药学服务的运营效率和效果的目的。药学流程的优化不仅指做正确的事，还包括正确地做这些事。

流程优化和管理创新是相辅相成的，比如品管圈、5S 管理、精益医院等一系列管理理论的成功应用，为医院管理带来显著成效。药学流程优化自身就是建立在这些成熟理论基础上，比如精益医院提出的作业标准化、合理化工作场所布置、培养多能工等管理方法，与流程优化中消除不增值环节的思想是高度一致的。

我们重点看与 DRG 下合理用管控相关的流程如何优化：

1. 临床药师查房的流程优化

（1）病史预习，详细了解患者的基本情况：性别、年龄、体重、婚姻状况、既往病史、主诉和现病史、个人史、药物过敏史、药物不良反应史、家族史；

（2）跟随临床医生查房，对临床提出建议，如药物浓度监测、对药物可能引起的电解质和肝肾功能变化进行监测、合理使用抗菌药物的意见等，对不合理使用药物的情况提出自己的观点和建议，填写查房记录；

（3）判断能否对医生提出的药物问题提供解答，可以解答的当场回答，无法回答的查阅资料；

（4）为医护人员提供用药指导；

（5）将查房时所填写的记录整理成病历，参与临床医疗小组组织的各类病例讨论，填写病历讨论记录。

2. 临床药师进行合理用药管控，开展用药建议的流程优化

（1）开展各项药学服务工作，包括参与临床查房、开展不良反应监测、提供药学会诊、组织临床药师病例讨论、开设面向临床的药学课程、进行全院病史的抗菌药物调查和处方点评等，为药学部其他部门提供药学知识辅导；

（2）参与医生在查房前的病情分析和下一步治疗方案的讨论，与医生一起在查房中进一步了解病人的病情，决定治疗方案；

（3）对医生咨询的药物治疗方案问题提供用药建议，自主发现目前所用的药物治疗方案存在的不妥当之处或该方案是否为最佳方案；

（4）观察医生采纳或不采纳药师的用药建议后，患者的后续治疗结果；

（5）按要求完整填写临床药师用药建议记录，如医师接受建议，请医师在药师填写的用药建议记录上签字确认。

3. 临床药师会诊及与临床科室一起参与病例讨论的流程优化

（1）临床药师结合会诊单或电话中医生对患者疾病与治疗情况的简单介绍，初步判断如何提出会诊意见，如问题较复杂，迅速查阅相关资料，以求更完整地提出会诊意见；

（2）到临床科室听医生介绍详细患者疾病与前期治疗情况，以及目前存在的治疗问题，向医生询问了解没有提到的、有助于会诊意见形成的患者信息；

（3）口头提出会诊意见，并解释理由，与医生讨论会诊意见，结合医生的意见进一步完善方案；

（4）在参与临床科室查房工作中发现有典型学习价值或有讨论价值的案例，记录临床资料，将在查房中记录的病例资料按相应格式要求汇总整理成病例讨论材料；

（5）主讲者在病历讨论会议上讲读病例材料，并作病例分析，其他临床药师对病例展开讨论，提出问题，主讲者记录其他临床药师的讨论意见，如认为临床治疗存在不妥之处，将在病例讨论会上形成的意见反馈给临床，并关注患者后续治疗效果。

三、医药企业协助临床药师参与药物治疗决策中的临床研究

具体来说，针对 DRG 的相关评价指标，为了有效降低病组的费用消耗指数和时间消耗指数，提升临床科室的服务效率，需要临床药师的参与和指导，和临床医生共同给出合理用药方案：加快病人的康复，缩短愈后时间；共同选择最优性价比的药品，降低病人的整体费用。充分发挥临床药师的角色价值，与临床医生一起为患者提供和设计最安全、最合理的用药方案，临床药师是在帮助医生合理用药上起关键作用的人，他能协助医生在正确的时机为患者处方正确的药物和正确的剂量，避免药物间不良的相互作用，解决影响药物治疗的相关因素等方面遇到的问题。

医药企业协助临床药学部与普外移植学科的合作，就是面向药物治疗决策中的临床研究来进行，通过组织有外部专家参与的科室之间的研讨，确定了三个方面的研究内容：

一是器官保护方面的研究，包括：①器官保存液的研究；②肝缺血再灌注损伤的机制研究（机制、生物标志物）；③移植术后代谢组学研究（急性排斥、精神异常机制研究）；④肝移植肾损伤的研究（机制、保护研究）。

二是移植抗感染方面的研究，包括：①肝移植术后感染风险因素分析（回顾性研究）；②肝移植围手术期预防用药研究（前瞻性研究）；③肝移植真菌感染生物标志物的研究；④移植术后真菌感染危险因素分析。

三是免疫抑制药物研究（治疗窗、免疫方案评价），包括：①肝移植术后骨质疏松的研究（机制、预防）；②CNI 所致高血压的机制研究；③西罗莫司所致血脂异常机制研究；④他克莫斯所致血糖异常机制研究。

通过上述合作研究，明确未来临床药师的职责是结合临床证据决定药物治疗决策，这一方向与美国临床药学学会 ACCP 提出的“临床药学科学家”概念是一

致的。临床药师急需实现角色转换，从现有证据的使用者转为临床证据的创造者，当然这非常有难度，但这是临床药师的未来职责，任重而道远。

实战技能第十三式：与药学部主任一起重新优化绩效二次分配方案，重点凸显临床药师/审方药师的角色价值，实现与药学部长期稳定的战略合作

2018 年 11 月 26 日国家卫健委与国家中医药管理局发布的《关于加快药学服务高质量发展的意见》明确药学服务是医疗机构诊疗活动的重要内容，是促进合理用药、提高医疗质量、保证患者用药安全的重要环节。药师是提供药学服务的重要医务人员，是参与临床药物治疗、实现安全有效经济用药目标不可替代的专业队伍。

文件明确要求要完善药学部绩效考核管理机制，建立以临床需求为导向、符合药事服务特点的绩效考核制度，并与药师的薪酬发放、岗位聘用、职称晋升等挂钩，提高药师待遇水平，稳定和壮大药师队伍。坚持多劳多得、优绩优酬，收入分配要向工作任务重、工作质量高的人员倾斜。改变唯论文倾向，更加激发药师服务于患者、服务于临床的积极性。鼓励各地在深化医疗服务价格改革中有效体现药事服务价值，合理设置药学人员服务收费项目，采取多种方式补偿药学服务必需成本。

目前很多大型三甲医院的药学部都在完善临床药师和审方药师的组织架构，除了专职的绩效管理室下设绩效管理专员、质量管理专员、教学管理专员，在临床药学室、病区药房、PIVAS、门急诊药房、分院药房都设置了专职或兼职的审方药师，在绩效分配方案中要充分考虑这些新设置的岗位（图 5-2）。

DRG 的推行会凸显临床药师和审方药师的角色价值，但是现在的药学部绩效二次分配方案中并没有特别关注，绝大多数医院药学部主要还是依据员工的职称、工龄、学历等系数作为主要的分配依据，这样的二次分配方案不能充分调动药学部各个岗位的积极性。通过协助药学部主任重新优化绩效二次分配方案，凸显临床药师/审方药师的角色价值，助力医院 DRG 的快速实施。

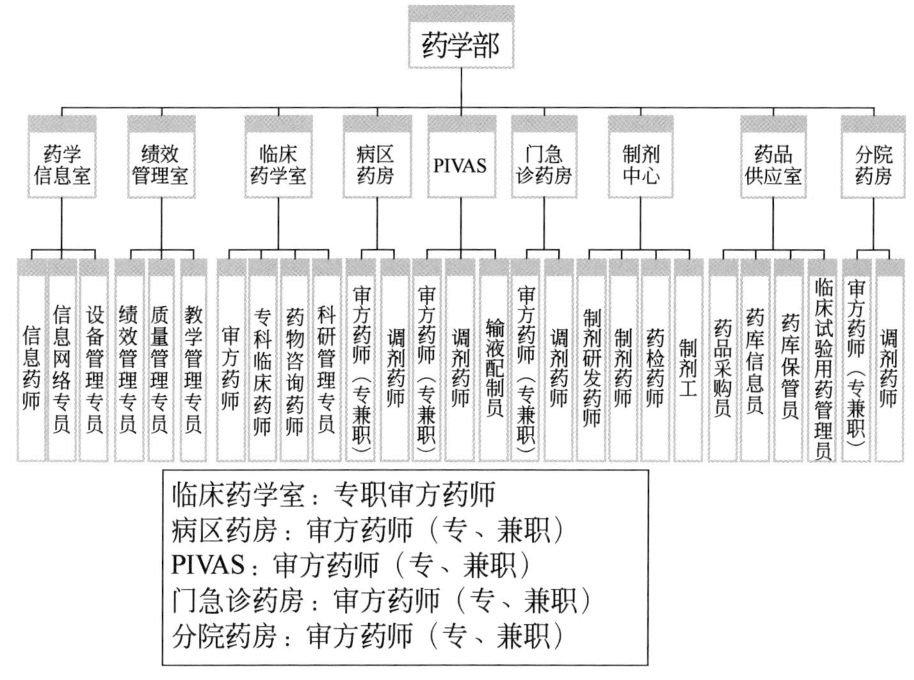

图 5-2　三甲医院药学部的岗位组织架构

一、某三甲医院药学部现行的绩效二次分配方案

为配合国家医改，加强药事管理，转变药学服务模式，药学部要结合医学模式的转变，推进药学服务从“以药品为中心”转变为“以病人为中心”，从“以保障药品供应为中心”转变为“在保障药品供应的基础上，以重点加强药学专业技术服务、参与临床用药为中心”，促进药学工作更加贴近临床，努力提供优质、安全、人性化的药学专业技术服务，逐渐由身份绩效向价值绩效转变。绩效的分配除以个人职称、学历、工龄挂钩以外，还应与工作量、科研教学、岗位质控以及医院对科室的绩效考核指标等相结合进行考核。由于该院及科室的实际条件有限，不能完全按照上述指标进行考核，只能按照现有的条件进行绩效考核，按照按劳取酬、多劳多得、兼顾公平的原则，并根据医院规定定期修改绩效分配方案的精神，从 2019 年 9 月起对该药学部绩效工资分配方案进行修订，具体如下：

1. 基本原则

（1）本方案须经过全科人员共同讨论通过后实施。

（2）本方案在实施过程中根据医院及科室条件改变而逐步加以修订完善。

（3）科室成立绩效分配小组，由科室正、副主任及各小组长组成，负责科室绩效分配方案的制订、修订和实施。

（4）科室绩效按照职务、职称、学历、工龄、科研教学等项目进行考核和发放。

（5）科室正、副主任管理绩效的 0.4 由医院发放，小组长管理绩效的 0.2 由科室发放，各班组质控员绩效每月增加 200 元，考勤员每月补贴 50 元管理绩效，科秘书给予 200 元绩效。

2. 具体实施细则

（1）职称系数：获得证书的时间是将职称证书复印件交予办公室备份的时间为准。同时，背面应写上日期，本人和办公室接收人员签名。具体职称系数规定如下：

主任药师（获得证书后），3 年以内 1.45，满 3 年至 5 年 1.50，满 5 年以上 1.55。

副主任药师（获得证书后），3 年以内 1.3，满 3 年至 5 年 1.35，满 5 年以上 1.40。

主管药师（获得证书后），3 年以内 1.1，满 3 年至 5 年 1.15，满 5 年以上 1.2。

药师（获得证书后），3 年以内 0.9，满 3 年至 5 年 0.95，满 5 年以上 1.05。

药工工作 10 年以内的 0.7，药工工作 10 年以上的 0.8。

（2）学历系数：博士 1.3，硕士 1.1，本科 1.05，专科 1.0，中专 0.9，工人 0.8。

（3）工龄补贴：按照 5 年、10 年、15 年、20 年、30 年及以上，发放 50 元、80 元、120 元、150 元、200 元。

（4）科研教学：对个人或班组在医院科研立项、新技术新项目立项等申报成功的，在当月的绩效中给予 500 ~ 2000 元作为奖励（院级 500 元、市级 1000 元、省级以上 2000 元）；对没有完成文章发表的工作人员每月扣减绩效 50 元，直至文章正式公开发表为止（公开发表的文章统计以科教科统计的为准）；对无故不参加继续教育（医院内、外）而影响科室在医院绩效考核者（以科教科签到为准），扣罚每月 200 元。科研教学在医院对科室的绩效综合考核指标中占 9 分，项目分别是继续医学教育、论文发表、科研立项、新技术新项目的开展，副高级及以上职称每年发表 1 篇文章，中级职称每两年 1 篇文章，初级职称每 3 年 1 篇文章，对药师以下的不做要求，发表文章为医院认可的 A、B 刊物。

3. 同步推行 360 度综合考核细则

目前常用的绩效考核方法有 360 度综合考核、基于 KPI 的绩效考核、基于 BSC 的绩效考核、基于目标的绩效考核。结合药学部具体工作情况，选定 360 度综合考核方法，也叫多视角考核，考核者可是被考核者的上级、下级、同级或外部考核者（表 5-6）。由于考核主体可以是被考核者的上级、下属、同级或外部考核者等，结果会相对公平，同时体现对绩效管理的重视。这种考核方式需要多主体参与，可以把众多部门的人员和资源调动起来，有助于员工认识到部门对绩效管理的重视程度，可以有效提高员工的综合素质。由于在考核过程汇总、考核的要素比较多元化，所以对员工的综合素质要求比较高，使得员工在各方面对自己的要求更严格，有效地提高了员工的综合素质。

二、某三甲医院结合 DRG 考核指标，重新设计基于价值创造的药学部绩效二次分配方案

该医院药学部绩效分配在 2015 年以前都是以身份为导向的收入结构，在工资结构中有工龄、职称津贴等，由人力资源处发放；二次分配时，门诊、急诊岗位风险系数 0.1，组长管理系数 0.2。这一阶段基本无绩效考核，我们称之为身份绩效考核。这样的绩效分配方案存在的问题是：①药师的收入能够体现岗位风险，但不能体现岗位价值；②能者多劳，但多劳不一定多得；③人浮于事，班组还向科室拼命要人。

2016 年开始增加了班组绩效考核（表 5-7），设置优秀班组津贴，每个月班组绩效排名前两位的，得到一定的奖励。为了加强科室的质量管理，药学部成立一个由 7 名质控员组成的质控小组，药学部主任任组长。每个月，质控小组按照各个班组的质控指标进行巡检。急诊药房组由各个班组派出的药师组合而成，以月为周期换岗。为保证急诊药房的工作质量，每个药师在急诊药房的表现占所在班组绩效的 10%，占急诊药房组的 100%。

同时保留身份系数：门诊、急诊岗位风险系数 0.1，组长管理系数 0.2，质控员质控系数 0.05。通过设置班组绩效考核，激励药师努力提升班组绩效，建立团队荣誉，药学部质量管理有了大幅度提升。当然，不排除有部分集体荣誉感差的药师积极性调动不起来，部分班组没有积极性争取优秀班组。

表 5-6 药学部 360 度绩效系数评价表

考评者身份	上级部门 同级部门 临床科室 其他部门	
被考评部门：	考评日期：	
评价制度及分数	1 分（容易、简单、轻松、偶尔） 3 分（一般） 5 分（困难、复杂、辛苦、经常）	
考核内容	评分	备注
（1）工作风险程度		
（2）工作岗位对专业知识的要求		
（3）周末及节假日加班		
（4）直接面对患者开展工作，需要良好沟通技能		
（5）参与门诊或住院夜班值班		
（6）工作岗位的必需性、必备性		
（7）部门工作岗位的复杂性		
（8）工作环境		
（9）临时加班、紧急任务情况		
（10）工作强度		
（11）工作对创新性的要求		
（12）服务态度的要求		
（13）财务管理要求		
（14）安全管理要求		
（15）质量控制工作要求		
（16）部门人员状况		

填写说明：①请各位评价人客观、公正评价，在评分栏中填写相应项目分数，请填写整数评分；②部门绩效系数栏填写范围：90%～110%；③本评定采取匿名评定；④其他评定事宜可以及时与科室联系。

表 5-7 药学部班组绩效考核表

<table>
<tr><th>权重</th><th>指标</th><th>指标定义</th><th>分值</th><th>考核标准/依据</th></tr>
<tr><td>80%</td><td>部门质量检查报告</td><td>质量检查分数</td><td>80</td><td>依据质控小组检查标准</td></tr>
<tr><td>10%</td><td>急诊药房跨部门支持</td><td>急诊组长对组员工作绩效结果打分</td><td>10</td><td>依据急诊药房的工作标准</td></tr>
<tr><td rowspan="2">5%</td><td rowspan="2">工作报告</td><td>及时性</td><td>3</td><td>月度工作报告上交时间（每月8日前交上个月的报告），迟交1天扣2分</td></tr>
<tr><td>完整性</td><td>2</td><td>月度工作报告的完整性，未填1项扣1分</td></tr>
<tr><td>5%</td><td>临时工作事务</td><td>及时完成</td><td>5</td><td>未完成交办工作，未完成1项扣1分</td></tr>
</table>

2019年以后，随着医院开始实施DRGs绩效考核体系，建立以价值为导向的全员绩效方案成为药学部绩效方案的核心。该方案彻底颠覆以前以身份为导向的奖金二次分配方式，倾向于考核个人的岗位价值、工作质量、工作量。奖金构成：岗位系数30%+绩效考核40%+工作量20%+职称10%。当然，权重的设定根据每家医院的具体情况做调整，身份系数、组长管理系数、质控员质控系数改为固定津贴，门诊、急诊岗位风险系数取而代之的是岗位价值系数（表5-8）。岗位价值占比高，绩效系数占比高，充分体现药师的工作质量。药师因岗位价值不同，岗位价值系数不同；日常的工作态度不同，绩效系数不同（组员们相互打分所得）（表5-9）。

表 5-8 不同岗位对应的岗位价值

岗位	岗位价值
门急诊发药岗	1.3
临床药学岗	1.3
饮片复核、采购岗	1.2
其他药房发药岗	1.1
调剂岗	1.0
药库管理岗、煎药岗	0.9
输液配送岗	0.7

表 5-9 绩效系数表

等级	定义	正态分布比例	绩效所得系数
优秀	超越岗位常规要求；完全超过预期地完成工作目标	10%	1.4
良好	完全符合岗位常规要求；全面完成工作目标，并有所超越	10%～20%	1.2
称职	符合岗位常规要求；保质、保量、按时地完成工作目标	60%～70%	1.0
待改进	不符合岗位常规要求；基本完成部分工作目标，但有所欠缺	10%	0.8

三、基于 DRG 实施下药师价值创造的收入模型

2019 年 4 月 1 日，随着医院 DRG 试点的推行，倒逼临床科室需要通过合理用药管控降低病组成本，否则会影响科室的绩效总额。药学部安排两位临床药师协助临床科室改善部分病组的费用消耗指数和时间消耗指数，取得非常好的效果。该临床科室愿意每个月从科室绩效奖金中拿出一部分用来购买临床药师的药学服务，以帮助科室提高合理用药，降低病组成本。

临床科室愿意付费购买药学服务，说明临床药师的职业价值得到临床科室的认可，让药师们对自己的职业前景看到光明，同时对其他临床科室购买药学服务的行为也是一种激励，毕竟医院的临床药师数量有限，会在临床科室间形成竞争。

这样，临床药师的收入变成了院内（工资收入）、院外（社会上的用药咨询平台，如问药师、得药领等）、科内（药学部绩效奖金按照个人绩效及岗位胜任力进行的二次分配）、科外（临床科室购买的药学服务）四个维度的收入，重新定义了基于药师价值创造的收入模型（图 5-3）。随着药师收入维度的增加，药师的价值感增加，更加提升临床药师为临床提供高质量药学服务的信心和决心，是一个正向促进双赢的结果。

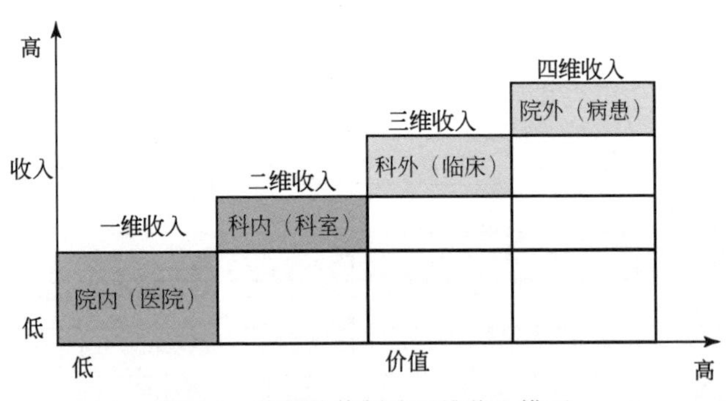

图 5-3 药师价值创造四维收入模型

药品零加成和 DRG 支付改革下，以药师价值创造为导向，从班组绩效、全员绩效、岗位胜任力测评再到药师的个人价值创造，形成一整套绩效体系，并实现持续改进。班组绩效是侧重对一个团队过去的工作质量的整体评价，成就一个团队的荣誉感；全员绩效是对药师过去工作质量、工作态度、工作量的全方位评价，能够让药师找到努力的方向，实现的是药师的被动成长；岗位胜任力是对药师现在、未来的引导和规划，以实现药师的自我激励和快速成长。

新的绩效考核政策需要药学部绩效重新优化，2019 年 1 月 30 日，《国务院办

公厅关于加强三级公立医院绩效考核工作的意见》中有 9 项关于合理用药考核的内容，将合理用药管控的问题再次推向更高的层面：

16. 点评处方占处方数的比例
17. 抗菌药物使用强度（DDDs）
18. 门诊患者基本药物处方占比
19. 住院患者基本药物处方占比
20. 基本药物采购品种数占比
21. 国家组织药品集中采购中标药品使用比例
32. 辅助用药收入占比
39. 门诊次均药品费用增幅
41. 住院次均药品费用增幅

要想达成费用控制的目标，需要合理用药管控的积极配合，如：①通过制定辅助用药目录，监控辅助用药的使用来降低辅助用药的收入占比；②通过处方审核来控制门诊及住院次均药品费用的增幅，通过合理用药管控将不合理的用药剔除出去，实现医疗服务收入在医疗收入中的比例提升。

国务院办公厅的文件对于药学部的绩效优化提出了新的要求，如何将这九条考核指标融入药学部日常管理，如何通过优化药学部的绩效考核全面贯彻落实上述九条考核指标，也都促使医院药学部重新优化绩效二次分配方案，同时需要医药企业搭建更多交流和学习平台，邀请内外部专家，与药学部一起研究讨论，在绩效方案设计制订的过程中实现与药学部长期稳定的战略合作。

第六章 DRG 下非临床客户推广的实战技能五式

实战技能第十四式：医药企业可以协助医务处做好病案首页质控工作，提高主诊断选择的准确率，组织开展全院 DRG 培训工作

实战技能第十五式：医药企业可以协助医务处组织 MDT 研讨，协助开展病组标准处置程序的建立和核心病组临床路径的优化

实战技能第十六式：医药企业可以协助医保办做好临床各科室基于 DRG 的盈亏情况分析，重点是核心病组的盈亏情况分析，强化病组的成本核算，配合临床部门做好病组成本的管控

实战技能第十七式：医药企业可以协助医保办做好费用极高病例和费用极低病例的医保支付管理，做好新技术、新项目的医保支付的申请与管理，完善好医院内部新医保目录中支付限制的管理，寻求产品医保限制中的合规解决方案

实战技能第十八式：医药企业可以通过行政职能科室（运营管理部、科研处、门诊部）的拜访，为与院长的深入拜访做好提案；像院长一样思考，分析某医院 DRG 整体指标评价报告，寻求与医院整体战略合作的方案

实战技能第十四式：医药企业可以协助医务处做好病案首页质控工作，提高主诊断选择的准确率，组织开展全院 DRG 培训工作

医务处是在院长和分管医疗副院长的直接领导下，主要从事医疗管理工作的职能部门，医疗质量管理是其首要职责。DRG 也是一个非常好的质量管理工具，核心质量指标是低风险组死亡率、中低风险组死亡率和高风险组死亡率，扩展质量指标是患者重返率。依靠区域 DRGs 数据平台，可以实现对 DRGs 病组重返率指标的监测。过去，我们很难监测到重返率指标，计算重返率是看患者是否在出院后的特定时间（7 天、14 天、31 天）内因为上一次疾病重返医院治疗，如果患者不再重返到同一家医院就医就无法追踪了。事实也是如此，患者在某一医院出院后，如果还认为存在未治疗完成或其他医疗质量隐患的时候，很少会再回同一家医院就诊，而是重新选择一家患者更加认同的医院。通过 DRGs 区域数据平台，对患者流向分析，发现重返到不同医疗机构的患者，进而实现住院重返率的计算。

重返率的问题会影响到 DRG 的支付，我们知道过去医保支付是按项目后付制，会出现某些医院给病人办理出院后，会以同一疾病办理再次入院。一旦实施 DRG 支付，这种情况就会有效避免。比如浙江省医保局 2019 年 11 月 21 日发布的《浙江省基本医疗保险住院费用 DRGs 点数付费暂行办法》中明确规定，对于参保人员在出院后 15 日内，再次以同一 DRG 住院且无合理理由的，原则上将前一次住院获得的点数进行减半计算（恶性肿瘤放、化疗等情况除外）。这一条规定影响两件事情：一是医疗机构要降低重返率，避免重复入院；二是医疗机构要做好住院病案首页主诊断的填写，一次住院只针对性治疗一个主要病症。

住院病案首页填写的重要性毋庸置疑，无论是三级医院绩效考核的要求，还是 DRG 支付改革的要求，都需要重视住院病案首页的填写（表 6-1），这样负责病案管理和质控工作的病案室就变得非常重要。通常，医院病案室由医务处统一管理，也有部分医院由质控科管理。关于住院病案首页规范化、同质化管理方面，依据国家卫计委《住院病案首页数据质量管理控制指标（2016 版）》，值得医药营销人关注的有两个方面：一是入院途径和离院方式；二是住院费用的类型和明细。

表 6-1 住院病案首页

医疗机构____________（组织机构代码：________）

医疗付费方式：□ 住 院 病 案 首 页

健康卡号： 第 次住院 病案号：

姓名________ **性别** □ 1. 男 2. 女 **出生日期**____年____月____日 **年龄**____ **国籍**

（年龄不足 1 周岁的）**年龄**____月 **新生儿出生体重**____克 **新生儿入院体重**____克

出生地________省（区、市）____市____县 **籍贯**____省（区、市）____市 **民族**

身份证号____________ **职业**________ **婚姻** □ 1. 未婚 2. 已婚 3. 丧偶 4. 离婚 9. 其他

现住址____省（区、市）____市____县____ **电话**________ **邮编**

户口地址____省（区、市）____市____县____ **邮编**

工作单位及地址____________ **单位电话**________ **邮编**

联系人姓名________ **关系**________ **地址**____________ **电话**

入院途径 □ 1. 急诊 2. 门诊 3. 其他医疗机构转入 9. 其他

入院时间____年____月____日____时 **入院科别**____ **病房**________ **转科科别**

出院时间____年____月____日____时 **出院科别**____ **病房**________ **实际住院**____天

门（急）诊诊断____________ **疾病编码**

出院诊断	疾病编码	入院病情	出院诊断	疾病编码	入院病情
主要诊断：			**其他诊断：**		
其他诊断：					
入院病情： 1. 有，2. 临床未确定，3. 情况不明，4. 无					

损伤、中毒的外部原因____________ **疾病编码**

病理诊断：____________ **疾病编码**

____________ **病理号**

药物过敏 □1.无 2.有，过敏药物：____________ **死亡患者尸检** □ 1.是 2.否

血型 □ 1.A 2.B 3.O 4.AB 5.不详 6.未查 **Rh** □ 1.阴 2.阳 3.不详 4.未查

科主任________ **主任（副主任）医师**________ **主治医师**________ **住院医师**

责任护士________ **进修医师**________ **实习医师**________ **编码员**

病案质量 □ 1.甲 2.乙 3.丙 **质控医师**________ **质控护士**________ 质控日期____年____月____日

手术及操作编码	手术及操作日期	手术级别	手术及操作名称	手术及操作医师			切口愈合等级	麻醉方式	麻醉医师
				术者	Ⅰ助	Ⅱ助			
							/		
							/		

离院方式 □ 1.医嘱离院 2.医嘱转院，拟接收医疗机构名称：____________

3.医嘱转社区卫生服务机构/乡镇卫生院，拟接收医疗机构名称：________ 4.非医嘱离院 5.死亡 9.其他

是否有出院 31 天内再住院计划 □ 1.无 2.有，目的：____________

颅脑损伤患者昏迷时间：入院前____天____小时____分钟 入院后____天____小时____分钟

住院费用（元）：总费用________（自付金额：________）

1.综合医疗服务类：（1）一般医疗服务费：____（2）一般治疗操作费：____（3）护理费：____

（4）其他费用：____

2.诊断类：（5）病理诊断费：____（6）实验室诊断费：____（7）影像学诊断费：____

（8）临床诊断项目费：____

3.治疗类：（9）非手术治疗项目费：________（临床物理治疗费：____）

（10）手术治疗费：________（麻醉费：____ 手术费：____）

4.康复类：（11）康复费：____

5.中医类：（12）中医治疗费：____

6.西药类：（13）西药费：____（抗菌药物费用：____）

7.中药类：（14）中成药费：____（15）中草药费：____

8.血液和血液制品类：（16）血费：____（17）白蛋白类制品费：____（18）球蛋白类制品费：____

（19）凝血因子类制品费：____（20）细胞因子类制品费：____

9.耗材类：（21）检查用一次性医用材料费：____（22）治疗用一次性医用材料费：____

（23）手术用一次性医用材料费：____

10.其他类：（24）其他费：____

说明：（一）医疗付费方式 1.城镇职工基本医疗保险 2.城镇居民基本医疗保险 3.新型农村合作医疗 4.贫困救助 5.商业医疗保险 6.全公费 7.全自费 8.其他社会保险 9.其他

（二）凡可由医院信息系统提供住院费用清单的，住院病案首页中可不填写“住院费用”。

入院途径指病人收治入院治疗的来源，经由本院急诊、门诊诊疗后入院，或经由其他医疗机构诊治后转诊入院，或其他途径入院。通过入院途径的数据，可以进行收治病人的来源分析，看急诊、门诊转化为入院的比例，从其他医疗机构诊治后转诊入院的数据，可以看医共体的建设情况，还可以细分入院病人是省内还是省外，省内病人是市内还是市外，以及来自省内各地市的病人数量等，这些都有助于科室的精细化运营管理。

离院方式指病人本次住院的出院方式，填写相应的阿拉伯数字，主要包括以下几个方面。

（1）医嘱离院（代码为 1）：指病人本次治疗结束后，按照医嘱要求出院，回到住地进一步康复等情况。

（2）医嘱转院（代码为 2）：指医疗机构根据诊疗需要，将病人转往相应医疗机构进行进一步治疗，用于统计“双向转诊”开展情况。如果接收病人的医疗机构明确，需要填写转入医疗机构的名称。

（3）医嘱转社区卫生服务机构/乡镇卫生院（代码为 3）：指医疗机构根据病人诊疗情况，将病人转往相应社区卫生服务机构进一步诊疗、康复，用于统计“双向转诊”开展情况。如果接收病人的社区卫生服务机构明确，需要填写社区卫生服务机构/乡镇卫生院名称。

（4）非医嘱离院（代码为 4）：指病人未按照医嘱要求而自动离院。例如，病人需要住院治疗，但出于个人原因要求出院，此种出院并非由医务人员根据病人病情决定，属于非医嘱离院。

（5）死亡（代码为 5）：指病人在住院期间死亡。

（6）其他（代码为 9）指除上述 5 种出院去向之外的其他情况。

关注离院方式，也是基于医联体建设的考虑，三级公立医院要全部参与并发挥引领作用，综合医改试点省份的每个地市以及分级诊疗试点城市至少建成一个有明显成效的医联体。到 2020 年，所有二级公立医院和政府办基层医疗卫生机构全部参与医联体。三级医院应当根据功能定位，重点收治疑难复杂疾病和疾病急性期患者，将适宜患者向下转诊，以提高医疗资源利用效率。通过对入院途径和离院方式的关注，分析科室病人的来源，看看哪个入院途径偏少，可以通过相应的临床和非临床服务项目来协助科室补足短板；通过对离院方式的分析，看到后续病人的走向，尤其是需要后期康复的慢病患者，可以明确我们后期工作的重点。

除了关注住院病案首页的填写，2019 年 10 月国家医疗保障局《关于印发医疗保障定点医疗机构等信息业务码规则和方法的通知》，其中包括“医疗保障定点医疗机构等 10 项信息业务编码规则和方法”及“医疗保障基金结算清单”。此举进一步促进了 DRG 在全国范围内的推广及应用，特别是医疗保障基金结算清单，对于 DRG 付费实施意义重大。

医疗保障基金结算清单内容（表 6-2）包括基本信息、门诊慢病诊疗信息、住院诊疗信息、医疗收费信息几大类，主要功能是为了满足医保审核与结算、病种病组管理、大数据分析需要。清单具有普遍适用性，可以用于各种类型医疗机构、各种就医类型、和现行的各类支付方式，对统一全国结算数据标准，为大数据分析提供了基础保障。医疗保障基金结算清单设计思路主要取自病案首页、收费票据和其他结算凭证；取自收费病案首页的数据与首页保持一致性，取自收费票据的数据与医疗收费票据上的分类项目一致，数据具有唯一且统一的规范性。另外，医疗保障基金结算清单数据从医院系统中直接采集，无需人工填写。

医疗保障基金结算清单主要信息如下：

（1）基本信息。其中，新生儿入院信息，年龄不足一周岁的，要明确新生儿入院类型，分为正常、早产、有疾病等，作为后续 DRG 分组的指标。

（2）住院诊疗信息包括入院、诊断、手术操作、护理、出院；其中，呼吸机使用时间、重症监护病房为 DRG 付费的重要信息。

（3）医疗收费信息共 91 个数据项，14 类收费项目能覆盖医疗收费中的所有费用类别，全部为必填项目；收费信息与财政部 2019 年 8 月印发的医疗收费票据（2019 版）保持一致，申请结算信息可以涵盖按项目、单病种、病种分值、DRG、按床日、按人头等多种支付方式。

医疗保障基金结算清单与住院病案首页的差异如下：

（1）目的不同：医疗保障基金结算清单是申请费用结算时提交的数据清单，是开展大数据分析的重要工具。住院病案首页是提高医疗机构科学化、规范化、精细化、信息化管理水平，加强医疗管理与控制，完善病案管理，为付费方式改革提供技术基础。

（2）医疗保障基金结算清单中有新生儿入院类型、治疗类别、诊断代码计数、医保支付方式、基金支付明细信息。

（3）医疗保障基金结算清单中无麻醉分级、手术级别、切口信息、死亡尸检、药物过敏等与支付无关的信息。

表 6-2 医疗保障基金结算清单

定点医疗机构名称________________ 定点医疗机构代码______________ 医保结算等级______________

医保编号______________ 病案号_____________ 申报时间______年___月___日

一、基本信息

姓名_______ 性别□ 1.男 2.女 出生日期____年__月__日 年龄____岁 国籍_______

（年龄不足 1 周岁）年龄____天 民族______ 患者证件类别_______ 患者证件号码______________

职业_________ 现住址_____省（区、市）_____市_____县_____________

工作单位名称_________ 工作单位地址____________________ 单位电话__________ 邮编__________

联系人姓名_______ 关系______ 地址_____省（区、市）_____市_____县________ 电话__________

医保类型__________ 特殊人员类型_______ 参保地________

新生儿入院类型__________ 新生儿出生体重______克 新生儿入院体重______克

二、门诊慢特病诊疗信息

诊断科别___________ 就诊日期___________

诊断名称	诊断代码	手术及操作名称	手术及操作代码

三、住院诊疗信息

住院医疗类型□ 1.住院 2.日间手术

入院途径□ 1.急诊 2.门诊 3.其他医疗机构转入 9.其他

治疗类别□ 1.西医 2.中医（2.1 中医 2.2 民族医） 3.中西医

入院时间_____年____月____日____时 入院科别_______ 转科科别______

出院时间_____年____月____日____时 出院科别_______ 实际住院______天

门（急）诊诊断（西医诊断）________ 疾病代码_______

门（急）诊诊断（中医诊断）________ 疾病代码_______

出院西医诊断	疾病代码	入院病情	出院中医诊断	疾病代码	入院病情
主要诊断:			主病:		
其他诊断:			主证:		

诊断代码计数________

手术及操作名称	手术及操作代码	手术及操作日期	麻醉方式 *	术者医师姓名	术者医师代码	麻醉医师姓名	麻醉医师代码
主要:							
其他:							

手术及操作代码计数________

呼吸机使用时间______天______小时______分钟

颅脑损伤患者昏迷时间：入院前______ 天______ 小时______ 分钟

入院后______ 天______ 小时______ 分钟

续表

重症监护病房类型* （CCU、NICU、EICU、SICU、PICU、RICU、其他）	进重症监护室时间* （_年_月_日_时_分）	出重症监护室时间* （_年_月_日_时_分）	合计（小时）*

输血品种________　　输血量________　　输血计量单位__________

特级护理天数*____　　一级护理天数*____　　二级护理天数*____　　三级护理天数*____

离院方式 □ 1.医嘱离院　2. 医嘱转院，拟接收机构名称______　拟接收机构代码________
3.转社区、转卫生院机构，拟接收机构名称______　拟接收机构代码_______　4.非医嘱离院　5.死亡　9.其他

是否有出院 31 天内再住院计划□ 1.无　2.有，目的______________

主诊医师姓名*_________　　主诊医师代码*________

四、医疗收费信息

业务流水号：________ 票据代码：__________ 票据号码：__________	结算期间：______年____月____日—______年____月____日

项目名称	金额	甲类	乙类	自费	其他
床位费					
诊察费					
检查费					
化验费					
治疗费					
手术费					
护理费					
卫生材料费					
西药费					
中药饮片费					
中成药费					
一般诊疗费					
挂号费					
其他费					
金额合计					

<table>
<tr><td rowspan="10">基金支付</td><td>基金支付类型</td><td>金额</td><td rowspan="10">个人
支付</td><td rowspan="2">个人自付</td><td rowspan="2"></td></tr>
<tr><td>医保统筹基金支付</td><td></td></tr>
<tr><td>其他支付：</td><td></td><td rowspan="2">个人自费</td><td rowspan="2"></td></tr>
<tr><td>大病保险</td><td></td></tr>
<tr><td>医疗救助</td><td></td><td rowspan="3">个人账户支付</td><td rowspan="3"></td></tr>
<tr><td>公务员医疗补助</td><td></td></tr>
<tr><td>大额补充</td><td></td></tr>
<tr><td>企业补充</td><td></td><td rowspan="3">个人现金
支付</td><td rowspan="3"></td></tr>
<tr><td>……</td><td></td></tr>
<tr><td>……</td><td></td></tr>
</table>

医保支付方式□ 1.按项目　2.单病种　3.按病种分值　4.疾病诊断相关分组（DRG）　5.按床日　6.按人头……

医疗机构填报部门_______　　医保机构______
医疗机构填报人_______　　医保机构经办人_______

（注：“*”代表选项数据项）

（4）清单中的 ICD 使用医保版的编码，首页中通常使用各种版本的临床版，如国临、国标、北京、上海等版本，后期将统一成国临 2.0 版。

医药企业可以协助医务部培训临床医生如何正确有效地填写病历首页。如妊娠期高血压疾病如何进行编码非常值得探讨。

一、妊娠期高血压疾病临床分类表现

（1）妊娠期高血压

妊娠期出现高血压，收缩压≥140mmHg 和（或）舒张压≥90mmHg，于产后 12 周内恢复正常；尿蛋白（-）；产后方可确诊。少数患者可伴有上腹部不适或血小板减少。

（2）子痫前期

轻度：妊娠 20 周后出现收缩压≥140mmHg 和（或）舒张压≥90mmHg 伴尿蛋白≥0.3g/24h，或随机尿蛋白（+）。

重度：血压和尿蛋白持续升高，发生母体脏器功能不全或胎儿并发症。出现下述任一不良情况可诊断为重度子痫前期：

① 血压持续升高：收缩压≥160mmHg 和（或）舒张压≥110mmHg；

② 尿蛋白≥5.0g/24h 或随机尿蛋白（+++）；

③ 持续性头痛或视觉障碍或其他神经症状；

④ 持续性上腹疼痛，肝包膜下血肿或肝破裂症状；

⑤ 肝脏功能异常：少尿（24 小时尿量<400ml 或每小时尿量<17ml）或血肌酐>106μmol/L；

⑥ 低蛋白血症伴胸腔积液或腹腔积液；

⑦ 血液系统异常：血小板持续性下降并低于 100×10^9/L；血管内溶血、贫血、黄疸或血 LDH 升高；

⑧ 心力衰竭、肺水肿；

⑨ 胎儿生长受限或羊水过少；

⑩ 早发型即妊娠 34 周以前发病。

（3）子痫

子痫前期基础上发生不能用其他原因解释的抽搐。绝大部分子痫惊厥都发生在子痫前期的基础上，但约有 38%的子痫患者不伴有临床检测到的高血压或蛋白尿。根据子痫发生时间，可分为产前、产时和产后子痫，以孕晚期发作的子痫最为常见，近年产后子痫、迟发子痫发生率增高。

（4）慢性高血压并发子痫前期

指在慢性高血压基础上“叠加”发生子痫前期的情况。慢性高血压孕妇妊娠前无尿蛋白，妊娠后出现尿蛋白≥0.3g/24h；或妊娠前有蛋白尿，妊娠后蛋白尿明显增加或血压进一步升高或出现血小板减少<100×10^9/L。

（5）妊娠合并慢性高血压

妊娠 20 周前收缩压≥140mmHg 和（或）舒张压≥90mmHg（除外滋养细胞疾病），妊娠期无明显加重；或妊娠 20 周后首次诊断高血压并持续到产后 12 周以后。

二、妊娠期高血压疾病的 ICD-10 分类

临床上医师常常将诊断只写作“妊高症”“先兆子痫”或“妊娠期高血压”，而缺少准确的描述。ICD-10 将临床中的妊娠期高血压疾病分类于第十五章的 O10-O16 中，首先依据发病时间这一分类轴心将其区分为两大类：原有高血压并发于妊娠者和由妊娠引起高血压者。

原有高血压者分类于 O10-O11；

由妊娠引起者分类于 O12-O14；

根据临床表现以及轻重程度不同分别分类于各个类目和亚目中。

子痫分类于 O15，分为：

妊娠期子痫 O15.0；

产程期子痫 O15.1；

产褥期子痫 O15.2。

未特指的孕产妇高血压分类于 O16，此编码是一个残余类目，发病时间和病情严重程度等均未特指，该编码尽量不用或少用。

三、妊娠期高血压疾病实例分析

（1）案例 1

患者 37 岁，因“停经 40+3 周，规则下腹痛伴见红 5 小时”入院，产检期间血压波动在 140～150/70～80mmHg，尿蛋白（–）。自诉既往高血压病史 7 年，平素血压略偏高，否认停经中晚期头晕、视物模糊、皮肤瘙痒及双下肢浮肿等不适，于入院当天顺娩出一活婴，产妇恢复好，两日后出院。

出院诊断：妊娠合并慢性高血压；G3P2 孕 40+3 周已产 LOA；会阴 I 度裂伤。

编码选择：患者出院诊断为妊娠合并慢性高血压，自诉有 7 年高血压病史，产检血压 140 ~ 150/70 ~ 80mmHg，尿蛋白（–）医师诊断为妊娠合并慢性高血压。

根据 ICD-10 分类规则：

主要编码：O10.0 原有高血压并发于妊娠、分娩和产褥期；

其他编码：O70.1 分娩时 I 度会阴裂伤；

Z37.0 单一活产。

（2）案例 2

患者 37 岁，因“停经 36+6 周，慢性高血压 7 年余，头痛、眼花 2 天”入院，孕前血压 130/95mmHg，孕后 130 ~ 150/90mmHg，近一周血压升高达 155/100mmHg 自觉偶有头痛，眼花。尿蛋白（+），尿葡萄糖（++++），随机血糖 11.3mmol/L，否认糖尿病史。予剖宫产术娩一活男婴，恢复好，四日后出院。

出院诊断：妊娠合并慢性高血压；G1P1 孕 37+1 周已产 LOA；慢性高血压并发子痫前期；妊娠期糖尿病；高龄初产。

编码选择：患者有慢性高血压七年余，孕前血压 130/95mmHg 左右，孕后 130 ~ 150/90mmHg，近一周更是高达 155/100mmHg，并且尿蛋白（+），头痛，眼花。

根据患者病史和临床表现以及 ICD-10 分类规则：

主要编码：O11 原有高血压并发先兆子痫；

其他编码：O24.4 妊娠期糖尿病；

Z35.5 高龄初产妇的监督；

Z37.0 单一活产

（3）案例 3

患者 25 岁，因“停经 39 周，产检发现高血压升高 2 小时”入院。既往产检血压正常范围，昨日自觉双侧脚踝轻度水肿，今日血压 140/98mmHg，查尿蛋白提示弱阳性，伴少量阴道见红，无阴道流水，门诊拟妊娠期高血压收住入院。第二天顺娩一活婴，产妇恢复好，三日后出院。

出院诊断：妊娠期高血压；G1P1 孕 39+1 周已产 LOA；会阴 I 度裂伤。

编码选择：患者既往血压正常，39 周产检发现血压升高 140/98mmHg，尿蛋白阳性，是妊娠期发生的高血压，医师诊断为妊娠期高血压。

根据 ICD-10 规则分类：

主要编码：O13 轻度先兆子痫；

其他编码：O70.1 分娩时 I 度会阴裂伤；

Z37.0 单一活产。

（4）案例 4

患者 30 岁，因“停经 39+1 周，双下肢水肿 1 周，血压增高 1 天”入院，无头晕、眼花，无心慌、胸闷、无恶心、呕吐，在我院常规产检血压：161/117mmHg，尿蛋白（++++），遂急诊拟“子痫前期”收住入院。行剖宫产术娩出一活婴，产妇恢复好，五日后出院。

出院诊断：重度子痫前期；G1P1 孕 39+2 周已产 LOA；胎儿宫内生长受限。

编码选择：患者双下肢水肿一周，血压升高一天，161/117mmHg，尿蛋白（++++），既往无高血压史，医生诊断为重度子痫前期。

结合 ICD-10 规则分类：

主要编码：O14.1 重度先兆子痫；

其他编码：O36.5 为胎儿生长不良给予的孕产妇医疗；

Z37.0 单一活产。

ICD-10 现在广泛应用于临床科研、医院评审、临床路径管理和按病种付费中，正确给疾病编码至关重要。临床上一组疾病诊断名称相似但编码不同，这就要求编码人员除了熟练掌握编码技能，还要注重学习临床知识，能够鉴别诊断，在编码过程中认真阅读病案，包括入院记录、手术记录和病理报告等，与临床医师进行良好沟通，综合多方面信息，才能最终得出正确的编码。

从产品学术推广角度，住院病案首页和主要诊断的书写直接关系医院对于合理用药的判断，这也是药师作为审方第一责任人在处方审核过程中最重要的判断依据。正如某三甲医院药学部主任所说：处方审核和点评关系到每一位临床医生的切身利益，首先是认真看病历，每一份病历我们都会反复看，最多看十几遍。临床药师主要依据诊断来做后续的判断，判断用药是否适宜，重点包括处方药品剂型、用法用量、药物禁忌、药物相互作用等，这些对应的就是患者的诊断，不规范、不适宜的诊断，会导致不合理用药的判定。

可以通过协助医务部组织专门针对临床医生和临床科室主任，进行住院病案首页填写和 DRG 下主诊断选择的培训。当然，不同的临床科室，培训的病组不同，医药企业可以结合公司产品所涉及的科室进行，一次培训还不够，需要形成系列化，需要大量和重复的点对点培训，这样才能真正提高全院病案质控水平。

医务处还要建立科学的病案首页质量核查流程，专人对病历和病历首页填写进行质控把关，及时责令填写错误的个人进行整改，按月通报科室病历首页填写情况，并纳入考评。如果可能，每年还可以在全院范围内开展相应的竞赛、沙龙等，设置奖励，激励临床医生提高病历和病案首页填写质量。所有这些医务处针对病案首页质量提升的工作，医药企业都参与其中，形成非常好的非临床服务项目。

实战技能第十五式：医药企业可以协助医务处组织 MDT 研讨，协助开展病组标准处置程序的建立和核心病组临床路径的优化

医务处处长通常是医院 MDT 小组的副组长，负责组织协调医院 MDT 研讨等相关工作。病组临床路径优化是医疗质量管理的重要内容，需要多个部门的参与，包括医务处、质控中心、绩效办、科研处、病案室、药学部、病理科、超声室、检验科、信息科以及各相关临床科室等，医药企业可以协助医务处组织 MDT 研讨会，协助开展标准处置程序的建立和核心病组临床路径的优化工作。

临床路径优化的工作应该是从临床一线科室上报到医院管理层面，然后医院管理层面再以国家的标准与临床科室主任进行探讨，科内核心病组临床路径的形成应该是三上三下，跟预算管理的形成标准一样，这样有利于未来形成病组临床路径后在科室内执行。病组临床路径系统整体形成以后，建立各个病组的院内专家委员会，也就是说临床管理一定要实现同行治理同行，行政权力在整个专业管理的作用就如同裁判，要能够建立程序，把程序梳理清楚，把流程梳理清楚，重点管理流程是不是完整，每一个流程是不是走完了，这样一来，整个路径就有了完整的规范体系。开展临床路径的优化，医药企业可以协助选择与企业产品推广相关的病组，参与院内专家委员会的成立与学术研讨，从战略层面形成企业的竞争优势。

病组的成本管理是控制资源消耗的手段，DRG 追求的是高效率、低成本的战略，我们需要不断降低病组的资源消耗，实现病组的盈利。总的来说，降低病组的资源消耗主要有四个方面：①降低平均住院日；②减少不合理的检查；③减少不合理耗材使用；④减少不合理药品使用。对于医药企业来说，降低药品价格，提升产品的性价比是关键，治疗性药物要实现价值回归。对于价格偏高的药品，可以从降低平均住院日、减少检查和耗材使用的角度来推广。

我们需要关注各临床科室核心病种的选择及其成本管控。比如某三甲医院 2019 年有 10 万例出院病例，按病案号、主要诊断码、主要诊断名称及病史首页费用明细等从 HIS 导出，将这些出院病例分为 561 个病种组（其中，99700 份病史入组，入组率 97%）。医院病种成本核算不仅仅是测算医疗费用对病种成本的补偿情况，更重要的是为针对性地制订各临床科室的成本管控和业务发展措施提供支撑，有必要进一步细化分析同一病种在不同科室的开展情况，561 个病种组细分为 3 000 项病种组单元，以此为基础进行病种成本结构分析。核算结果显示，在现行医疗服务价格体系和医院成本管理水平下，该医院的 561 个病种组中，大部分病种医疗费用低于实际成本，仅有 212 个病种组能够产生收益，占所有病种组的 37.8%；亏损病种组达到 349 个，占所有病种组的 62.2%。通过成本结构分析发现：发生亏损的病种组主要是耗材和药品费用占比较大，手术、操作类费用占比较小；而盈利的病种组，则相反。

有了以上对医务处工作的认知和了解，最后谈谈医务处的合规拜访，分别从开场白、探询、提案、落实和跟进五个方面来讲解。

1. 开场白

医务处对于医药企业的拜访通常反应是，你为什么要来拜访我？你的拜访对象应该是临床科室和药学部。这时候，你需要强调的是我们是有社会责任感的企业，拜访的唯一目的就是希望能为医院的发展出力，实现双赢合作。

2. 探询

通过有效的提问，加强对医务处的深入了解，最后给出明确提案，创造客户需求。建议探询的提问如下：

（1）目前医务处的具体职责范围？有多少人？为什么要问人数，因为目前医务处基本都缺编，人员的职责分工各不相同。

（2）医院目前有上 DRGs 系统吗？医院目前有把 DRGs 作为医疗管理和绩效评价工具吗？

（3）医院目前在 DRGs 的应用方面有哪些困难和问题？可以给出如下选项，请医务处处长来选择，比如：

① DRGs 下的病案质控和主诊断选择问题；

② DRGs 下的精细化运营管理的问题；

③ DRGs 下临床路径优化和学科建设问题；

④ DRGs 下的医院绩效优化问题；

⑤ DRGs 下的成本管理与费用控制问题；

⑥ DRGs 下医疗质量体系建设的问题。

（4）医院病案室有多少位专职编码员？目前在病案质控方面有哪些困难？是否有上病案质控系统？

（5）是否考虑配合 DRGs 的实施，做好病组的临床路径优化管理工作？如果已经开展，具体是如何开展的？

3. 提案

紧紧围绕前面探询的问题，结合医务处处长的反馈，给出相关提案，如病案首页质控和主诊断选择、DRG 下精细化管理和学科建设、DRG 下病组选择和临床路径优化等方面的培训和咨询内容。以上内容涉及医院应对 DRG 支付改革的核心内容，医药企业可以结合自己产品推广的现状进行选择，如果产品处于市场开发阶段，建议重点关注医院精细化运营管理、学科建设和绩效优化的话题；如果产品已经入院，需要解决产品相关准入限制的问题，建议重点关注病组临床路径建立的问题，还有相关的合理用药选择问题。

4. 落实

对达成一致的活动跟进落实，确定时间、地点、讲者等，需要与企业营销目标相结合来安排。

5. 跟进

活动结束，立刻开展跟进，确保活动的效果，包括相关参会人员、现场提问的解答、相关院领导等的跟进。

医务处的非临床服务涵盖内容广泛，涉及部门多，需要我们更多深入了解和学习，共同为医院的建设发展努力。

实战技能第十六式：医药企业可以协助医保办做好临床各科室基于 DRG 的盈亏情况分析，重点是核心病组的盈亏情况分析，强化病组的成本核算，配合临床部门做好病组成本的管控

医保办在分管副院长和医院医保管理小组领导下开展工作，负责医院医保

工作的日常事务，强化医保政策的宣传和落实，是实现医保控费管理（医保拒付、医保成本、医保资金安全管理）、确保医保资金使用效益最大化的职能部门，主要有五大工作职责模块：医保管理、政策宣教、门诊住院、拒付管理和核查接待。

医保办有双重角色。一方面，医保办是医院加强内部医保管理的执行机构，所做的工作虽然是医保管理，但其出发点和落脚点都是维护医院的利益，是通过做好医院的医保管理吸引更多的医保顾客。因此，医保办是医院的一个内设机构，“拿谁的钱（谁给发工资）、为谁挣钱，就归谁管”，这句话虽然有点直白，但对医保办的职能定位比较明确。

另一方面，由于医保经办机构是作为第三方代表参保人购买医疗服务，医保办虽然与医院的财务、人事、医务等科室属于同级别，但一直以来院内其他科室对医保办工作的配合相对弱一些。随着 2018 年 5 月 31 日国家医疗保障局和各省市医疗保障局的成立，这种情况已经改变，医保办有了独立的对口管理单位，也必将在 DRGs 的推行过程中发挥更加重要的监督管理作用。

有一项专门的调查显示，医院医保工作人员的专业构成繁多，包括医疗、护理、医技、药学、财务、计算机等，几乎涵盖了医院的所有专业，但医疗保险专业管理人员较少，仅占被调查总人数的 6.8%。占比超过 15%的专业人员依次为：护理 27.8%，医疗 18.4%，财务 17.9%。其中，民营医院、企业医院的医保工作人员中，护理专业的比例甚至更高，分别达到 44.4%、47.1%。随着 DRGs 的推行，医保管理人员面对的要求越来越高，挑战越来越多，如何协助医院管理者提高医保人员的业务技能，期待更多的医药企业从不同的维度助力医保办的能力提升。

在医保总额控制下，医疗保障经办机构每年会给出医院的年度医保总额和年度医保患者总数量，医保办在各个科室基期数据的基础上，结合医院和科室新一年度的发展战略，给出每一个科室的具体考核指标，比如某三甲医院医保办对临床科室考核指标和权重建议如下（表 6-3）。

医保办根据医保中心规定的年度医院医保收入总额及年度医院医保患者数量，按月分配到各科室，总额和出院人数控制占比均为 20%。DRGs 支付下，医保办要按照医保局新的付费结算和监督流程来执行，根据医保局统一的流程细则，制订相应的符合本院实际的临床科室医保支付与考核标准。

表 6-3　某三甲医院医保办对临床科室考核表

<table>
<tr><th>考核项目</th><th>权重</th><th colspan="2">考核方法</th><th>备注</th></tr>
<tr><td rowspan="2">药品占比</td><td rowspan="2">30%</td><td rowspan="2">高于医保标准值区间</td><td>扣分</td><td rowspan="2">药品占比=科室医保患者药品收入/科室医保患者总收入</td></tr>
<tr><td>按实际超的百分比点数折算扣分（30分封顶）</td></tr>
<tr><td rowspan="2">材料占比</td><td rowspan="2">30%</td><td rowspan="2">高于医保标准值区间</td><td>扣分</td><td rowspan="2">材料占比=科室医保患者材料收入/科室医保患者总收入</td></tr>
<tr><td>按实际超的百分比点数折算扣分（30分封顶）</td></tr>
<tr><td rowspan="5">总额控制</td><td rowspan="5">20%</td><td>高于医保标准值区间</td><td>扣分</td><td rowspan="5">根据医保中心规定的年度医院医保收入总额，按月分配到各科室所得</td></tr>
<tr><td><15%</td><td>0</td></tr>
<tr><td>15%～25%（含 15%）</td><td>3</td></tr>
<tr><td>25%～40%（含 25%）</td><td>10</td></tr>
<tr><td>≥40%</td><td>20</td></tr>
<tr><td rowspan="10">出院人数</td><td rowspan="10">20%</td><td rowspan="5">低于医保标准值区间</td><td>扣分</td><td rowspan="10">根据医保中心规定的年度医院医保患者数量，按月分配到各科室所得</td></tr>
<tr><td>2</td></tr>
<tr><td>5</td></tr>
<tr><td>10</td></tr>
<tr><td>20</td></tr>
<tr><td>高于医保标准值区间</td><td>奖励</td></tr>
<tr><td><15%</td><td>0</td></tr>
<tr><td>15%～25%（含 15%）</td><td>3</td></tr>
<tr><td>25%～40%（含 25%）</td><td>10</td></tr>
<tr><td>≥40%</td><td>20</td></tr>
<tr><td>扣奖金额</td><td></td><td>扣分合计=（科室奖金合计×医保收入/总收入）/100</td><td></td><td></td></tr>
</table>

一、国家医疗保障局 2019 年 10 月 16 日公布的 CHS-DRG 分组与付费技术规范中明确了 DRG 付费的医保结算与监督评价细则

DRG 费率和付费标准规定了每个 DRG 组给定的费用水平，这个费用水平是包括目录外费用、起付线等自付费用、住院统筹基金支付费用等在内的所有费用，而医保基金对于协议医疗机构的实际支付只体现为住院统筹基金支付费用，而这个支付费用如何计算，又如何支付给协议医院，需要各地医保经办机构在 DRG 结算细则或办法中予以明确。通过制订结算细则，可以对应用 DRG 结算的范围、

编码、特殊病例结算方法、基金结算与拨付方式等内容进行详细规定。

1. CHS-DRG 结算的适用范围

（1）应用的业务范围：DRG 结算目前暂应用于参保人在 DRG 付费试点定点医疗机构发生的、应由医疗保险基金支付的住院费用，由医疗保险经办机构按照 DRG 付费标准和当前支付政策对定点医疗机构进行结算。参保人的住院待遇按照既定医保支付政策结算和享受，暂不受 DRG 结算的影响。

（2）应用的医疗机构范围：DRG 结算细则暂只应用于开展 DRG 付费试点的所有医疗机构，未开展 DRG 试点的医疗机构继续沿用原有的结算方式和政策。

（3）应用的疾病范围：DRG 付费更适用于急性期住院患者，而对住院时间过长、或住院资源消耗与医疗效果关系不密切、或有特殊结算政策的病种不适用。如精神病患者、住院时间超过 60 天的长期住院患者、定额补助的住院分娩患者、日间手术等，一般不采用 DRG 结算方式，而采用床日或单病种付费。本次国家试点结算应全部使用国家医保局制订的疾病病诊断分类编码（ICD-10）和手术操作编码（ICD-9-CM3）的版本。

2. 病案数据上传时间及结算流程

结算细则应对出院病例的病案数据上传时间及流程做出规定。一般规定，定点医疗机构在医保病人出院后（一般 3 日内）及时完成病案审核，并及时向医疗保险经办机构上传参保人住院病案首页等相关数据信息，医疗保险经办机构实时反馈 DRG 入组情况，如有异常病案，定点医疗机构可在 10 个工作日内对异常病案数据信息进行修改，数据传输及修改工作必须在参保人出院结算医疗费用后 10 个工作日内完成。

对于普通 DRG 入组患者，医疗保险经办机构按照 DRG 分组结果进行定点医疗机构住院费用结算，具体计算公式为：

医保基金 DRG 应支付住院费用=Σ〔（参保人员住院所属 DRG 组的支付标准−全自费费用−先自付费用−起付线）×政策规定的基金支付比例〕

其中：全自费费用为医疗保险药品目录、诊疗项目和医疗服务范围外的医疗费用；先自付费用是指某些高值材料或项目，按照当地医保政策规定，先个人支付一部分（一般为 10%），其他部分才计入医保支付范围；起付线是指当地医保政策规定政策范围内先应由个人支付的部分；政策规定支付比例为当地医保规定的政策范围内的支付比例。

此公式为基本结算公式。医保经办机构与医疗机构在实际结算过程中，不需要规定一个总体的政策支付比，而是在计算机的结算程序中直接用“该患者所属 DRG 组的付费标准”替代该患者的“住院总费用”，应用给病人减免结算的所有政策与流程进行 DRG 支付金额的计算即可。如上述公式计算 DRG 应支付结果≤0 时，则按 0 计算。

3. 医保基金拨付与清算

医疗保险经办机构与定点医疗机构按照“年度预算、月度预拨、季度考核结算、年终清算”的方式进行医疗费用结算，具体细则如下：

（1）试点定点医疗机构实行年度预算管理，按照试点定点医疗机构近年各季费用发生规律，分配各季预算额度。

（2）医疗保险经办机构每季前两月按定点医疗机构当年月度预算额的 90%进行预拨。

（3）医疗保险经办机构每季度按照当地基本医疗保险 DRG 付费考核表，对定点医疗机构 DRG 付费运行情况进行考核。再根据考核情况，按照支付标准和细则对定点医疗机构的住院费用进行结算，结算时按定点医疗机构 DRG 结算费用的 10%预留质量保证金。具体计算公式为：

定点医疗机构 DRG 结算费用=医疗保险基金 DRG 应支付的住院费用+医疗保险基金项目支付的住院费用

定点医疗机构 DRG 质量保证金=定点医疗机构 DRG 结算费用×10%

（4）医疗保险经办机构根据 DRG 付费季度和年度考核结果，对定点医疗机构进行年终清算，年终清算可与第四季度结算一并进行。年终清算金额可以根据考核分值，按比例扣除。

对于当地和医保结算政策相关的其他政策，如健康扶贫政策、日间手术、医联（共）体按人头总额管理、违规查处等，由各医保统筹区自行决定。如某沿海省份的规定如下：①试点医院符合规定开展的日间手术病例，按相应 DRG 收费标准的 90%收取；②门诊放疗病例，按相应标准执行；③血液疾病诊治性操作无或有轻微合并症并发症、急性白血病（巩固治疗）住院天数为 1 天的病例，按附件收费标准执行；④康复治疗病例，指对各种功能障碍进行康复评定、功能训练和恢复等康复性治疗住院，不包括本次住院以治疗其他疾病为目的、辅助进行康复治疗的病例。

4. DRG 结算效果评估与细则的修订

DRG 结算细则设定是否合理，同样需要在执行一段时间后进行评估，并根据评估的结果对结算细则做进一步的修订和完善。常用的评估指标是比较 DRG 结算实际基金给付与医院垫付资金的差异，如差异小于 10%，通常认为 DRG 付费标准和结算细则较为适宜，否则需要进一步修改和完善。

5. 考核办法和考核周期

考核以客观资料查阅、复核、随访为主，把日常考核与定期考核有机结合。日常考核以医保经办机构平时工作中收集的违规记录为主；定期考核由医保经办机构组织人员全面实施考核。DRG 付费运行之初，应每月抽取定点医疗机构的不少于 10%的病历进行考核，待运行稳定后，可根据情况实行季度考核或年度考核。

6. 考核兑现与激励

对试点的 DRG 付费考核，坚持“考核与付费”相结合的办法。考核满分为 100 分，考核满分或合格，则拨付全部质量保证金；如考核不合格，根据一定比例扣除应拨付的质量保证金。如每扣除 1 分，扣除相应比例（如 1%左右）的应拨付资金。在定点医疗机构内部，可根据 DRG 付费结果制订相应的绩效分配办法，根据科室及个人的考核结果，进行绩效分配，从而建立有效的激励机制，确保 DRG 付费改革的正常运行。

7. 综合监测与评价

启动 DRG 付费后，医保经办机构和定点医疗机构应对 DRG 付费实施方案的运行效果进行日常监测，主要包括以下几个方面：一是对病案首页质量和诊疗行为的监测，包括病案首页填写完整性、主要诊断选择正确性和诊疗行为规范性等；二是对付费标准合理性的监测，包括付费标准与实际住院费用的符合程度、不同诊治难易程度病组结余情况等；三是对医保住院的常规运行指标的监测，如医疗机构平均住院天数、次均费用、药品费用、收支情况等信息。以月为单位对 DRG 付费进展情况进行常规监测。

8. 周期性评价

在常规监测的基础上，每半年或一年对 DRG 付费改革的实施效果进行周期性评价，从医保住院医药费用的整体情况、医疗行为的改变、医疗质量的保证以及参保患者的受益程度和满意度等不同维度进行评价，综合、全面和真实地反映支付方式改革的整体效果。

DRG 的实施，医疗保障经办机构对医院医保费用支付管理带来全新的变化，从过去的全院费用总额控制，到对每一个病组的支付费用管理，简单的四项控制指标（药品占比、材料占比、总额控制和出院人数）已经完全无法满足当下新的医保支付管理的要求。

二、医保办需要做好临床各科室基于 DRG 的盈亏情况分析，重点是核心病组的盈亏情况分析

DRGs 的实施，相当于针对每一个病组医保部门确定了支付价格，临床科室主任需要更加关注“病种成本核算”，重点要清楚自己科室中哪些病组是盈利的、哪些病组是亏损的、盈利病组病例数的占比、亏损病组病例的占比，并据此做出改进的计划。

举个例子，这是某大型三甲医院儿科的病组数据分析（表 6-4）。

表 6-4　某大型三甲医院儿科的病组数据分析

序号	象限	收入		DRG 组收益		DRG 病组		病例	
		DRG 组总收入/万元	占比/%	金额/万元	占比/%	组数	占比/%	病例数	占比/%
1	优势病组	2907	36.37	82	-13.33	22	6.61	2576	28.45
2	重点关注病组	2936	36.75	-536	87.08	28	8.41	5088	56.20
3	潜力病组	716	8.97	30	-4.94	133	39.94	640	7.07
4	劣势病组	1431	17.91	-192	31.18	150	45.04	749	9.27
总计		7990		-616		333		9053	

可以看到，重点关注病组的 28 组和劣势病组的 150 组都是亏损的。一旦实施 DRG，临床科室只能有两个选择，一是考虑部分放弃收治这些病组，二是对这些病组进行有效的成本控制。放弃不是最佳选择，做好病组的成本控制是必然选择。

医保办的工作重点是服务临床一线，要充分考虑临床科室在 DRG 实施后的挑战，协助临床科室做好科室的盈亏分析，尤其是针对核心病组的盈亏分析。医保办需要重点关注三个数据：一是该病组在医院的总体费用；二是该病组在全市

的平均费用（或者已经确定的该病组 DRG 支付费用）；三是该病组在全院的病组成本。如果某个病组在医院的总体费用高于该病组的全市平均值，就会导致医院的公信力和知名度降低，同时增加了患者负担，有可能会导致患者流失。同时提示，从医院管理的角度来看，是否临床水平有提升空间？或者通过现有病组费用结构的分析，现有的费用是否有水分？是否存在过度检查、过度处方？这些都需要通过医院医保审核工作的开展来进行详细分析。

举一个典型病组的例子：KD19（甲状腺大手术），这个病组目前在该医院有四个科室涉及，分别是心胸血管外科、普胸胸部肿瘤科、耳鼻喉科和甲状腺外科，统计 2019 年数据，各科室分别的病例数为 5 例、8 例、15 例和 800 例，核心科室很明显是甲状腺外科。具体看不同科室的该病组成本，心胸血管外科 7 万、普胸胸部肿瘤科 6 万、耳鼻喉科 4 万和甲状腺外科 5 万，医院的该病组成本为 4.5 万元。科室的该病组盈余=支付标准-DRG 病组成本，若该病组在某试点城市的支付标准为 4 万，则医院亏损为 5000 元，而甲状腺外科亏损 1 万，仅耳鼻喉科在该病组上实现盈亏平衡。

KD19 病组亏损的原因有四个方面：①不合理使用药品；②不合理使用耗材；③不合理的检查；④过高的平均住院日。对该病组使用的耗材数量和金额排序，前三位是表 6-5 的三类耗材，耗材实施零加成后，耗材和药品也一样是医院的“无效收入”，医院可以对这三类耗材实施集中带量采购，降低耗材的成本。

表 6-5 KD19 病组使用前三位的耗材价格、数量和费用占比

耗材名称	价格/元	数量	费用占比/%
神经监护气管插管（进口）	4000	350	5.00
针形高频电极（国产）	2500	450	4.00
一次性使用水冷不沾电凝镊（国产）	2000	350	2.50

医保办也可以从整个医院角度去分析耗材的使用情况，统计医院耗材占比排名前 19 位的病组，具体见表 6-6。

医保办可以选择其中一个病组 FM13（经皮心血管操作及冠状动脉药物洗脱支架植入，伴重要或一般并发症与合并症），分析药品耗材占比排名前五名医生的具体数据，包括实际总住院天数、住院总费用、总权重、例均费用、平均住院日和药品耗材占比，具体数据见表 6-7。

表 6-6　某大型三甲医院耗材占比前 19 位的病组与耗材占比

DRG 病组	DRG 组名称	耗材占比/%	例均材料费/元
FL19	经皮心脏射频消融术和/或心脏冷冻消融术，伴房颤和/或房扑	80.00	65000
FN15	永久性起搏器植入，不伴并发症与合并症	80.00	30000
FN29	心脏起搏器装置再植	78.00	27000
IC25	大关节翻修术，不伴并发症与合并症	75.00	75000
FM33	经皮心血管操作及其他心血管治疗，伴重要或一般并发症与合并症	75.00	35000
FN13	永久起搏器植入，伴并发症与合并症	70.00	30000
BC19	伴出血诊断的颅内血管手术	70.00	100000
BE19	颈动脉及颅内血管内手术	70.00	75000
FE15	主动脉手术，不伴并发症与合并症	70.00	60000
FL29	经皮心脏射频消融术和/或心脏冷冻消融术，除房扑、房颤外其他心律失常	70.00	25000
FM13	经皮心血管操作及冠状动脉药物洗脱支架植入，伴重要或一般并发症与合并症	70.00	30000
FM15	经皮心血管操作及冠状动脉药物洗脱支架植入，不伴并发症与合并症	70.00	27000
BW11	神经系统先天性疾患，伴重要并发症与合并症	70.00	32000
FD39	先天性心脏病介入治疗	70.00	20000
FE13	主动脉手术，伴并发症与合并症	65.00	65000
FC31	冠状动脉搭桥，伴重要并发症与合并症	65.00	90000
FN11	永久性起搏器植入，伴重要并发症与合并症	65.00	30000
IC15	大关节置换术，不伴并发症与合并症	65.00	32000
FM17	经皮心血管操作及冠状动脉药物洗脱支架植入，不伴并发症与合并症，住院 5 天之内死亡或者转院	60.00	21000

表 6-7　FM13 病组药耗比前五位医生的相关数据汇总

姓名	人次	实际总住院天数	住院总费用	总权重	例均费用	平均住院日	药品耗材占比
王医生	300	2600	16339238	682	54464	8	78.50%
姜医生	50	450	2533877	110	50678	8.5	78.00%
周医生	20	200	895594	42	44780	10	75.00%
李医生	80	730	4306333	173	53829	9	78.50%
刘医生	120	1200	6219592	248	51830	9.5	79.00%
总计	570	5180	30963860	1280	54323	8.5	78.50%

根据 DRG 分组规则，同一个病组应该有相似的诊疗费用结构。通过五位医生的数据比较，平均住院日以王医生的标杆值 8 天，药耗比以周医生的标杆值 75%，这样临床科室就可以结合标杆值进行对照，进行相应的调整，如通过高值耗材进口替代降低药耗比等。

高值耗材有着较高的准入门槛，这是由于医用高值耗材领域中的植入性耗材需要贴合人体的组织结构和长期停留在体内，国家对其研发、生产、流通等全环节进行严格监控，并且实行严格的医疗器械生产企业许可证和产品注册制度。从技术角度而言，高值耗材行业是一个知识密集、资金密集且多学科交叉的高技术产业，其产品综合了医学、材料科学、生物力学等多学科技术。医用高值耗材的特点决定了该行业更适合经销商代理的模式，经销商一般较为稳定，不会经常更换代理品牌以免流失部分医院和医生客户。具有较高专业知识素养的营销团队对于后来者来说也是一道门槛。

FM13 病组高值耗材中金额占比最高的是支架，这是目前高值耗材进口替代做得比较好的领域。中国心血管高值耗材的市场规模在 2013 年时为 138 亿元，2018 年的市场规模迅速攀升至 380 亿元。随着新型农村合作医疗的实际报销比例不断提高，以及基层医疗水平的不断提升，基层 PCI 手术的需求将得到释放。这些因素都将让中国心血管高值耗材市场保持快速增长，市场增速预计将保持 20% 左右的高增长率。2004 年，中国心脏支架市场基本被以强生为首的外企垄断。不过，到了 2010 年，外资和国产品牌各自市场占有率变为 20%和 80%。中国心脏支架市场市场占有率排名前三的企业分别是乐普医疗（24%）、微创医疗（23%）和吉威医疗（20%，蓝帆医疗全资子公司），均为国产品牌，三家企业的合计市场占有率已经达到 67%，基本完成了进口替代。

结合病组的盈亏分析，医保办可以给出科室具体建议，在保障医疗质量的前提下，对于亏损病组，可以找出亏损点，合理控制；对于持平病组，可以保持或找出可能优化点，争取盈余；对于盈利病组，需要保持，加大盈利空间，成为其他科室学习的标杆！医药企业可以和医保办合作，针对产品涉及的具体病组，组织相关临床科室，进行病组的盈亏情况分析。

继续使用 KD19 的例子，通过分析可以发现 KD19 病组的全部病例由 3 种手术病种构成，其中单侧甲状腺次全切除术占比 35%，双侧甲状腺次全切除术占比 50%，单侧甲状腺全切除术占比 15%。双侧甲状腺次全切除术为主要病种，其对 KD19 病组整体费用影响较大，而另外两种可参照该病组临床路径进行调整及控费。考虑到不同科室的项目成本不同，DRG 患者例均成本不同，做好同一项目各科室成本的标准化是非常重要的工作。医药企业可以与医保办一起围绕 KD19 病组，做好同 DRG 组（主要主诊断或手术病种）的临床路径标准化，具体包括明确该病组的住院天数、药品费用、手术费用、卫生材料费、治疗费、护理费、床位费等，实现临床科室病组成本的有效管控。

三、医保办需要做好病组成本核算，配合临床部门做好病组成本的管控

病组成本核算的方法主要有三种：

（1）收入比例法

优点是：①数据较易采集；②以最能反映成本特性的收入作为分摊指标，科学合理，操作性强。缺点是：①各科室涉及服务项目的数量、类别不同，可能有失准确；②使得收费相同项目的单位成本类似。

（2）工作量比例法

优点是：①数据容易采集；②以项目工作量作为成本分摊指标，较为合理。缺点是：①计算工作量较大；②往往低估了技术较复杂项目的成本；③未考虑引发成本的直接原因，成本数据的可追溯性差。

（3）作业成本法

优点是：①对重点作业进行重点分析控制，提高对医院内部成本管理控制的效率及效果；②可以区分出增值作业和非增值作业；③优化医院业务流程，优化医院内部资源配置，推动医院精细化管理。缺点是：①在医院开展项目层次的作业成本核算没有现成模式可循；②目前我国医院的信息统计系统、财务会计系统还很难达到要求；③会计从业人员的整体素质还不是很高，在医院推行作业成本法有一定阻力。

目前医院病组成本核算中的难点有四个方面：

（1）现有制度中，在应用层面缺乏规范而适用性的核算体系，仅满足报表要求，不能做到事前预测。

（2）各家医院对成本范围的界定不一致，无法达到行业共识，从而医院较难找到合适的对标单位，成本数据的横向比较存在较大问题，且不同医院间横向比较无法直接反映出差异原因。

（3）医疗项目构成庞杂、种类繁多、计算烦琐、工作量大和间接费用摊销困

难等诸多客观原因，有一部分项目计算出的成本与实际成本容易产生偏差，不能提供精确的数据，从而不能准确得出政府规定的项目价格是否高于医院项目成本水平，不利于医院内部项目管理和控制。

（4）单纯一种成本核算方法可能无法适用于不同类型的科室，可能需要应用多种成本核算方法以精确度量各个项目成本，对提供信息技术支持的公司要求更高。

四、案例分享：作业成本法在某三甲医院病组成本核算中的应用

先按病案首页费用信息确定住院服务单元，再测算各服务单元的成本费用率，对各 DRGs 病组进行服务单元归集，成本按实际发生费用、成本费用率测算进行加合，即得到各科室每个 DRGs 病组的平均成本；再按不同科室同一病组例数加权平均，得到全院每个 DRGs 病组的平均成本。具体明细包括 15 个服务单元、35 项具体服务内容（表 6-8）。

表 6-8 某三甲医院的具体服务单元和服务内容

服务单元	具体服务内容（费用类别）	服务单元	具体服务内容（费用类别）
1. 医生	（1）手术费	11. 营养	伙食费
	（2）诊察费	12. 药品	（1）西药费
	（3）治疗费		（2）中草药费
2. 护士	护理费		（3）中成药费
3. 床位	（1）住院费		（4）煎药费
	（2）特需床位费	13. 设备	手术特殊设备费
4. 放射	（1）CT 费	14. 科室管理	（1）公共药品
	（2）拍片费		（2）办公耗材
	（3）透视费		（3）设备折旧
5. 检查	检查费		（4）设备修缮
6. 检验	化验费		（5）水电燃料
7. 氧气	输氧费		（6）邮资费
8. 血液制品	血费		（7）手术室使用费
9. 麻醉	麻醉费	15. 医院管理	（1）外聘人员劳务费
10. 耗材	（1）介入器械材料费		（2）管理人员费用
	（2）手术器械材料费		（3）物业管理费
	（3）人均一般医用材料费		（4）办公及其他
	（4）植入材料人工器官费		

各服务单元的成本费用率=该服务单元消耗的成本/该服务单元产生业务收入（即对应的医疗费用）

直接成本是指可以直接计入某项服务单元的成本，间接成本主要是指不能直接计入、需要采用一定的方法分摊归集到该服务单元的成本，具体测算方法如下。

直接成本测算分四类：

（1）以设备运营服务为主的服务单元，如放射等，主要为设备折旧、能耗及科室人员投入等成本；

（2）以物资消耗为主的服务单元，如药品、耗材等，主要为采购成本和可以直接计入的科室管理成本；

（3）以固定资产资源占用为主的服务单元，如床位等，通过测算折旧分摊计算其成本；

（4）其他不能从业务流中直接获取成本数据的服务单元，从业务一线采集基础数据，如测算氧气成本时，通过现场采集液氧密度值和病房输氧口单位时间的出氧量，结合液氧采购价，按重量单位计价与时间单位计价的换算标准，重新计算出每小时汽化氧气的直接成本。

间接成本测算分为三类：

（1）医护成本。由于难以将医生和护士的人力成本直接精确分摊到每一个病种组，通过设定病种实际发生费用（剔除药品、耗材等与医护人员劳务无关的费用）越高、相应的医护成本投入越高的原则，计算各科室每单位收入所耗费的医护人员成本，再按照每个病种组发生的实际费用（剔除药品、耗材等与医护人员劳务无关的费用），计算出其相应投入的医护人员成本。

如对于 KD19 病组，如果把人力成本摊入每一个医疗项目，得出的损益表（表 6-9）如下。

表 6-9　KD19 病组摊入人力成本的损益表

医疗服务项目名称	收费单价/元	单位成本/元	数量/次	例均收益/元	总收益/万元
静脉输液（注药）加收	2	60	35000	-58	-2030000
静脉输液（每增加一组）加收	2	50	15000	-48	-720000
氧气吸入	5	60	12000	-55	-660000
静脉输液（使用微量泵，输液泵）加收	2	40	13000	-38	-494000
负压引流	23	100	4000	-77	-308000
雾化吸入	6	60	6000	-54	-324000

续表

医疗服务项目名称	收费单价/元	单位成本/元	数量/次	例均收益/元	总收益/万元
静脉注射	4	50	6000	-46	-276000
静脉输液	12	60	5000	-48	-240000
氧气吸入（加压给氧加收）	3	50	3500	-47	-164500
大换药	30	80	1800	-50	-90000
肌肉注射	3	60	1200	-57	-68400
静脉采血	4	30	1800	-26	-46800
更换引流装置加收	8	30	600	-22	-13200

（2）科室管理成本。包括科室的设备折旧、设备修缮、用房折旧、水电燃料、领用的不可收费卫生材料、办公耗材、公共药品（如消毒液等）等。采用关键因素分析法，对不同临床科室的不同病种，通过识别构成成本的关键因素，测算不同类别的单位成本，进而计算各病种组相应分摊的科室管理成本。

（3）医院管理成本。医院管理成本主要包括管理人员成本、物业管理成本、管理部门办公成本等。将行政管理服务对每一个临床科室的成本投入视为均等的，采用加权平均法，将医院所有管理成本按其相关要素及系数平均分摊到各临床科室（如物业成本按科室人数及占用面积分摊等），再计算各科室开展病种组的单位收入所耗费的医院管理成本，进而计算每个病种组相应分摊的医院管理成本。

病案首页中有些服务单元（费用类别）为多个项目综合，难以一一对应测算其成本，如检查服务单元涉及多学科的联合检查，对于该类服务单元的成本费用率，通过各学科检查的成本费用率及其业务量占比进行加权平均，计算出综合成本费用率。

不同科室的病种成本和收益情况的差异较大。近年来，对于一些医疗业务收入较高的科室，医院已根据学科医疗水平和业务规模将其列入重点发展科室，不断增加资源投入，提高绩效分配额度，但经过病种成本核算发现，有的科室运营效益并不高，甚至出现亏损。如心内科，医疗收入列全院第二，但其全年总的病种成本收益率为-8%。通过病种成本结构分析，发现其开展的病种中，各类植入耗材、介入耗材使用量普遍较大，科室耗材收入占比达 65%。医疗器械耗材实施零加成，加上医院和科室管理成本，则出现收益为负的情况。根据成本核算分析结果，医院医保办可以在确保医疗质量的情况下，强化对该科室的包括高值耗材在内的各类耗材的使用管理，优化成本结构。

同一病种在不同科室的开展成本和收益的差异大相径庭。以 BR21 病组为例，由于该病种主要以用药为主，药品零加成政策实施后，各科室开展该病种均为亏损，唯独神经内科开展该病种有 5%的收益率。分析其原因，发现神经内科作为 ADRG 分组为 BR2 病组的主要收治科室，具有规模效应，其业务流程最优，能将人力、设备等资源发挥最大潜能，成本降至最低。根据成本核算分析结果，医院已着手完善各科室开展病组的业务划分及资源配置调整，努力使各科室资源发挥最大的效应。

不同科室的医护人员劳务成本率差异对科室及病组成本收益带来较大影响。医护成本率是每单位费用（剔除药品、耗材等与医护人员劳务无关的收入）所耗费的医护人员劳务成本，体现了医护人员劳务的性价比。科室的医护成本率高，说明该科室效益好、医护人员收入高，或者业务收入少、医护人员工作强度低；反之亦然。研究发现：医生成本率低于 20%的科室，医生流动性明显增强，说明医生明显感受到工作强度过大或收入明显偏低；而医生成本率高于 30%的科室，医生的稳定性较好。根据成本核算分析结果，①该医院对医生成本率高但运营效益明显较差的科室，调整资源投入策略；②对因业务量明显偏少导致成本率过高的病组，通过政策导向，适当增加业务规模；③对那些医生成本明显不合理的科室，适当调整其绩效分配额度。

进一步对不同相对权重 RW 的病种组的收益进行分析,结果显示相对权重 RW ＜0.5、0.5～＜1、1～2、＞2 的病组，收益率分别为-3.4%、1.5%、2%和-2%，说明中等难度病组（相对权重 RW 为 0.5～2）的收益最高，而高难度病组（相对权重 RW＞2）由于疾病复杂、并发症多、治疗疗程长等原因，反而发生亏损。

细究一下，主要因国家医改政策导向是实行分级诊疗，该医院作为一家三级甲等医院，定位于急危重症和疑难杂症诊治，但从成本核算结果来看，现行的医疗服务价格体系并不利于引导其落实功能定位，这一问题值得政府部门今后在调整医疗服务价格和实行按病种付费时予以高度关注。

医院可从以下四个方面减轻患者的财务负担：

（1）合理用药：①做到因病施治，合理用药；②使用药物注意适应证、禁忌证、毒副反应；③联合用药掌握配伍禁忌；④监测药物使用是否超量、超疗程。

（2）合理检查：严守大型设备及实验室检查的指征，减少重复检查，执行检查单同城互认。

（3）合理收费：①严格执行医疗服务价格、药品价格；②不自立项目收费、重复收费、分解收费。通过临床路径来规范医生的临床诊治行为，初步估算通过医院临床路径出院人次占出院总人次的35%以上，视为有成效。

（4）提高效率：举例，开展日间手术，如胆囊切除术、腹股沟斜疝手术，原本需要住院时间5～7天的手术，现一日可以出院，极大节约了患者的财务负担。通过流程改造，如分时段预约治疗、诊间结算、自动检查预约、手机查看结果、快递送药上门等，减轻患者的时间和财务负担。

基于医院医保办对病组成本的强化管控，医药企业过去可以通过增加处方数量和增加辅助药品来提升销售额，这一方法未来不再适用。不仅如此，医院还会通过减少不合理药品和耗材使用、减少患者住院时间、减少手术室的使用等措施进一步控制病组成本。此外，医院对药品质量的诉求也随之提高，“非治疗性药品”需求量降低，“治疗性药品”需求量上涨，组合用药、创新药、高质量仿制药以及经过临床验证疗效可靠的中成药，都将在医院赢得发展空间。在同等效用下，价格低廉的产品会更加受医院欢迎。进口药、低质量的仿制药都将面临市场挑战，高质量的国产创新药和仿制药会成为医院用药的主力军。

实战技能第十七式：医药企业可以协助医保办做好费用极高病例和费用极低病例的医保支付管理，做好新技术、新项目的医保支付的申请与管理，完善好医院内部新医保目录中支付限制的管理，寻求产品医保限制中的合规解决方案

为了鼓励医院收治疑难重症，防止推诿病人和低标准入院等情况的出现，DRG结算细则对未入组病例、费用极高病例、费用极低病例、低住院时间病例等特殊病例的认定标准、程序与具体结算办法做出相关规定。此部分病例是医保基金监管的重点，需重点审查。

（1）未入组病例：医院初次提交病案未能入组的病例，必须由医院对病案重新审核后，在规定的时间内再次提交给分组器进行分组，如仍然不能进入DRG分组，则需查明不能入组原因。如属于现行DRG分组方案暂未包括的参保人住

院病案，在确定新的分组前对其住院医疗费用按项目付费方式进行结算。

（2）费用极高病例：参保病例能入组，但住院总费用高于 DRG 支付标准规定倍数的（一般规定三级医院超过 3 倍，二级医院超过 2 倍；各地可自行规定），定义为费用极高病例。为了保证急重症病人得到及时有效的治疗，鼓励医院收治危重患者，此类患者按项目付费方式进行结算。但费用极高结算人次不得超出当期本院出院人次的 5%，如超过 5%，则按照住院总费用高于 DRG 支付标准的差额从高到低进行排序，取排序在前 5%的人次所对应的费用按项目付费方式结算。

（3）费用极低病例：参保病例能入组，但住院总费用低于 DRG 支付标准规定倍数的（一般规定为 30%；各地可自行规定），定义为费用极低病例。为保证医保基金的使用效率，费用极低病例同样按项目付费方式结算。

（4）其他特殊申请按项目付费的患者：定点医疗机构可根据临床需要，向医保经办机构申请部分特殊患者按项目付费，但必须严格控制按项目付费的患者数量，按月考核，不得超过总出院人次的 3%。拟按项目付费的患者，定点医院必须逐例申报，医保经办机构审核通过后方可按项目付费结算。可特殊申请按项目付费结算的参保患者，仅包含以下 3 种情况：①急诊入院的危急症抢救患者；②已在医保经办备案的新技术项目，可暂先按项目付费执行一年后，再根据数据进行测算，修订该病种分组的支付标准；③住院天数过长或住院费用过高等特殊情况。此外，对于住院天数远低于该地平均住院日的低住院天数患者（一般≤4 天），为提高基金的使用效率，各地也可自行根据天数选择按比例结算。

医保办要针对医保局对于上述特殊病例支付的规定细则进行深入研究，制订出符合本院实际的执行细则，医药企业要通过医保办了解每家医院的执行细则，对于企业产品治疗涉及的特殊病例给出相应的合规推广策略。

一、医保办要做好新医保目录中支付限制的管理

2019 版的医保目录增加了大量支付性限制，如抗生素 2019 年医保目录限定有明确药敏试验的药物种类明显多于 2017 年（2019 年 15 种，2017 年仅 5 种），包括：哌拉西林舒巴坦、哌拉西林他唑巴坦、头孢硫脒、头孢替安、头孢美唑、头孢西丁、头孢米诺、拉氧头孢、头孢哌酮舒巴坦、头孢吡肟、头孢匹罗、氨曲南、莫西沙星、莫西沙星氯化钠、多粘菌素 B。2017 年对碳青霉烯类抗生素的使用规定为限重症感染，而 2019 年医保目录对碳青霉烯类抗生素的使用规定为限多重耐药的重症感染。

医保办会联合临床科室对新版目录中医保报销条件解释不明确的项目进行临床专业意见征集与整理，然后把临床专业意见反馈给省、市医保局，明确审核规则。

举三个例子：

（1）复方氨基酸 18AA-V-SF，医保支付标准 30 元/瓶，医保限制为限经营养风险筛查，明确具有营养风险的患者和消化道有功能的患者使用时不予支付。临床该如何定义有“有营养风险患者”和“消化道有功能的患者”？这两部分患者相对模糊，首先营养筛查风险值该如何确定？消化道功能是否有具体的指标？目前没有具体的标准，医生处方审核难度增加。目前营养风险筛查主要为 SGA、PG-SGA 评估表和 NRS2002 风险筛查表，一般分为营养良好、轻-中度营养不良、重度营养不良三类，至于哪一类可以获得医保支付，不得而知。

（2）银杏二萜内酯葡胺注射液（5 毫升/支，含银杏二萜内酯 25 毫克），明确要求限二级及以上医疗机构脑梗死恢复期患者，单次住院最多支付 14 天。还有重组人干扰素 α 1b 注射剂，限白血病、淋巴瘤、黑色素瘤、肾癌、多发性骨髓瘤、丙肝、慢性活动性乙肝。丙肝、慢性活动性乙肝连续使用 6 个月无效要停药，连续使用不超过 12 个月，这些界定都需要明确。

（3）限定为肝性脑病的问题。肝性脑病分为轻微型肝性脑病、肝性脑病一期、肝性脑病二期、肝性脑病三期（肝睡期）、肝性脑病四期（肝昏迷期）。临床常理解肝昏迷才是肝性脑病，其实不然。用药诊断要点是出院诊断为肝性脑病。肝性脑病三期、四期在医疗发展的今天已经相对少见，所以如何诊断轻微型肝性脑病、肝性脑病一期、肝性脑病二期是重点。病历描述、体格检查和实验室检查要支持诊断，明确诊断是医保审核的要点。

对于医药企业来说，针对自己产品涉及的医保支付限制，联合医保办和相关临床科室进行讨论，尽量从中找到合理的、有利于产品临床推广的最佳解释方案。

二、医保办要做好新技术、新项目的医保支付申请与管理

各地具体出台的 DRG 试点方案中明确了对于新技术、新项目的医保支付的申请与管理问题，如佛山市《关于实施基本医疗保险住院医疗费用按病组分值付费的通知》明确提到，对于开展新技术的医疗机构，可以在每年 10 月 31 日前通过书面报告提交单独分组的申请，要求提供包括可识别新技术的 ICD 编码或社保收费项目编码，同时提交相应的病案号单据号至所属区社保局，经过医学专家分析论证后，如符合成组条件，将在下一社保年度调整相关分组。

如浙江金华有专门的疾病医疗保险新技术 DRGs 申请表，由相关医院医保办负责申请填报。具体表格内容如下：

金华市基本医疗保险新技术 DRGs 申请表

申请单位 ________________（公章）

申请日期 ______年_____月______日

金华市医疗保障局

2019 年制

<table>
<tr><td colspan="2">医疗机构名称</td><td></td><td>医院等级</td><td></td></tr>
<tr><td colspan="2">法定代表人姓名</td><td></td><td>法定代表人联系电话</td><td></td></tr>
<tr><td colspan="2">单位经办人</td><td></td><td>联系电话</td><td></td></tr>
<tr><td colspan="2">新技术开展负责人</td><td></td><td>联系电话</td><td></td></tr>
<tr><td colspan="2">单位地址及邮政编码</td><td colspan="3"></td></tr>
<tr><td rowspan="3">新技术原入组情况</td><td>病组名称</td><td></td><td>病组编码</td><td></td></tr>
<tr><td>基准点数</td><td></td><td>差异系数</td><td></td></tr>
<tr><td>本单位病组均费</td><td></td><td>病例数</td><td></td></tr>
<tr><td rowspan="3">新技术病案基本情况</td><td>主要诊断</td><td></td><td>ICD10 编码</td><td></td></tr>
<tr><td>主要手术</td><td></td><td>ICD9-CM-3 编码</td><td></td></tr>
<tr><td>其他特征</td><td colspan="3"></td></tr>
<tr><td>调整建议</td><td colspan="4">□ 新增（拆分）分组　　□ 调整入组__________
□ 其他______________________</td></tr>
<tr><td colspan="2">申请理由</td><td colspan="3">1．市城外医院开展新技术的情况，包括费用、疗效、例数等内容。
2．本院新技术病例情况，包括临床症状、体征、辅助检查、诊疗经过等。附医疗机构新技术申报资料及病例相关数据。</td></tr>
<tr><td colspan="2">申请单位
医保办意见</td><td colspan="3">医保办负责人签字：
（盖章）
年　月　日</td></tr>
<tr><td colspan="2">申请单位意见</td><td colspan="3">法定代表人签字：
单位
（盖章）
年　月　日</td></tr>
<tr><td colspan="2">卫健部门意见</td><td colspan="3">（盖章）
年　月　日</td></tr>
</table>

如果企业是创新性的产品或技术，就需要和医保办沟通，按照所在城市 DRG 支付改革方案的具体要求，进行特定病组或特定新技术的申报工作，或者申请继续对所涉及的病组按照项目付费。

实战技能第十八式：医药企业可以通过行政职能科室（运营管理部、科研处、门诊部）的拜访，为与院长的深入拜访做好提案；像院长一样思考，分析某医院 DRG 整体指标评价报告，寻求与医院整体战略合作的方案

一、运营管理部

国内医院运营管理部最早是四川大学华西医院开始设立，这个部门是隶属于医院、服务于科室的横向枢纽式管理团队，是医院资源配置评估、建议、反馈的实施者，通过强化人力、设备、材料（药品）、空间、床位、能源等专项管理，提升医院服务效率。运营管理部是医院运营的“眼睛”，及时发现院、科日常运营中的问题并予以改进，持续优化流程，体现服务意识，在院、部、科各层面建立良好的信息交流、沟通与反馈机制，以项目方式推进运营创新。运营管理部是院、科成本核算与控制、经营分析、绩效分配的实施者，为医院经营管理提供资料、数据和决策建议。运营管理部的工作不仅是对医院的运营状态进行实时的管控，更重要的是通过对运营数据的历史回顾分析、与相关医院的横向比较、借鉴与参考国际先进医院管理水平，最终影响医院管理战略的规划和制订。

总的来说，运营管理部是推动临床机构之间以及与职能部门之间横向沟通的桥梁，担纲自下而上的反馈者，扮演医院“发改委”的角色，发现问题并组织各部门协同改革。通过之前的分析，我们知道 DRGs 的推进实施涉及医院的方方面面，需要多部门的协同完成，所以运营管理部可以承担组织各部门的协同工作，同时 DRGs 评估后发现的问题需要整改和提高，其实这也是运营管理部非常重要的职责之一。

作为医院的掌舵人，医院院长的前瞻能力直接影响着医院未来的发展轨迹。

加强医院的运营能力，已经成为医院院长们不可回避的命题。这就要求医院院长：①既要制定医院的医疗质量战略和运营战略，还要培养好医护人才和专科；②制订医院医疗服务的流程和标准；③做好医院的绩效与评价工作；④管理好医院的资产和设施。因此，医院成立专门的运营管理部将成为不可逆转的趋势，此为近几年医院的发展刚需。

通常，运营管理部有多位专科经营助理。专科经营助理主要是协助临床科室主任规划推动各项医疗发展计划及管理事宜，分担专科行政事务工作，协助行政中心及相关主管实时掌握现场动态等。梅奥诊所行政官制度被公认为医院运营管理的起源，实现在医生领导下与管理者合作经营医院，医生领导者理念的是患者至上的，而管理者要对财务运营负责，只有在这两方面保持适度平衡，才会产生高效的管理决定。在中层组织架构上，梅奥的科室主任都是医生，每人会配备一名运营主管。

长庚医疗体系是专科经营助理制度最早的先行者，设立的目的是企业化管理成为渗透入医院管理的重要抓手，将传统的医生运营的模式转变为医、管分工合治的新局面，主要有四个方面的功能：①平衡“机构目标”与“科室目标”，协助医疗主管规划和推动各项医疗发展计划及管理事务；②协助医疗主管分担专科行政事务工作，使医疗主管全力投入医疗专业，能有效经营管理科室工作；③协助行政中心及相关主管及时掌握一线动态；④作为院方与临床科室之间沟通的桥梁。专科经营助理的工作职责包括 11 大项，涉及经营分析、绩效管理、人事管理、医疗事务、设备管理、资材管理、空间规划、策略联盟、环境安全、项目改善及其他业务。

DRGs 实施后对临床科室的影响包括促进学科建设，这也是专科经营助理的重要工作内容之一。举个拜访案例，2019 年 10 月笔者受某医药企业委托，协助医院呼吸内科设计绩效分配方案，当时我和企业负责人一起去拜访了该医院运营管理部，运营管理部负责人指定专门负责呼吸内科的专科经营助理协同我们完成这项工作，因为科室绩效方案优化也是专科经营助理的工作职责之一。我们知道，DRGs 的推行会倒逼临床科室提高病例组数，提升 CMI 值，加强学科建设，这些工作都可以联合运营管理部共同协助科室来完成。为了帮助更多的呼吸内科开展绩效和经营管理，我们和运营管理部联合组织了研讨会，既实实在在地帮助了科室的建设，也助力了运营管理部的工作，同时有利于企业产品的推广，是非常好的非临床服务项目。

二、科研处

科研处是在院长和分管科研副院长的直接领导下，做好科技规划顶层设计，加强重大项目的组织策划和追踪，搭建高水平研究平台，强化服务和监管，促进学科建设和人才培养，为创新驱动发展提供持久动力，全面提升医院科技创新能力和科技影响力。具体来说，科研处有八大工作职责：

一是科技管理体系建设：①制订审核科技管理相关制度和管理办法；②制订学科、全体员工科研绩效考核评审评价指标体系；③编制审核全院科技发展规划和年度计划并组织实施；④制订科技奖惩办法并组织实施；⑤组织全院科技情况调研、信息收集、整理与分析。科室的科技发展规划是全院科技发展规划中的重要单元，与科研处保持沟通，协助科室完成科技发展规划，是医药企业能够参与的重要的工作，可以从战略层面实现双赢。

二是科研平台管理：①制订审核科技平台各项规章制度和管理办法；②编制科技平台中长期发展规划；③组织策划重点实验室、研究中心（所）的遴选、申报、论证工作；④组织对科研平台进行周期性评估等。关于重点实验室、研究中心的遴选、申报、论证，从医药企业层面有多种参与方式，如重点实验室的共建、研究中心的共建，通过市场部层面协助邀请相关评审专家的学术交流等，可以实现科研处、相关临床科室、医药企业三方共赢。

三是学科建设管理：①制订医院学科建设制度办法，审核学科建设中长期规划；②保持与上级主管部门联系沟通，争取各类学科建设经费投入；③组织医院学科材料撰写、经费使用计划制订。医药企业要考虑如何帮助重点学科进行中长期规划，结合公司在销、在研的产品系列及发展方向，给出相关的建议和支持。

四是学会/协会管理：①保持与各级各类学会/协会的密切联系，筹划推荐院内各专业和个人担任学会/协会主要职务；②组织参加学会/协会各项活动。医药企业通过科研处提前了解某些学会的筹备，或者看看某些学会下面是否可以设置二级专委会，做好这些工作绝对事半功倍。

五是项目及成果管理：①项目申报组织策划，落实项目实施；②科研项目经费使用审核，匹配经费划拨管理；③组织项目结题、验收和考核；④检查项目实施情况并组织优化项目管理流程；⑤组织科技成果鉴定，奖励申报推荐；⑥科技论文管理，制订论文奖励办法。

六是科技档案管理：①审核科技档案管理办法；②监督档案管理制度执行；

③定期检查档案资料管理工作；④完善和优化档案管理制度和工作流程。

七是科研经费管理：①根据相关政策，制订合理的经费管理办法；②项目预算和决算管理；③组织指导督促课题组完成项目审计工作。

八是学术交流管理：①制订审核医院学术交流、进修管理制度办法；②审核学术交流、进修、出国出境申请，报主管领导审批；③组织外聘专家，对国际合作与交流项目实施管理。我们经常在医院看到很多学术交流活动的海报，这些工作的安排和组织是科研处的重要工作内容之一，医药企业通过不同途径参与进去，是非常好的学术推广选择。

对一家医院来说，科研非常重要，每年国家自然基金课题数量排名是很多医院科研处长的重要考核指标。每一位临床医生不仅要关注医疗，科研和教学工作也相当重要。从职称晋升，到科室地位、行业影响力，都需要用科研项目申请、科研论文发表来证明。医药营销人员经常和科研处打交道，如：①公司要做某产品的多中心临床研究，方案要过伦理等系列审核，要找科研处；②科室要做学科战略规划，医药企业协助科室主任安排相关的研讨会，临床科室主任也会特别交代，要找科研处；③承办某临床科室主办的学术研讨会，科室主任要求去科研处备案，要找科研处。通过对科研处的深入拜访和持续沟通，医药企业可以找到更多非临床服务合作机会。

三、门诊部

门诊部是在分管副院长的领导下，负责门诊部的医疗、护理以及行政管理工作：①组织制订门诊部的工作计划，经院长、主管副院长批准后组织实施；②经常检查考核门诊部的工作，按期总结汇报；③负责领导、组织、检查门诊病员的诊治和急诊、危重、疑难病员的会诊；④定期召开门诊例会，按时讲评考核结果，整顿门诊秩序，改善服务态度，方便病人就医；⑤组织门诊工作人员做好卫生宣教、清洁卫生、消毒隔离、疫情报告等工作；⑥领导门诊所属人员的业务训练，并定期考核和检查；⑦接待门诊方面的来信、来访，把有关事情及时向院长反馈。

具体来说，门诊部主任有六大工作职责模块：

（1）门诊医疗质量包括如下四个方面：①制订和完善门诊质量考核指标，并定期进行督导、检查；②每季度将门诊质量考核结果以《门诊质量简报》的形式发送各科室主任，督促其限期进行整改；③全面掌握各科门诊医疗护理工作的情况，负责领导、组织、检查门诊患者的诊治以及急诊、危重、疑难病员的会诊和抢救工作；④根据各专业特色，有计划地开展专病专科门诊，促进多学科门诊和疑难病会诊中心的工作，并做到持续性改进。

门诊质量考核指标项目很多，看看与医药营销相关联的部分：①落实首诊负责制和科间会诊制度；②健全多科疑难病例会诊讨论机制，完善三次门诊未确诊病人会诊讨论制度，确保门诊三次确诊率≥97%；③给门诊部主任提供典型病例，用于多科室疑难病例讨论，将科室会议与门诊的病例讨论会议结合起来，尤其是将涉及产品治疗的、很难确诊的典型病例拿出来进行分享和讨论，真正起到双赢的效果。对于门诊临床用药是否规范，是否严格执行《抗菌药物临床应用指导原则》及其他药物治疗指导原则、指南，这也是门诊部主任的工作职责。了解门诊部主任对合理用药政策的理解和应用程度很重要，门诊部主任大部分为临床医生，有自己的专业，对于非自己专业领域的合理用药或许有理解偏颇，这就需要医药营销人进行耐心的说服和教育。

（2）门诊服务流程：①优化就诊流程，完善信息化管理模式，逐步改进预约挂号、分时段预约、复诊预约、电话随访等流程，提高服务质量；②定期组织和开展门诊医德医风评比活动；③加强窗口服务人员的岗位培训，不断提高服务质量，增设便民措施。

（3）门诊信息化管理：①逐步完善门诊信息化管理模式；②督促完善门诊电子病历、分时段预约挂号、复诊预约以及电话随访的流程改造。门诊部主任对于门诊排班的安排会提前预知，有助于我们安排客户拜访，同时可以给予产品推广侧重点很多的建议。

（4）门诊安全管理：①构建门诊安全管理体系，组织分工与职责，审核制订门诊安全管理制度、规范、流程，并不断完善改进；②审核制订门诊紧急意外情况的应急预案处理流程。

（5）门诊投诉处理：①组织门诊工作满意度调查；②接待处理门诊工作中出现的各类投诉处理；③拟定门诊各项服务措施，提高服务质量及门诊工作满意度。

（6）教学培训：①拟定门诊护理人员、导医人员、预约诊疗服务人员的培训；②制订规范、细致的考核指标和奖惩制度，定期考核。协助门诊部主任安排相关的培训，可以外请讲师进行医患关系处理、沟通技巧等方面的培训，也可以从医院内部邀请和产品相关的临床科室专家进行培训。

了解就是力量，了解的目的是为了更好地修正自己；销售不是索取，是为了更精准的付出。通过对门诊部的深入了解，可以有效弥补不能去门诊的不足，实现更多的非临床服务。

四、医药企业需要学会像院长一样思考，通过分析某医院 DRG 整体指标评价报告，寻找与医院战略一致的非临床服务项目方案

基于国家医保局发布的 CHS-DRG 分组器对某地市级三甲医院 2019 年度 20000 名出院病人的病案首页信息分组，然后从医疗服务能力、医疗服务效率、医疗安全三个指标评价维度进行详细分析（表 6-10）。

表 6-10　医院的评价维度、指标和内容

维度	指标	评价内容
医疗服务能力	覆盖 MDC 数量	综合医院技术全面性的测评
	总权重数	住院服务总产出
	DRGs 组数	治疗病例所覆盖疾病类型的范围
	病例组合指数（CMI）	治疗病例的技术难度
医疗服务效率	费用消耗指数	治疗同类疾病所花费的费用
	时间消耗指数	治疗同类疾病所花费的时间
医疗安全	低风险病例死亡率	临床上死亡风险极低病例的死亡率
	中低风险病例死亡率	临床上死亡风险较低病例的死亡率
	高风险病例死亡率	临床上死亡风险高病例的死亡率
	粗死亡率	反映医院患者总的死亡情况

先看医院整体数据情况（表 6-11）：①住院病例入组率 98%，全省三级医院排名第 12；②DRGs 组数 700 组，全省三级医院排名第 10 名；③CMI 值 1.1，全省三级医院排名第 15 名；④总权重数 25000，全省三级医院排名第 10 名。这些指标的排名是院长最关注的，医药企业也需要重点关注。

表 6-11　医院在三个评价维度的整体数据情况

医疗服务能力					医疗服务效率		医疗安全							
出院病人	入组病例数	CMI	DRG 组数	总权重	费用消耗指数	时间消耗指数	死亡人数	死亡率/%	低风险死亡人数	低风险死亡率/%	中低风险死亡人数	中低风险死亡率/%	高风险死亡人数	高风险死亡率/%
20000	19600	1.1	700	25000	0.99	0.92	74	0.37	0	0	2	0.01	72	0.36

入组率是代表病案首页质量的关键指标。其计算公式为：

$$入组率=\frac{入组病例数}{出院总病例数}\times 100$$

由于 DRGs 适用于短期和急性期住院服务（1 天以上，60 天以内）的绩效评价，分析病例排除住院时间大于 60 天的病例。不能纳入 CHS-DRG 分组器的病例主要包括：①分组排除病例是大于 60 天的和住院总费用小于 100 元的；②主要诊断与手术操作不符的 DRGs 分组病例数；③主要诊断选择有误，也有可能是医疗机构编码库与国家临床版编码系统不匹配的问题。全院 30 个科室 20000 份病例，共有 400 份病例未入组，总入组率 98%（表 6-12）。

表 6-12　全院 30 个临床科室 DRGs 入组情况

科室	出院人数	分析病例数	未入组病例数	入组数	入组率/%
消化内科	1600	1600	25	1575	98
内分泌科	470	470	10	460	98
其他业务科室	230	230	10	220	96
核医学科	120	120	10	110	92
产科	920	920	25	895	97
呼吸内科	780	780	10	770	99
耳鼻咽喉科	400	400	10	390	98
胸外科	150	150	10	140	93
传染科	500	500	10	490	98
中西医结合科	300	300	10	290	97
眼科	500	500	10	490	98
皮肤科	800	800	10	790	99
血液内科	300	300	10	290	97
肿瘤科	1200	1200	25	1175	98
急诊医学科	10	10	0	10	100
口腔科	60	60	0	60	100
中医科	800	800	5	795	99
心血管内科	1600	1600	25	1575	98
老年病科	200	200	5	195	98
儿科	1400	1400	5	1395	100
妇科	1000	1000	15	985	99
整形外科	150	150	15	135	90
神经内科	1200	1200	25	1175	98
泌尿外科	650	652	15	637	98
普通外科	1800	1838	20	1818	99
神经外科	400	373	15	358	96
新生儿科	600	578	15	563	97
康复医学科	680	668	15	653	98
肾内科	500	623	15	608	98
骨科	680	1257	25	1232	98

五、医院住院服务能力评价

CHS-DRG 共覆盖 26 个“主要疾病分类（MDC）”，该指标作为评价医院学科发展均衡性，不同的 MDC 反映了不同的医学专业。该医院出院病例共涉及 25 个 MDC（表 6-13），说明医院临床学科整体发展较为均衡。

表 6-13　全院 MDC 分布情况

MDC	病组名称	DRGs 组数	入组例数	CMI 值	总权重	综合评分构成比/%
MDCB	神经系统疾病及功能障碍	70	2500	1.15	3000	12.8
MDCG	消化系统疾病及功能障碍	60	2100	1.14	2850	10.7
MDCF	循环系统疾病及功能障碍	70	2000	1.34	2700	10.2
MDCN	女性生殖系统疾病及功能障碍	20	1900	0.9	1400	9.7
MDCI	肌肉、骨骼疾病及功能障碍	65	1800	1.1	2000	9.2
MDCE	呼吸系统疾病及功能障碍	50	1600	1.01	1800	8.2
MDCR	骨髓增生疾病和功能障碍，低分化肿瘤	25	1400	1.28	2000	7.1
MDCJ	皮肤、皮下组织及乳腺疾病及功能障碍	35	900	0.6	750	4.6
MDCO	妊娠、分娩及产褥期	30	900	0.65	800	4.6
MDCL	肾脏及泌尿系统疾病及功能障碍	40	800	0.92	1000	4.1
MDCD	头颈、耳、鼻、口、咽疾病及功能障碍	45	700	0.66	650	3.6
MDCH	肝、胆、胰疾病及功能障碍	50	600	1.46	1250	3.1
MDCC	眼疾病及功能障碍	20	500	0.62	350	2.6
MDCK	内分泌、营养、代谢疾病及功能障碍	20	400	1.12	550	2.0
MDCX	影响健康因素及其他就医情况	15	300	0.45	180	1.5
MDCS	感染及寄生虫病（全身性或不明确部位的）	10	250	0.88	350	1.3
MDCP	新生儿及其他围产期新生儿疾病	10	200	2.35	650	1.0
MDCM	男性生殖系统疾病及功能障碍	10	200	0.74	200	1.0
MDCQ	血液、造血器官及免疫疾病和功能障碍	10	150	1.19	250	0.8
MDCZ	多发严重创伤	10	150	3.15	400	0.8
MDCT	精神疾病及功能障碍	10	100	0.83	100	0.5
MDCV	创伤、中毒及药物毒性反应	15	90	1	120	0.5
MDCW	烧伤	5	50	1.35	80	0.3
MDCA	先期分组疾病及相关操作	3	6	13.4	80	0.0
MDCU	酒精/药物使用及其引起的器质性精神功能障碍	2	4	0.45	1	0.0

全院收治 MDCB（神经系统疾病及功能障碍）、MDCG（消化系统疾病及功能障碍）、MDCF（循环系统疾病及功能障碍）、MDCN（女性生殖系统疾病及功能障碍）、MDCI（肌肉、骨骼疾病及功能障碍）等 25 个 MDC，如果医院在某个 MDC 上没有病例，则定义为“缺失专业”，该医院缺失 MDC 为 MDCY（HIV

感染疾病及相关操作）。全院覆盖病例数顺位前四位的 MDC 为：MDCB（神经系统疾病及功能障碍）、MDCG（消化系统疾病及功能障碍）、MDCF（循环系统疾病及功能障碍）、MDCN（女性生殖系统疾病及功能障碍），收治病例 8500 例，占比 42.5%，其中 MDCB（神经系统疾病及功能障碍）收治病例最多（2500 例），占比 12.5%。

DRGs 组数越多，说明该医院能够提供的诊疗服务范围越大。本案例中，医院 DRGs 组数为 700 组（表 6-14），全省三级医院的基准值为 720 组，说明该医院诊疗的疾病范围还需要拓展。医药企业可以协助医院提升 DRGs 组数。组数偏低有两个原因：一是由于技术或人才原因，医院没有涉及该病例的治疗；二是医院有技术或专家可以治疗该疾病，但是由于市场推广宣传的原因，没有该病例到该医院来治疗。针对这两个方面，医药企业可以与医院形成两个方面的战略合作：一是帮助该医院提升技术，具体来说就是“请进来”和“走出去”，把院外相关专家请进来开展治疗，做手术等，或协助该医院将院内相关专家送出去进修或者学习，提升该病例的诊疗技术；二是帮助该医院进行推广宣传，让合适的病人了解该医院的技术和诊疗特色，具体可以通过病例研讨会、患者教育、专家下基层等方式开展。

表 6-14　全院分科室 DRGs 组数情况

科室	DRG 组数	排名	科室	DRG 组数	排名
普通外科	220	1	康复医学科	50	16
骨科	140	2	老年病科	50	17
中医科	110	3	妇科	50	18
儿科	100	4	新生儿科	45	19
心血管内科	100	5	内分泌科	45	20
肿瘤科	100	6	整形外科	45	21
肾内科	90	7	皮肤科	40	22
神经外科	90	8	耳鼻咽喉科	40	23
消化内科	85	9	血液内科	30	24
中西医结合科	80	10	产科	30	25
神经内科	80	11	眼科	25	26
传染科	70	12	口腔科	25	27
泌尿外科	70	13	其他业务科室	20	28
呼吸内科	60	14	急诊医学科	15	29
胸外科	55	15	核医学科	5	30

该医院 DRGs 组数为 700 组，细化到具体科室，合计组数为 1965 组，我们需要关注 1965 个病种组的成本管控、临床路径优化等一系列问题。

CMI 是病例组合指数，是指医院例均 DRG 权重值，利用大数据从医疗资源消耗的角度来反映医疗机构诊治病种的技术难度。该指标大于 1，说明技术难度高于平均水平。全院所有科室中，CMI 值超过 1 基准值的科室有 15 个（表 6-15），前三位分别是胸外科专业、神经外科专业、急诊医学科，后三位分别是儿科、其他业务科室、皮肤科。部分科室 CMI 指数较低，与其科室性质、收治病种难度、病案首页填写等有关。

表 6-15　全院各科室 CMI 指数

科室	CMI 值	排名	科室	CMI 值	排名
胸外科	3.25	1	核医学科	0.98	16
神经外科	1.9	2	康复医学科	0.95	17
急诊医学科	1.75	3	口腔科	0.9	18
肿瘤科	1.5	4	神经内科	0.9	19
骨科	1.45	5	妇科	0.9	20
新生儿科	1.35	6	耳鼻咽喉科	0.85	21
心血管内科	1.35	7	老年病科	0.85	22
消化内科	1.3	8	中西医结合科	0.75	23
血液内科	1.3	9	产科	0.75	24
呼吸内科	1.25	10	内分泌科	0.75	25
整形外科	1.25	11	眼科	0.65	26
传染科	1.15	12	中医科	0.65	27
普通外科	1.15	13	儿科	0.65	28
泌尿外科	1.1	14	其他业务科室	0.6	29
肾内科	1.01	15	皮肤科	0.5	30

用 DRG 组数和 CMI 指数评价医院的医疗服务广度和整体技术难度，全院 30 个科室，DRGs 组数主要集中在 5 ~ 220 组之间，CMI 指数较为集中，主要分布在 0.5 ~ 3.25 之间。

RW（相对权重）表示单一患者权重值，用于患者疑难程度的区分。全院总病例数在 20000，主要分布在[0，2]这一区间（表 6-16、表 6-17）。0.5≤RW<2 区间的病例总数为 14000；而 RW<0.5 的病例有 4000 份，接近全院总入组病例数的 20%，对全院 CMI 指数及总权重有一定影响（表 6-18）。

表 6-16　全院各科室分析病例数、总权重

科室	分析病例数	总权重	权重排名	科室	分析病例数	总权重	权重排名
普通外科	1800	2200	1	传染科	500	600	16
心血管内科	1600	2100	2	中医科	500	530	17
消化内科	1600	2000	3	胸外科	150	500	18
骨科	1250	1820	4	皮肤科	800	425	19
肿瘤科	1200	1800	5	血液内科	300	370	20
神经内科	1200	1000	6	内分泌科	470	350	21
呼吸内科	780	1000	7	耳鼻咽喉科	400	350	22
妇科	1000	900	8	眼科	500	320	23
儿科	1400	900	9	中西医结合科	300	220	24
新生儿科	600	800	10	整形外科	150	190	25
神经外科	400	750	11	老年病科	200	170	26
泌尿外科	650	700	12	其他业务科室	230	135	27
产科	920	680	13	核医学科	120	120	28
肾内科	500	630	14	口腔科	60	55	29
康复医学科	680	620	15	急诊医学科	10	20	30

表 6-17　全院 RW 病例分布情况

全院入组病例数	RW<0.5 病例数	0.5≤RW<2 病例数	2≤RW<5 病例数	RW≥5 病例数
20000	4000	14000	1500	500

表 6-18　全院难度极低（RW＜0.5）患者分布情况

科室	病例数	排名	科室	病例数	排名
儿科	850	1	传染科	60	16
皮肤科	700	2	核医学科	50	17
妇科	550	3	泌尿外科	40	18
普通外科	250	4	神经内科	40	19
中医科	200	5	整形外科	30	20
骨科	200	6	中西医结合科	30	21
眼科	125	7	血液内科	20	22
消化内科	120	8	内分泌科	15	23
呼吸内科	120	9	口腔科	15	24
产科	100	10	康复医学科	15	25
其他业务科室	100	11	新生儿科	10	26
耳鼻咽喉科	100	12	肾内科	10	27
神经外科	80	13	胸外科	10	28
心血管内科	80	14	老年病科	5	29
肿瘤科	70	15	急诊医学科	5	30

医疗服务效率通过费用消耗指数和时间消耗指数两个指标，即治疗同类疾病的医疗费用和住院时间来反映。费用消耗指数和时间消耗指数：指数值等于 1 为平均状态；指数值小于 1，表示医疗费用较低或住院时间较短，说明该医院的服务效率较高；指数值大于 1，表示医疗费用较高或住院时间较长，说明该医院的服务效率较低。第一象限——费用较高、住院日较长，因而绩效较差；第二象限——住院时间虽然较短，但住院费用较高；第三象限——住院日较短，费用也较低，因而绩效较好；第四象限——费用虽然较低，但住院时间较长（表 6-19）。

表 6-19　时间消耗指数与费用消耗指数的各象限分布

象限	科室
第一象限	老年病科、胸外科、中医科
第二象限	产科、骨科、急诊医学科、泌尿外科、神经外科、心血管内科、新生儿科、肿瘤科
第三象限	儿科、耳鼻咽喉科、妇科、核医学科、呼吸内科、口腔科、皮肤科、普通外科、神经内科、消化内科、血液内科、眼科、整形外科
第四象限	传染科、康复医学科、内分泌科、其他业务科室、肾内科、中西医结合科

通过费用消耗指数与时间消耗指数可以看出直接效率情况（表 6-20、表 6-21），结合各专业总权重、CMI、床日负担，产出每单位权重消耗的住院天数或费用指标，可分析每单位权重下的效率指标，更加细化和量化服务产出下的同质效率；每 CMI 单位下的床日费用，体现同等难度系数下的资源消耗指标，单位床日负担的权重数体现同资源投入所产生的总权重的指标（表 6-22）。以上指标中，尤为关注每权重消耗住院费用，此直接关系医保 DRG 支付情况下本院的支付盈亏情况，可结合本统筹区内支付标准进行测算，作为内部优化或调整效能情况的依据。医药企业可以结合产品涉及的科室，与院长沟通，协助这些科室改善费用消耗指数和时间消耗指数。

结合上述能力指标和效率指标，最后汇总医院分科室的指标排名（表 6-23）。

比如，消化内科Ⅰ排名为第 6 名，消化内科Ⅲ排名为第 9 名，消化内科Ⅱ排名为第 11 名，这样最后一名的消化内科Ⅱ压力就很大。学科建设是院长始终关注的话题，医药企业基于 DRG 下临床科室的具体评分，提出有针对性的战略合作方案，实现双赢合作。

表 6-20　全院费用消耗指数的科室分析

科室	费用消耗指数	排名	科室	费用消耗指数	排名
急诊医学科	1.95	1	中西医结合科	0.95	16
老年病科	1.85	2	内分泌科	0.9	17
胸外科	1.4	3	其他业务科室	0.9	18
产科	1.25	4	整形外科	0.9	19
中医科	1.2	5	神经内科	0.85	20
神经外科	1.2	6	肾内科	0.8	21
肿瘤科	1.2	7	眼科	0.8	22
心血管内科	1.15	8	康复医学科	0.8	23
泌尿外科	1.15	9	耳鼻咽喉科	0.8	24
新生儿科	1.15	10	儿科	0.8	25
骨科	1	11	血液内科	0.75	26
妇科	1	12	口腔科	0.7	27
传染科	0.95	13	核医学科	0.6	28
呼吸内科	0.95	14	消化内科	0.55	29
皮肤科	0.95	15			

表 6-21　全院时间消耗指数的科室分析

科室	时间消耗指数	排名	科室	时间消耗指数	排名
传染科	1.35	1	神经外科	0.9	16
老年病科	1.2	2	肿瘤科	0.9	17
中医科	1.2	3	神经内科	0.9	18
康复医学科	1.2	4	普通外科	0.9	19
肾内科	1.2	5	妇科	0.9	20
中西医结合科	1.15	6	心血管内科	0.85	21
胸外科	1.1	7	产科	0.85	22
内分泌科	1.05	8	血液内科	0.8	23
其他业务科室	1	9	整形外科	0.8	24
新生儿科	1	10	眼科	0.8	25
骨科	1	11	儿科	0.75	26
皮肤科	0.95	12	耳鼻咽喉科	0.75	27
呼吸内科	0.95	13	口腔科	0.65	28
泌尿外科	0.95	14	急诊医学科	0.55	29
消化内科	0.9	15	核医学科	0.25	30

表 6-22　全院各科室每单位权重消耗资源分析

科室	每单位权重消耗住院天数	每单位权重消耗住院费用	每 CMI 单位床日住院费用	每单位床日权重
呼吸内科	9	10000	10000	0.1
消化内科	8	7800	7800	0.15
神经内科	10	10000	10000	0.1
心血管内科	6	15000	15000	0.15
血液内科	7.5	10000	10000	0.15
肾内科	12	10000	10000	0.08
内分泌科	14	10000	10000	0.07
老年病科	15	20000	20000	0.07
普通外科	8	12000	12000	0.12
神经外科	7.5	13000	13000	0.14
骨科	9	14000	14000	0.11
泌尿外科	9	13000	13000	0.11
胸外科	5.5	15000	15000	0.18
整形外科	10	12500	12500	0.1
妇科	8.5	12000	12000	0.12
产科	7	9000	9000	0.15
儿科	10	6500	6500	0.1
新生儿科	7	8500	8500	0.15
眼科	10	10000	10000	0.1
耳鼻咽喉科	7.5	9500	9500	0.13
口腔科	7.5	9500	9500	0.13
皮肤科	16	10000	10000	0.06
传染科	13	10000	10000	0.08
肿瘤科	10	15000	15000	0.1
急诊医学科	4	20000	20000	0.24
康复医学科	17	10000	10000	0.06
重症医学科	4	22000	22000	0.25
核医学科	2	4500	4500	0.55
中医科	17	12500	12500	0.06
中西医结合科	15	10000	10000	0.07
其他业务科室	15	9000	9000	0.07

表 6-23　分科室的指标排名情况

科室	能力评分	排名	质量评分	排名	效率评分	排名	综合绩效得分	排名
核医学科	8200	1	100	1	34	23	3700	1
生殖医学中心	6200	2	100	1	20	40	2800	2
新生儿科	2000	3	98	18	58	1	950	3
产科	1000	4	100	1	33	26	520	4
妇科	700	5	100	1	44	3	360	5
消化内科Ⅰ	450	6	97	21	37	12	245	6
心胸血管外科	440	7	96	26	27	37	240	7
血液内科	425	8	99	7	32	29	230	8
消化内科Ⅲ	350	9	98	16	39	8	200	9
神经外科	350	10	97	22	28	36	200	10
消化内科Ⅱ	315	11	98	9	35	20	180	11
内分泌科	300	12	98	12	27	38	175	12
神经内科Ⅱ	260	14	100	2	41	5	160	13
风湿免疫科	260	13	98	17	34	22	160	14
肾内科Ⅱ	250	15	96	25	33	25	150	15
神经内科Ⅰ	245	16	99	6	37	15	150	16
脊柱外科	240	17	100	1	46	2	150	17
肾内科Ⅰ	220	19	98	15	30	34	140	18
神经内科Ⅲ	220	20	98	13	32	28	140	19
心血管内科	220	18	94	28	33	24	140	20

第七章　DRG下非临床服务实现的拜访技巧

一、临床服务的拜访流程

临床服务的拜访流程包括七个步骤：访前计划、开场白、探询、定位品牌特性利益、处理异议、缔结和访后分析。临床拜访需要围绕客户心中的三个问题：①我什么时候为什么类型的患者使用你的品牌？②为什么我应该改用或更多地使用你的品牌？③我如何使用你的品牌？相应的，医药企业营销人员也要在心中问自己三个问题：①我期望客户什么时候使用我的品牌？②客户为什么要使用我的品牌？③客户应该如何使用我的品牌？临床拜访的目标就是通过一对一的交谈，解决客户心中的疑问，说服客户使用我们的产品。

即使说服过程进展顺利，也会遇到不同类型的异议，这是正常现象，但要求我们识别并正确处理客户的异议。在没有快速建立良好的沟通氛围和融洽的客情关系之前，“异议”这面红旗才会飘扬起来。在某种关系中，当一方没有被另一方说服时，就会出现反对意见。当亲和力出现问题时，努力应付异议其实毫无意义。在处理异议之前，必须要确定和对方的关系十分融洽，并了解对方的需求和价值观，明确自己让对方产生了兴趣，最后要明确将沟通引导向何方。如果这些都已经实现，就能尝试去处理异议了。处理异议通常有五个步骤：

第一步，鼓励。鼓励客户是最重要也是最困难的步骤。通常，遇到异议时，销售人员都会辩解，马上做出回应或完全置之不理，这都是不正确的做法，请记住如下的要点：①不要马上回应异议和拒绝；②让客户有机会和权力表达不同的看法，仔细聆听；③鼓励客户并表现同理心，把你放在他或她的立场上。这将有效减少客户对你的敌对情绪或客户对你的抗拒，把敌对情绪转化为共同解决问题的共识。运用鼓励性的陈述和问一些鼓励性的问题，比如，我能了解您为什么非常关注那个问题吗？您能再告诉我一些吗？要记住，鼓励客户说明原因和同意客户想法是不同的，当你出现怀疑时，要勇敢地让客户详细解释和说明。虽然鼓励是第一个步骤，但它是在整个处理异议和拒绝过程中必须用到的技巧。

第二步，探询。在鼓励客户进行详细的说明后，用提问来澄清异议。真正造成异议的原因可能是客户的第一次表达内容发生变化，通过提问了解客户真正关心的问题到底是什么。例如，你可以问，您最担心的是什么？您最大的顾虑是什么？

在询问这一步要记住的要点是：①不要假设你明白这些异议，假设可能造成对异议的误解，只有在你确认真正明白了客户的异议，再进行下一步的确认；②不要对问题做过度的说明或向客户盘问；③在整个询问过程中，不断鼓励客户说出问题及想法，并让客户保持参与。

第三步，确认。在你认为真正了解了客户的异议后，在做出回答前要确认你对问题的理解程度。在提供解决方案前，你必须确认你明白客户的观点，了解客户的立场，特别是总结你听到的，将你对问题的理解和客户再确认一次。

第四步，提供。当你了解了客户的异议后，可以就异议提问，提问越详细越好。异议通常可以归为以下四种基本类型：误解、怀疑、实际存在缺点和真正的抱怨。

第五步，再次确认。确认客户的异议是否已经解决了，如果还没有，从第一步重新开始。如果确认所有异议被解决了，还要直接询问客户是否对解决方案满意；如果不满意，继续重复以上五个步骤。

处理好客户异议，就可以缔结了，步骤为“SACS”：

总结（Summarise）：总结顾客户已接受的产品利益，其目的为：①为进一步获取承诺打下基础；②为客户列出其接受你的产品的主要原因；③表示你已经认真聆听了客户的谈话，并认同客户的需求很重要；④提供一个契机，使客户态度积极地给予承诺。

提议（Ask）：提出行动计划，并要求客户承诺行动，其目的为：①承诺对于客户和销售人员同样重要；②让客户看到你期望他或她有所行动。

确认（Confirm）：与客户达成共识，确认下一步行动，其目的为：不仅包括简单地从客户处获得“是”或“不”的回答，更要注意观察一些积极的信号，用以帮助我们判断客户准备进行承诺的真实度。

寻求（Seek）：寻求下一次拜访，其目的为：①为下次拜访做准备；②保持拜访的连续性；③检查医生的态度。

最后是拜访后分析，为下次拜访做好准备，这就是一个完整的临床服务拜访流程。

二、非临床服务五步拜访法

非临床服务的拜访流程与临床服务的拜访流程有很大差异。临床服务的拜访是为了快速推进客户购买周期前移，而非临床服务拜访的着眼点是长期的、职业内价值的和非技术层面的。非临床服务的实现必须要依赖更深刻的客户洞察，停止自以为是，停止劝说，而且要善于提问。临床服务的目标是让客户使用我们的产品，推动客户购买周期前移，只是阶段性目标；而非临床服务侧重的是目标客户职业内价值的层面，职业内价值是永续存在的，随着目标客户的成长与发展阶段不断变化，需要一直关注，不断调整。

基于以上非临床服务的特性，笔者总结了非临床服务五步拜访法：①了解（客户类型，岗位职责，部门协作）；②探询（关注要点，目前需求，未来规划）；③提案（可能方案，长期短期，双赢要点）；④落实（执行流程，如何参与）；⑤跟进（项目结果，销售目标，后续合作）。

（1）了解是非临床服务沟通的起点，在对方的战略范畴找到自己“理由”的一席之地。违背了对方的战略，无论出于多大的善意，对方还是不会认同的，即使认同也是勉强的、暂时的。潜意识“制作”出来的理由，往往难逃“想当然”的范畴，但是可以通过这个方式来核实给出的理由是不是容易让对方接纳。你递一只苹果给我说：来，吃个苹果，苹果有利健康。这就自动假设了我对“健康”的界定。可你不知道的是，我血糖高不宜吃苹果啊。正确的做法是不要忙着建议，先做些功课，充分了解客户的岗位职责、客户如何与其他部门协作、上级部门如何考核、具体考核指标等。只有充分的了解，才能开启下一步探询。

（2）探询是非临床服务拜访的深入过程，探询技巧应该建立在对需求的了解：了解临床医生的非临床需求，了解临床科室主任的经营和管理角色以及需求，认知药学部主任的管理角色，认知行政职能类客户的岗位职责等。客户的关注点很多，通过探询发现客户的需求和未来的关注点。比如，医院如何吸引病人？医院的竞争优势是什么？这家医院把谁看作竞争对手？医院采用什么样的考核指标——医疗、教学、科研？医院的竞争优势是什么？这些需要探询去确认。

探询后要准备好回应的语句，需要思考：客户可能会有哪些回应？如何理解客户的回应？客户的回应中有哪些专业名词？分辨客户的回应中和我们准备的提案相关的内容，分析客户可能涉及的部门、上级领导对他的期望以及他所在部门的战略规划等。

（3）提案是非临床服务拜访中最核心、最关键的步骤。很多时候，某些医药企业已经设计了各种类型的项目，医院有点疲于应付。我们还可以做点什么？需要通过反复去探询，没有足够的经费支持，就多看点书，多学点知识吧，让自己能够和客户进行深入沟通和持续对话，有能力去发现客户未经满足的需求和未被发现的潜在需求。你的提案应该是医院管理者最感兴趣的话题，同时需要结合自己企业推广产品的方向，合规且在预算可承受范围内。实战技能十八式就是结合了临床服务与非临床服务的最佳提案。

做非临床服务提案时，我们从心态上要做两方面的调整：

一是我们是否低估了客户的需求？客户可能处于优势的位置，但不等于你没有对方所需要的内容，当然这取决于我们是否懂的更多，是否真的了解客户。客户处在什么样的竞争环境中呢？哪些是他们面临的主要威胁？有人会问，对方一定有竞争对手吗？一定有的。环境时时处于变化当中，不进则退，即使要维持现状，也需要一些力量。我们的提案或许就是那股力量之一。

二是我们是不是低估了自己对客户的重要性？我们对客户是否重要，要看我们与客户看重的领域是否有关联。客户看重的领域，无非是现实工作的优化或简化，或者想要变得更有竞争优势。我们只要能够在任一领域与客户产生关联，我们的重要性自然就确立了。

（4）落实是非临床服务的实现。如果前面三步做好了，落实自然是水到渠成的事情。落实的过程需要医院、管理咨询机构、医药企业和政府部门的四方参与。沟通协调工作非常重要，可以成立项目小组，统筹安排。

（5）跟进是非临床服务需要一直持续进行的工作，确保医药企业和医院双方达成期待的结果，结果要从短期、中期、长期多个维度考虑，不能只考虑眼前的结果。

三、像院长一样思考的沟通要点

医院院长作为医院最重要的治理者，往往决定着医院的竞争力和发展轨迹，从某种程度上说，院长的素质和领导力决定着医院科学管理的视野和水平。医院院长是医院法人代表，是医院行政负责人，受出资人的委托负责医院的行政管理，主要职责包括：①贯彻党的路线、方针、政策、法规及上级指导精神；②领导医院的医疗、预防、保健、科研、教学工作；③实现科学管理，不断提高医疗技术水平和医疗质量；④抓好医院后勤保障和经济管理，降低成本，提高效率和效益水平；⑤抓好医院人才队伍建设，不断壮大医疗业务队伍等。医院院长的主要权限包括：①决策权，对医院管理中的相关工作按程序操作；②指挥权，对医院行政、医疗、护理实行统一指挥；③人事聘用权，对医院人员录用、聘免和干部变迁按程序操作。

2018 年 6 月 25 日，中共中央办公厅印发《关于加强公立医院党的建设工作的意见》，明确院长在医院党委领导下，全面负责医院医疗、教学、科研、行政管理工作。医院党委要依照有关规定讨论和决定医院改革发展、财务预决算、“三重一大”、内部组织机构设置，以及涉及医务人员权益保障等的重大问题；坚持党管人才原则，医院党委负责讨论决定医院人才工作的政策措施，创新用人机制，优化人才成长环境。探索建立以需求为导向，以医德、能力、业绩为重点的人才评价体系；推动落实公立医院领导人员任期制和任期目标责任制，完善领导人员交流制度。医院领导人员要确保把主要精力和时间用于医院管理，允许实行院长聘任制，推进职业化建设。重要行政、业务工作应当先由院长办公会议讨论通过，再提请党委会议研究决定。重大问题在提交会议前，党委书记和院长应当充分沟通、取得共识。医院成立发展规划、药事管理、装备管理、器械管理、医疗技术、医疗质量与安全、人力资源、医学伦理等与各项行政、业务决策和管理相适应的专家委员会，重要行政、业务和专业性、技术性较强的事项，决策前需经专家委员会咨询或论证。建立党委领导下的院长负责制执行情况报告制度，医院党委结合年度考核按照管理权限向主管部门（单位）报告，纳入医院领导班子民主生活会、述职评议和年度考核等内容。

2019 年 1 月 30 日《国务院办公厅关于加强三级公立医院绩效考核工作的意见》，在全国启动三级公立医院绩效考核工作，2020 年基本建立较为完善的三级公立医院绩效考核体系。《意见》提出三级公立医院要加强以电子病历为核心的医院信息化建设，按照国家统一规定规范填写病案首页，加强临床数据标准化、规范化管理。《意见》中已经建立了完善的绩效考核指标体系，包括4项一级指标（医疗质量，运营效率，持续发展，满意度评价），14项二级指标，55项三级指标。三级指标中有50项是明确的定量指标，可全国比较，有5项三级指标是定性的。依托考核系统，其中26项指标是国家监控指标，这26项指标中有15项直接通过系统抓取，不需要填报。医院以后的运营状况直接呈现在国家的系统中。医院的考核结果将与医院财政投入、薪酬总量、评审评价以及医院党委书记、院长的选拔任用等挂钩。

三级公立医院绩效考核共涉及医院近2400家，2019年11月启动二级及以下医疗机构的绩效考核工作，其中涉及二级医疗机构近8000家。国家卫生健康委会根据绩效考核的结果进行全国三级公立医院大排名，这相当于三级公立医院的第一次“高考”。通过全国大排名，一方面要反映医院管理中抓质量、抓服务、抓业务的成效，另一方面反映医改政策在各省的落实情况，并倒逼各省落实政策。通过绩效考核建立一种压力传导机制，借助55个指标这把“尺子”，把国家的压力传递到各省、市、县的各家医院，也希望医院能传递到院长、副院长、职能部门、科室以及每一个医务人员，让每一位医院管理人员更加关注改革的方向、医疗服务的方向以及办院方向。

通常与院长的沟通时间很短，而且处于一个非常有压力的环境，要想取得好的沟通效果，首先要掌握双赢沟通的步骤和核心要素。

何谓沟通，指的是人与人之间的信息交换、思想传达及情感互动的过程。有效的沟通是为了设定的目标，在恰当的时机与场合，以恰当的方式让信息、思想及情感在发送者与接受者之间互动并达成一致的过程。

要想实现双赢沟通，必须考虑时机、场合、方式、目标、内容（信息、思想、情感）和一致（理解与执行）。双赢沟通的基本前提是，沟通双方使用同一种符号系统。学习DRG语言，就是帮助大家了解沟通对象使用的符号系统。

人与人之间的沟通有三种形式：互补式沟通、交错式沟通和暧昧式沟通。互补式沟通是指交流的向量彼此是平行的，而且发出反应的自我状态就是原来所期待的自我状态；交错式沟通是指交流的两个向量不平行，做反应的自我状态并非发信息方所期待的自我状态，也就是说对方的反馈不是信息发出者的期待；暧昧式沟通是指信息发出方会同时传达两种信息：一种是明显的（或者说是社交层面的）信息，另一种是暧昧的（或者说是心理层面的）的信息。

与院长的沟通更多是交错式沟通，我们要熟悉对方语言的特殊性：①官场性，有的时候看似大白话，却有其背后不同的深意；②模糊性，很多的时候看似无所指，实际有很强的针对性；③多意图，能够让人进退自如，同时让对方无法揣测；④暗示性，大部分时候是不需要说破。

如何能够有效地与院长沟通，必须像院长一样思考，除了考虑上述政策层面对院长思维的影响，还有很多外部环境因素必须考虑，这些影响与院长沟通的外部环境因素总结起来有三个方面：

（1）医院的级别

包括省会城市三甲医院、省会城市非三甲医院、地级市中心医院、地市级的其他医院、县级医院等，不同级别医院院长的核心关注点是不同的。省会城市三甲医院的核心关注点为：顶尖学科和顶尖人才的打造、影响力、医联体和医共体建设、医院竞争力排行榜（各种权威排行）、SCI论文、各类科研奖项、智慧医院建设等。地市中心医院院长的核心关注点为：专科发展、人才培养、外部竞争、医联体、业务量的发展、医院的整体运营情况、科研论文等。这个排序也是非常重要。

县级医院院长的角色比较特殊，其关注点有很大差异，具体表现在三个方面：

县级医院院长特殊角色之一“弥合者”。随着国内医疗市场逐渐放开，无论愿意与否，县级医院面临的竞争日益激烈，其压力甚至远远超过城市大型公立医院。医疗技术的更新周期不断缩短，稍有懈怠将面临淘汰的风险。绝大多数县级医院由于长期的惯性运作，医院员工和医院的综合运行能力都不能很快适应这个变革，医院的客观条件和主观努力（特别是危机感、紧迫感）有差异，供、需方能力及要求存在裂差，县级医院医长是这种裂差的“弥合者”。

县级医院院长特殊角色之二“特殊执行者”。县级医院是在政府的指挥下、在市场经济运营、具公立属性的特殊行业。目前，各级政府对县级医院的补助大多远远不足，物价、财政、社保等各部门都对医院有相应的政策限制及特殊要求，社会各界及患者又对医院的运作过程十分敏感和关注。医院既要争取经济效益，又要争取社会效益，如何在两者之间取得一种动态平衡，使县级医院院长成为这种社会热点的“特殊执行者”。

县级医院院长特殊角色之三“契约者”。医院是一种特殊的社会运行组织，既不同于纯经济属性的企业，又不同于某些完全的福利性事业组织，医院在高度强调社会公益性的同时，又不得不考虑自身的经济运营。支撑医院的公益性应当以各级政府和社会为主，可现实却使医院和院长们成为这种公益责任的“契约者”。

（2）医院院长的专业背景和晋升背景

绝大部分院长是临床专业出身，也有少部分是学公共卫生管理，或者从卫计委调任。临床专业出身的院长也有不同专业背景的区别，包括内科、外科、药剂科或其他的医技科室（如检验科、影像科等）。不同的专业背景，考虑的核心关注点当然不同，在学科建设、科室规划、人才培养、业务量的增长规划等方面考虑点都不同，需要因人而异设计相应的沟通模式。

医院院长的晋升背景也很重要，空降还是内部提升，经历过哪些岗位，这些都会影响后续的深入沟通和合作。

（3）医院院长的任职时间

任职时间至少可以区隔为五个时间段：1 年以内，1～3 年，3～5 年，5～10 年和 10 年以上。1 年以内新上任的院长，稳定中求发展，逐步推进相关的变革，常见的是进行绩效改革；1～3 年任的院长关注学科建设和规划；3～5 年任的院长关注各种榜单的医院排名、政府的绩效考核排名等；5～10 年任的院长更关注后面的职业生涯发展、医院的战略发展方向等。

四、院长实战拜访案例分享

案例背景：某医药企业的大客户经理去拜访某三甲医院的院长，探询院长对于接下来要实施的 DRG 付费改革及医院管理变革是否感兴趣，院长的回答是“到时候再说吧”，怎么办？

首先我们要明确这是哪个城市的医院？因为不同城市目前 DRG 推进的速度不一样，相应的院长感兴趣程度也不一样。国家试点 30 个城市的医院院长应该是最感兴趣的，目前这些城市 DRG 推进速度快，比如某中部省份试点城市，具体进展的时间节点如下：

2020 年 3 月 31 日前完成二级以上医院信息接口建设。4 月份开展小规模研讨，医院可自行安排到试点成功医院学习考察，医保局可能组织关于绩效、薪酬、财务管理的小规模培训。5 月 5 日至 31 日完成权重费率谈判。6 月全月进行调整优化。7 月 1 日首批医院（三级医院）开展 DRG 支付，8 至 11 月进行调整优化。11 月 1 日第二批医院（二级医院）开展 DRG 支付。

从以上时间节点可以看到，这些城市的医院院长对于 DRG 的话题当然会更有兴趣。对于试点城市，也不是所有医院都参与 DRG 支付改革试点，通常是部分医院参加，如合肥市有 11 家医院参加试点，具体名单如下：安徽省立医院、安徽医科大学第一附属医院、安徽中医药大学第一附属医院、安徽中医药大学第二附属医院、安徽胸科医院、合肥市妇幼保健院、合肥市第一人民医院、合肥市第四人民医院、合肥市第五人民医院、中铁四局集团中心医院、安徽安化创伤医院。云南省昆明市对 38 家医院实行 DRG 付费试点结算，DRG 结算的医院医疗费支出占全市统筹基金支出的 60%左右，DRG 结算分组及支付费用标准共有 786 组。湖北省武汉市 74 家医疗机构参与 DRG 付费试点，基本涵盖了武汉市二级以上医疗机构及部分社区卫生服务中心。

其次是省级 DRG 试点城市的医院院长比较感兴趣，如四川省广元市作为省级试点 DRG 的城市，在 2020 年初完成 2019 年度 7 家三级医院住院医疗费用按疾病诊断相关分组（DRG）清算后，自 2020 年 1 月起已实现了试点医院住院医疗费用按月 DRG 直接联网预结算。试点医院可在广元市 DRG 付费智能管理系统中对本院出院结算病例入组情况、入组率、病案质量、权重、按项目付费与按 DRG 结算盈亏等情况自行查询，有利于引导医院合理收治病人，规范医疗行为，促进医院加强内部成本管控，提高医保基金使用效率。2020 年广元市全面启动 DRG 付费方式改革，市本级所有定点医疗机构、县区二级及以上医疗机构全部按 DRG 付费方式进行结算，推进医保支付方式改革纵深发展。

最后是部分自发进行 DRG 付费试点改革的城市，没有强制的时间表，当地医院院长也感兴趣。除了和当地 DRG 付费改革推进的速度有关，院长感兴趣程度与医院的级别、现状以及院长的相关背景都有关系，通常夹心层的医院会压力更大，或者经营状况不佳的医院会更有紧迫感，很多有创新思维和想法的院长会把这次 DRG 付费改革当作医院跨越式发展的一次机遇，如我于 2019 年底去培训的四川省自贡市富顺县人民医院，他们医院因为在 2018 年刚刚从二甲升为三乙，院长对 DRG 支付改革特别感兴趣，觉得实施 DRG 付费对他们医院来说是“机”大于“危”，因为 DRG 是按照不同医院的级别确定付费的基础费率，三级医院付费的基础费率是大于二级医院的。

对于我们医药企业大客户经理来说，不要指望目前这个阶段所有的院长都感兴趣 DRG 的话题，我们可以先选择感兴趣的院长进行拜访和沟通，随着 DRG 的继续快速推进，感兴趣的院长会越来越多。

院长不感兴趣还有一个普遍的原因是，很多院长认为“船到桥头自然直”，没必要提前准备，甚至有的时候准备得太早浪费时间和精力。对于持这种观念的院长，我每次做 DRG 培训时都要大声疾呼：第一，DRG 付费改革是中共中央国务院 2020 年 3 月 5 日《关于深化医疗保障改革意见》中明确的事情，是必须要做的；第二，DRG 付费是“无法自然直的”，通俗讲，如果不提前做好相关准备，到时候肯定无法应对！如 DRG 付费对病案质量、主诊断的选择提出非常高的要求，这不是一蹴而就的事情，需要从现在开始不断规范，不断培训，不同提高。再如，DRG 下需要做病组的选择、调整和优化，还进行核心病组临床路径的优化，这些也是需要长期进行的工作。建议所有医院的院长，可以提前做好病组成本的测算，与相关城市已经有的支付标准进行对比，看看目前医院的病组盈亏情况，做到心中有数。

当然，如果院长对提出的 DRG 付费改革和医院管理变革的话题不感兴趣，还有更大的可能性是你和院长还没有熟悉到一定程度，所谓“交浅言深”，不是院长对这些话题不感兴趣，说得直白一点，他对你还没有到信任的阶段。我们知道信任的建立不是一蹴而就的，需要一个反复交流的过程。我们见客户不是为了求得一次合作，而是一直合作，所以我们需要重新了解和评估我们的客户，做好充分的提案后准备下次拜访。还有就是，即使院长目前对 DRG 不感兴趣，你也可以讲讲你的提案计划，告诉院长针对 DRG 支付改革，你可以为医院做哪些培训或咨询项目，当院长以后真的遇到相关困难或产生相关需求时，他一定会第一时间寻求你的帮助，他会想起某企业的 DRG 项目专员之前好像提起过这件事情。从心理学的角度，这叫预知，就是用真相代替想象。即使对方现在听不进去，到他自己发现真相的时候，他会想起你曾经的预知。

读懂客户的语言，才有可能去深入了解客户，我们要想实现与院长的深入沟通与持续对话，就要像院长一样思考，去读懂医院管理者的语言。我常常问自己，该医院处在什么样的竞争环境中呢？他们的主要威胁有哪些？有人会问，对方一定有竞争对手吗？一定有的，不是外部的，就是内部的。客户想要摆脱什么样的现状吗？或者想要维持怎样的现状而努力吗？环境时时处于变化中，不进则退，即使要维持现状也需要一些力量。我们也许就是那股力量之一。我们对客户是否重要，要看我们与客户看重的领域有没有关联。只要我们能够在任一领域与客户产生关联，那么我们的重要性自然确立了。

如何建立院长的信任，需要和院长产生直接利害关系，利害关系并非单独存在，总是与某种特定的事情紧密相连，可以从两个层面着手，一个是临床服务层面，另一个是非临床服务层面。临床服务形成以产品专业化学术推广为核心的利害关系，这种利害关系的主体对象是临床客户，以产品为基础，个人能力可助力和拓展这一利害关系。非临床服务以非临床服务的项目作为载体，主体对象是非临床客户，重点解决市场准入问题，这一利害关系的建立更难，需要长期持续和经营，可以形成良好的个人品牌。无论产品、项目、临床服务和非临床服务，都有生命周期，有起有落，是一种动态的存在。利害关系必须能够随着这种人与事的结构改变而改变，DRG 是非临床服务的核心内容，部分 DRG 项目有一定排他性，不同的 DRG 项目形成不同的利害关系。单独的利害关系不具有传播性和延展性，一旦达到利害关系，不要停留，马上转向专业关系，让利害关系实现转化和延伸，非临床服务项目其实是给院长一个在全院面前帮你的理由，让合作项目持续。可以持续的项目，一定要应对双方或者多方预期的变化；人们的预期只会在动态中维持平衡，非临床服务项目可以让更多人介入，医院的管理层会不断变化的，比如分管药品的副院长通常一年一调整，让更多的人介入意味着更大的弹性和适应性。

DRG 支付改革的快速推进，给了我们和院长沟通更多新的内容，笔者近五年来参与多家医药企业与医院的战略合作项目，从医院全员培训到落地式的咨询项目，内容涵盖了精细化运营体系建设、合理用药体系构建、病组成本测算、病组临床路径优化、临床学科增长模型搭建、医院绩效体系建设等，总结为《DRG 下医院管理者的十堂必修课》，具体内容见附录一，供大家参考。

附　　录

附录一 《DRG 下医院管理者的十堂必修课》课程体系

第一单元：医保支付改革与 CHS-DRG 解读
第二单元：主诊断选择的原则及具体案例
第三单元：DRG 下如何提高病案首页质量
第四单元：DRG 下的精细化运营管理体系
第五单元：专科经营体系建设与实战案例
第六单元：DRG 下科室合理用药体系构建
第七单元：DRG 下的学科建设与病组选择
第八单元：DRG 下核心病组临床路径优化
第九单元：DRG 下临床学科增长模型解读
第十单元：整合 DRG&RBRVS 构建精益绩效

具体内容如下：

第一单元：医保支付改革与 CHS-DRG 解读

（1）社会医疗保险的含义与特征
（2）狭义医疗保障支付方式定义，后付制与预付制的区别
（3）后付制的弊端解读
（4）预付制的特点及常见方式解读
（5）按病种分值付费与病组分值付费的异同
（6）DRG 支付体系改革的新进展
（7）CHS-DRGs 相关评价指标、相对权重设定原则及调整的方法
（8）CHS-DRG 费率与付费标准测算的解读

第二单元：主诊断选择的原则及具体案例

（1）主要诊断选择的概念与意义

（2）主要诊断的选择原则

（3）主要诊断选择总则及特殊情况下 13 条选择细则解读

第三单元：DRG 下如何提高病案首页质量

（1）病案首页数据与统计报表的一致性

（2）病案首页数据的完整性和规范性

（3）病案首页数据的逻辑性检查

（4）病案首页数据的时效性

（5）病案首页数据的现场检查

（6）主要诊断、主要手术操作的选择和持续改进

（7）加强编码员队伍建设，促进病案管理工作持续改进

第四单元：DRG 下的精细化运营管理体系

（1）DRGs 实施下临床科室未来对策与方向

（2）DRGs 体系下临床科室精细化运营管理

（3）DRGs 下科室的市场情况：科室的门诊量、住院量、手术量、业务收入、业务支出、利润等情况，也可以追溯到过去几年的情况进行对比分析

（4）DRGs 下就医患者在需求、观念以及就医行为方面是否发生了变化，如果发生了变化，变化的动态和趋势又是什么

（5）确定自己主要的竞争者，他们的规模、目标、市场占有率、服务质量、营销战略和战术，以及任何有助于了解对手的信息资料

（6）影响本科室经营与经营的有关因素，它们的现状与未来变化趋势

（7）本科室的主要特色与专业特长，与竞争对手相比有哪些优势，有哪些机会可以充分利用

（8）DRGs 下来自市场和竞争对手的威胁主要表现在哪些方面

（9）DRGs 下本科室的主要劣势在哪些方面，如何改进

（10）DRGs 下的科室病种成本核算步骤和方法

第五单元：专科经营体系建设与实战案例

（1）医院运营管理的重点

（2）DRG 对临床专科经营和管理的新要求解读

（3）DRG 下科室精细化运营管理的建议策略

（4）专科经营助理的源起：梅奥的行政官制度

（5）运营管理部的职能和定位

（6）专科经营助理的工作内容

第六单元：DRG 下科室合理用药体系构建

（1）进行 DRGs 亏损病种的分析，基于标杆药占比，进行合理用药分析

（2）基于同一病种，不同主诊断的用药现状分析，寻找最佳合理用药方案

（3）基于合理用药软件的合理用药一体化系统建设

（4）药品耗材 BI 分析系统+DRGs 病组管理系统形成智能化合理用药管控

（5）药学部如何助理费用消耗指数下降：由传统的监测科室次均费用控制目标，转变成监测病组次均费用控制目标，具体如何实施，结合实际案例讲解

（6）DRGs 实施下临床药师/审方药师的角色价值定位

（7）新形势下临床药学的定位：建立以“服务患者为中心，合理用药为核心，制度建设为基础，临床药师工作为主体，药学科研转化为支撑”的立体化临床药学发展模式

（8）DRGs 下的骨科合理用药示范病房

（9）DRGs 临床与药学合作案例分享，以普外移植科为例四个内容

（10）DRGs 下临床药师未来的发展方向，药物治疗决策中的临床研究

第七单元：DRG 下的学科建设与病组选择

（1）DRGs 对临床专科的评价指标解读

（2）从学科的病种覆盖广度、疾病治疗技术水平、住院诊疗流程、住院费用控制这四个维度

（3）服务能力（病种覆盖广度、疾病治疗技术水平）、服务效率（住院诊疗流程、住院费用控制）2 个方向综合分析、标杆对照，筛选出本院内的重点学科，并与医院既有的重点专科计划对照，发现其中可能潜在的问题

（4）每一个学科都与标杆对照后，再在院内评价，这样学科的评价包含了院内、院外两个视角，结果也更为科学可信

（5）基于 DRGs 盈亏分析的各类科室发展战略

（6）DRGs 下重点学科核心病种的筛选

（7）DRGs 下构建以病种为导向创造高价值的学科建设

第八单元：DRG 下核心病组临床路径优化

（1）DRGs 标准处置程序与临床路径

（2）临床路径与 DRG 的不同点

（3）如何建立以病组临床路径为核心的临床标准体系

（4）DRGs 支付下的医院核心管理模型——体系与标准

（5）依托临床路径进行病种管理的实战操作流程详细解读

第九单元：DRG 下临床学科增长模型解读

（1）从学科的病种覆盖广度、疾病治疗技术水平、住院诊疗流程、住院费用控制四个维度设计

（2）服务能力（病种覆盖广度、疾病治疗技术水平）、服务效率（住院诊疗流程、住院费用控制）两个方向综合分析、标杆对照，筛选出本院内的重点学科，并与医院既有的重点专科计划对照，发现其中可能潜在的问题

（3）每一个学科都与标杆对照后，再在院内评价，这样学科的评价包含了院内、院外两个视角，结果也更为科学可信

（4）学科建设四步骤解读

（5）学科建设策略的拟定思路与工具运用方法论

（6）学科建设路径解读：从专科、专病到学科，学科群如何实现

（7）DRGs 下省级重点专科评审标准解读

（8）DRGs 下科室增长模型解读（以神经外科为例）

第十单元：整合 DRG&RBRVS 构建精益绩效

（1）医院绩效考核指标体系设计与考核实施

（2）绩效工资设计原则，绩效工资产生的具体方法

（3）RBRVS 绩效方案：医、护、技、药、行政职能不同体系方案解读

（4）DRGs 下判读和执行点数修正方法

（5）DRGs 在临床医生绩效评价中的应用

（6）DRG 评价指标总分=（综合能力 × 70%+服务效率 × 20%+风险管控 × 10%），公式及权重详细解读

（7）基于 DRGs 评价指标重新设计科室绩效二次分配方案

（8）基于 DRGs 评价指标的科室绩效二次分配原则

附录二　浙江省省级及杭州市基本医疗保险住院费用DRGs点数付费实施细则（试行）

第一章　总　　则

第一条　根据《浙江省基本医疗保险住院费用DRGs点数付费暂行办法》，结合浙江省省级和杭州市基本医疗保险工作实际，制定本实施细则。

第二条　浙江省省级及杭州市开展基本医疗保险住院医疗服务的定点医疗机构适用本实施细则。浙江省省级、杭州市及异地参保人员在上述定点医疗机构发生的住院医疗费用纳入本实施细则管理。

第三条　参保人员基本医疗保险待遇不受此实施细则调整。本实施细则所称医保基金是指统筹区用于支付住院医疗费用的除个人账户外的基本医疗保险基金。

第二章　总额预算

第四条　浙江省省级、杭州市及所辖的区、县（市）统筹区医保行政部门应综合考虑当年收入预算、重大政策调整和医疗服务数量、质量、能力等因素，会同财政、卫生健康等部门，通过谈判方式确定当年的住院医保基金支出增长率。医保经办机构根据确定的增长率、上年度住院医保基金决算总额（含结余留用部分，不含超支分担及因疾病暴发等临时追加的预算部分），核定本统筹区当年住院医保基金预算总额。

住院医保基金年度预算总额=统筹区上年度住院医保基金决算总额×（1+住院医保基金支出增长率）。本预算包括统筹区参保人员在本地和异地住院的医保基金支出金额，职工和城乡居民医保的住院医保基金纳入总额预算，合并核算。

2020年度浙江省省级和杭州市区（含萧山、余杭、富阳区，不含临安区）医保基金总支出增长率为7%，杭州市所辖的其他区、县（市）统筹区自行制定医保基金支出增长率，并报杭州市医保行政部门备案。2019年度住院医保基金决算总额以当年住院医保基金支出为基数。

第五条　年度住院医保基金预算确定后，原则上不做调整。对于确因政策变动、疾病暴发等客观因素，导致住院医保基金支出与预算总额出现重大差额的，预算总额应合理调整。调整额度由各统筹区医保经办机构测算后报请医保行政部门会同财政、卫生健康等部门协商确定。

第六条　建立“结余留用、超支分担”的责任共担机制。统筹区住院医保基金年度决算出现结余或超支的（统筹区住院医保基金年度预算总额与参保人员住院医保基金按项目结算所需医保基金支出相比），应在分析原因、厘清责任的基础上，由定点医疗机构和医保基金按一定比例留用或分担。

住院医保基金适当分担（留用）比例根据医保基金管理绩效等情况进行动态调整。2020 年度医保基金年度决算结余部分的 85%由定点医疗机构留用；超支部分的 85%由定点医疗机构分担。

第三章　DRG 管理运用

第七条　浙江省省级和杭州市将根据我省 DRG 分组标准，结合本地实际统一分组。原则上疾病分组组内变异系数 CV＜1，总体方差减小系数 RIV≥70%。

CV 值为 DRG 组内医保结算费用的变异系数，反映组内不同样本的差异度（离散度）。CV=DRG 的标准差/DRG 内样本的平均数。

RIV 值为 DRG 组间差异度，RIV 越大说明 DRG 分组系统的区分度越高。RIV=特定的 DRG 离均差的平方和/总离均差的平方和。

第八条　建立 DRG 专家组，专家组以公平、公正、公开为原则，承担 DRG 工作需要的有关评估、评审、评议等工作。专家按少数服从多数原则做出评审意见。

定点医疗机构对评估结果有异议的，可向省、市医保行政部门提出申诉。

第九条　住院医疗服务主要按照 DRGs 技术确定所属 DRG 病组进行付费，对纳入床日付费管理的费用按如下规定管理。

（一）范围及平均床日限额的确定

1. 年度累计住院时间超过 90 天（含）的参保人员，在二级及以下定点医疗机构中发生的入内科 DRG 组的病例，纳入床日付费管理。2020 年平均床日限额暂定为 450 元；

2. 除上述情况外，在同一定点医疗机构单次连续住院时间超过 60 天（不含）的长期、慢性病住院病例需要纳入床日付费的，具体平均床日限额由定点医疗机构提出申请，报医保经办机构审定，原则上同等级定点医疗机构的平均床日限额相同；

3. 上述平均床日限额适用于浙江省省级和杭州主城区（不含萧山、余杭、富阳、临安区），杭州市主城区以外的其他地区可结合本地实际参照制定，但不得高于主城区平均床日限额。医保经办机构可根据实际住院医疗费发生情况和基本医疗保险基金收支情况，与定点医疗机构谈判后适时动态调整，但原则上每年不得超过一次。

（二）床日付费标准的确定

1. 定点医疗机构纳入床日付费管理的实际平均床日费用低于平均床日限额85%（含）的，按实际平均床日费用作为床日付费标准；

2. 实际平均床日费用在平均床日限额 85% ~ 100%（含）的，按实际平均床日费用加上与平均床日限额差额部分的 60%作为床日付费标准；

3. 实际平均床日费用超过平均床日限额的，按平均床日限额作为床日付费标准。

（三）退出床日付费管理的条件。符合以下条件的，年度清算前经定点医疗机构申请，医保经办机构核准，可以退出床日付费管理并纳入 DRG 管理，但同一住院过程病例不能拆分为 DRG 和床日付费结算。

1. 单次住院中，ICU 单元治疗（或 CCU 单元治疗）天数占总住院天数比例在 50%（含）以上的病例；

2. 单次住院中，诊断名称为“昏迷”，且手术及操作名称为“呼吸机治疗[大于等于 96 小时]”，且呼吸机治疗天数占总住院天数比例在 50%（含）以上的病例；

3. 除上述两种情形外，其他病例退出比例不超过 5%。

第四章 点数管理

第十条 浙江省省级和杭州市统一 DRG 点数及差异系数，对费用差异不大的 DRG，可逐步取消差异系数，实现同病同价。

第十一条 医保经办机构按医院等级、人头人次比、个人负担水平、历史发生费用、县乡两级疾病诊疗目录落实情况、CMI 值等综合设定差异系数，其中医院等级权重不小于 60%。

医院等级以省级卫生健康部门等级评审文件为依据，未参加等级评审的医院，原则上不得参照、不得高于二级医院等级系数。差异系数确定办法另行制定。

第十二条 为优化分组效能，更多地保留病例数据样本，选取裁剪率较小的方法对每组病例数据样本进行裁剪。裁剪的上限称为上限裁剪倍率，裁剪的下限称为下限裁剪倍率。

第十三条 DRG分为稳定DRG和非稳定DRG。DRG内例数符合大数定理要求界值或者例数达到5例以上且CV<1的DRG为稳定DRG。组内例数≤5例的DRG为非稳定DRG。组内例数>5且CV≥1的DRG再次裁剪后，组内例数>5且CV<1的纳入稳定DRG，反之纳入非稳定DRG。稳定DRG及非稳定DRG病例中入组病例根据病例总费用和本DRG均次费用的倍率关系分为高倍率病例、低倍率病例、正常病例。

（一）高倍率病例是指能入组，但住院总费用高于本DRG均次费用一定倍数及以上的费用过高病例。高倍率病例按以下规则分档设置：

1. 基准点数小于等于100点的DRG中，住院总费用大于等于该DRG均次费用3倍的病例；

2. 基准点数大于100点且小于等于300点的DRG中，住院总费用大于等于该DRG均次费用2倍的病例；

3. 基准点数大于300点的DRG中，住院总费用大于等于该DRG均次费用1.5倍的病例。

（二）低倍率病例是指能入组，但是住院总费用低于本DRG均次费用0.4倍及以下的费用过低病例。

（三）正常病例为除高倍率、低倍率病例以外的病例。

第十四条 DRG基准点数按以下办法确定。

（一）稳定DRG基准点数＝该DRG住院均次费用÷全部DRG住院均次费用×100（计算结果保留4位小数）。

（二）非稳定DRG基准点数＝该DRG中位费用÷全部DRG住院均次费用×100（计算结果保留4位小数）。

（三）床日基准点数=该床日付费标准÷全部DRG住院均次费用×100（计算结果保留4位小数）。

第十五条 DRG点数按如下方式计算：

（一）住院过程完整病例的DRG点数=DRG基准点数×DRG差异系数；

住院过程不完整病例的DRG点数=DRG基准点数×DRG差异系数×（病例实际发生医疗费用÷该DRG住院均次费用），最高不得超过该DRG基准点数。

低倍率病例按住院过程不完整病例规定执行。

（二）床日病例总点数=床日基准点数×病例住院天数。

（三）特病单议病例点数的确定。对于虽因病施治但费用过高或无法分入已有

DRG 的病例，定点医疗机构可向医保经办机构提出特病单议，医保经办机构应组织专家进行评定，调整相应点数。

1. 高倍率病例特病单议核准追加点数=该 DRG 基准点数×追加倍数。追加倍数=（该病例总费用-不合理医疗费用）÷该 DRG 住院均次费用-该 DRG 上限裁剪倍率。裁剪倍率按照第十三条规则确定。

2. 无法分入已有 DRG 的病例，其特病单议核准追加点数=（病例总费用-不合理医疗费用）÷全部 DRG 住院均次费用×100。

3. 退出床日付费管理的病例不再进行特病单议，年度清算前已纳入床日付费管理和退出床日付费管理的病例，若进行过特病单议的，追加的点数不予认可。

（四）对于参保人员在出院后 15 日内，再次以同一 DRG 住院的且无合理理由的，前一次住院获得的点数减半计算（恶性肿瘤放、化疗、纳入床日付费管理等情况除外）。

第十六条　鼓励打造医学高峰，支持定点医疗机构开展新技术，提升专科服务能力。定点医疗机构开展符合卫生行政部门规定的医疗新技术，经 DRG 专家组评议，可按其医疗服务项目价格合理确定点数。具体流程由省医保经办机构制定。

第十七条　根据中医药服务特点，以同病同效同价为原则，选择适宜病种开展 DRGs 点数付费试点，具体办法另行制定。

第五章　费用结算

第十八条　统筹区定点医疗机构的住院医疗费用纳入 DRGs 付费管理。本统筹区参保人员在统筹区外发生住院医保基金支出从年度预算中扣减。各统筹区医保经办机构实行医保基金月度预付、年度清算，结算周期按自然年度执行。各统筹区根据区域实际结算医疗服务总点数和医保基金支出预算指标等因素，确定每点的实际价值，并以各定点医疗机构的服务总点值为支付依据。

第十九条　异地参保人员发生的住院费用纳入点值计算管理。

（一）浙江省省级管理的定点医疗机构的异地就医住院费用纳入浙江省省级医保合并计算点值。

（二）杭州市区管理的定点医疗机构的异地就医住院费用纳入杭州市医保计算点值。职工基本医疗保险和城乡居民基本医疗保险两个险种基金合并计算点值。

（三）临安区、桐庐县、建德市和淳安县管理的定点医疗机构的异地就医住院费用纳入各就医地统筹区医保计算点值。各统筹区职工基本医疗保险和城乡居民基本医疗保险两个险种基金合并计算点值。

第二十条　月度费用预拨管理如下：

（一）月度点值计算

月度点值=［月度本统筹区参保人员在本地住院直接结算总费用-月度本统筹区参保人员在本地住院按项目直接结算的医保基金总额+（月度住院医保基金预算总额月度本统筹区参保人员在异地住院直接结算医保基金支出总额-月度本统筹区参保人员因住院在经办机构零星报销的医保基金支出总额）+月度异地参保人员在本统筹区住院直接结算总费用+自费结算病人住院的费用总额］÷月度总点数。

月度异地参保人员在本统筹区住院直接结算总费用=月度市内异地参保人员在本统筹区住院直接结算总费用+月度省内异地参保人员在本统筹区住院直接结算总费用+月度跨省异地参保人员在本统筹区住院直接结算总费用。

月度总点数=统筹区所有医疗机构月度累计总点数+追加总点数-扣减总点数。

（二）统筹区月度住院医保基金预算支出总额管理

统筹区月度住院医保基金预算支出总额按年度本统筹区住院医保基金支出预算结合上年度同月本统筹区住院医保基金支出占上年度本统筹住院医保基金总支出比例确定。若该月度住院医保基金支出预算额大于月度住院按项目直接结算的医保基金总额，该月度住院医保基金预算支出总额调整为住院按项目直接结算的医保基金总额，结余部分滚存到年度清算；若该月度住院医保基金预算支出总额小于月度住院按项目直接结算的医保基金总额，则该月住院医保基金预算支出总额不做调整。

（三）医疗机构月度住院费用预拨

每月月底前，医保经办机构完成对各定点医疗机构上月住院费用预拨工作。2020年起，按各定点医疗机构DRG支付额的95%预拨，在完成月度点数可行性测算前，暂按经审核后项目结算费用的95%预拨。定点医疗机构当月度DRGs费用结算总额（月度总点数×月度点值）累计超过年度住院费用拨付限额的，次月起原则上暂缓拨付本年度剩余月份住院申拨费用。

跨省异地住院申拨费用，经浙江省省级医保经办机构审核后，按月将应付申拨费用直接全额预拨给统筹区相关定点医疗机构。

各医疗机构月度预拨住院申拨费用=（该医疗机构月度总点数×月度点值-月

度本统筹区参保人员在本院住院个人支付总额-月度市内异地参保人员在本院住院个人支付总额-月度省内异地参保人员在本院住院个人支付总额-月度跨省异地参保人员在本院住院直接结算总费用-收治自费结算病人住院的费用总额-该医疗机构月度审核扣款）×95%。

各医疗机构月度总点数=该医疗机构月度累计总点数+追加总点数-扣减总点数。

（四）预拨限额管理

年初对各定点医疗机构设定年度住院费用预拨限额。年度各医疗机构住院费用拨付限额=上年度清算后各医疗机构住院总费用×（1+增长率），增长率原则上与住院医保基金支出增长率相同。

第二十一条 统筹区医保经办机构按如下办法与本地定点医疗机构进行年度结算：

（一）年度点值计算

年度点值=［年度本统筹区参保人员在本地住院直接结算总费用-年度本统筹区参保人员在本地住院按项目直接结算的医保基金总额+（年度住院医保基金决算总额-年度本统筹区参保人员在异地住院直接结算的医保基金支出总额-年度本统筹区参保人员因住院在经办机构零星报销的医保基金支出总额）+年度异地参保人员在本统筹区住院直接结算总费用+自费结算病人住院的费用总额］÷年度总点数。

年度住院医保基金决算总额=住院医保基金年度预算总额+预算调整额±统筹区住院医保基金分担（留用）金额。

年度异地参保人员在本统筹区住院直接结算总费用=年度市内异地参保人员在本统筹区住院直接结算总费用+年度省内异地参保人员在本统筹区住院直接结算总费用+年度跨省异地参保人员在本统筹区住院直接结算总费用。

统筹区住院医保基金分担（留用）金额=［统筹区参保人员住院按项目付费报销的医保基金总额（含本统筹区参保人员异地就医和零星报销部分）-（住院医保基金年度总额预算+预算调整额）］×分担（留用）比例。（计算结果取正数）。

（二）年度总点数

年度总点数＝统筹区所有医疗机构年度累计总点数+追加总点数-扣减总点数。

（三）对各定点医疗机构的年度清算

每年 4 月底前，医保经办机构完成对各定点医疗机构上年度住院费用清算工作。各医疗机构年度住院医疗清算费用 = 该医疗机构年度总点数 × 年度点值-年度本统筹区参保人员在本院住院个人支付总额-年度市内异地参保人员在本院住院个人支付总额-年度省内异地参保人员在本院住院个人支付总额-年度跨省异地参保人员在本院住院直接结算总费用-月度已预拨总额-收治自费结算病人住院的费用总额-该医疗机构全年审核扣款总额。

第六章　监督管理

第二十二条　定点医疗机构应严格按照卫生健康部门规定的医疗质量要求，认真开展入院评估，严格掌握出入院标准，不得推诿病人，不得降低收治住院病人的标准，不得诱导病人住院和手术。严禁“挂名住院”和“分解住院”。

第二十三条　定点医疗机构对已收住院的病人，应坚持因病施治的原则，合理检查、合理治疗、合理用药、合理收费，不得减少必要的医疗服务而影响医疗质量。病人住院期间发生的医疗费用明细（含自费、外购的医用耗材及药品），必须按规定及时上传到医保经办机构。定点医疗机构应合理控制住院病人自费的药物、材料和诊疗项目费用，个人政策范围外费用比例原则上控制在 15%以内。

第二十四条　定点医疗机构应加强病案质量管理，严格按照疾病诊断标准规范填写疾病名称、手术操作名称。规范名称应按国家标准填写，并及时上传。出院的主要诊断及相关的主要手术操作应按病人就诊住院时的主要疾病、合并症、次要疾病等正确选择，并依次按实填写。

第二十五条　医保经办机构应不断加强智能审核，提高对医保大数据的挖掘分析能力，切实提升医保智慧监管水平。定期组织专家和定点医疗机构有关人员对病案进行交叉抽样检查，年抽样比例原则上不低于 5%。医保经办机构应分析抽样检查情况并报主管部门。

第二十六条　对查实定点医疗机构存在“高套点数”“分解住院”“挂名住院”“体检住院”“推诿病人”、将住院医疗费用分解至门诊、零售药店或让病人单独自费结算等行为，医保经办机构应根据《定点医疗机构服务协议》的规定，不予结算相关病例点数，情节严重的扣除相应病例 2—5 倍的点数，并予以通报。考核办法另行制定。

第七章　附　　则

第二十七条　实施过程中遇重大事项的，由省、市医保经办机构报省、市医保行政部门会同省、市财政、卫生健康行政部门研究决定。

第二十八条 根据执行情况，省医保行政部门会同省财政和省卫生健康行政部门对本细则中规定的具体标准适时作出明确和调整。

第二十九条 本细则所称的追加点数是指：特病单议核准追加点数和考核奖励点数等；扣减点数是指第十五条所列情形和考核扣罚点数等。

第三十条 超标床位费、其他非医药费用（伙食费、躺椅费等）及经医保经办部门核准的除外费用不纳入住院总费用。

第三十一条 《浙江省省级及杭州市基本医疗保险按病种付费工作方案（试行）》（浙人社发〔2017〕138号）停止执行。

第三十二条 本实施细则自2020年1月1日起实施。

左华简历

DRG 研究与实践联盟理事长

赛柏蓝医院管理研究中心执行主任/高级研究员

中国老年医学学会分级诊疗学术委员会常委

美国格理集团医疗行业专家组特聘研究员

资深医院运营与绩效管理专家，资深 DRGs 研究专家，十年医院培训及管理咨询经验。

专业方向：整合 RBRVS & DRGs 构建医院精益绩效管理体系，DRGs 下医院评价与费用控制，科室精细化运营管理与战略规划，医院人力资源与培训体系建设、药学部管理体系建设。